手术室标准工作流程系列教材·主审 王锷 杨勇

图解麻醉后监护室
标准工作流程

主　编　廖礼平　刘秋秋

副主编　卢应青　廖灵芳　陈　争　邓　园

编　委

邓　园　王　怡　尹飞燕　卢应青

孙敏华　刘秋秋　刘　琦　杨书蓓

李　辉　李　倩　陈　争　张　洁

张希芝　姜　淇　高一琴　夏宋伶

黄　晶　黄宇羽　曾望奇　韩　旬

覃　异　彭　芳　廖礼平　廖灵芳

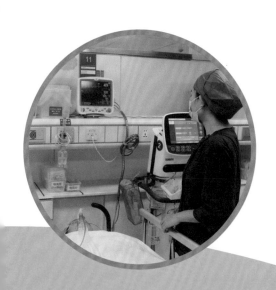

TUJIE MAZUIHOU JIANHUSHI
BIAOZHUN GONGZUO LIUCHENG

CS K 湖南科学技术出版社·长沙

图书在版编目（CIP）数据

图解麻醉后监护室标准工作流程 / 廖礼平, 刘秋秋主编；卢应青等副主编 —长沙：湖南科学技术出版社, 2023.11

手术室标准工作流程系列教材

ISBN 978-7-5710-2505-2

Ⅰ.①图… Ⅱ.①廖… ②刘… ③卢… Ⅲ.①外科手术 – 麻醉学 – 流程 – 教材 Ⅳ.①R614

中国国家版本馆CIP数据核字(2023)第186612号

手术室标准工作流程系列教材

图解麻醉后监护室标准工作流程

主　　审：王　锷　杨　勇

主　　编：廖礼平　刘秋秋

副 主 编：卢应青　廖灵芳　陈　争　邓　园

出 版 人：潘晓山

责任编辑：吴新霞

出版发行：湖南科学技术出版社

社　　址：长沙市芙蓉中路一段416号泊富国际金融中心

网　　址：http：//www.hnstp.com

湖南科学技术出版社天猫旗舰店网址：

　　　　　http：//hnkjcbs.tmall.com

邮购联系：0731-84375808

印　　刷：长沙市雅高彩印有限公司

　　　　　（印装质量问题请直接与本厂联系）

厂　　址：长沙市开福区沙坪街道中青路1255号

邮　　编：410003

版　　次：2023年11月第1版

印　　次：2023年11月第1次印刷

开　　本：710mm×1000mm　1/16

印　　张：22

字　　数：308 千字

书　　号：ISBN 978-7-5710-2505-2

定　　价：108.00元

前言

INTRODUCTION

麻醉后监护室（postanesthesia care unit，简称PACU）亦称麻醉后监测治疗室，是麻醉和手术结束后，患者从麻醉和手术应激状态中逐渐恢复的场所。其主要功能是承担麻醉后患者的监测治疗，以及对术后早期麻醉并发症和/或手术并发症进行诊疗。绝大多数患者经PACU监测治疗后麻醉苏醒、病情稳定，便可返回普通病房；有的患者因病情危重，则需转入重症监护室（ICU）进一步加强监测治疗。

PACU接收的麻醉后患者主要为两大类：即全身麻醉后未苏醒或已拔除气管导管但尚未从麻醉状态中完全恢复的患者，以及局部麻醉，如椎管内麻醉后生命体征尚不稳定者。因为PACU收治需要麻醉手术治疗的各种疾病及合并症的患者，故其护理工作及管理模式与其他护理单元相比具有一定复杂性和特殊性。随着医学的不断发展和医疗技术的更新完善，外科手术治疗的范围和领域也在不断扩大，尤其是一些新技术及新方法，在给高龄及多种合并症手术患者带来福音的同时，也给PACU的护理管理及护理工作带来了越来越多的挑战。不断改进并规范PACU医疗护理管理模式与医疗护理操作规程，正是编写这部《图解麻醉后监护室标准工作流程》的意义和初衷。

目前护理管理及专科护理专著较多，但麻醉护理尤其是PACU专科护理管理与护理工作流程的专著较少，麻醉护士亟需相关指导书籍。《图解麻醉后监护室标准工作流程》是由中南大学湘雅医院及中南大学湘雅二医院麻醉后监护室护理专家及骨干参考了近期国内外麻醉学教材，术间麻醉护理及麻醉恢复期护理的规范、指南、文献等大量资料，并结合临床工作实践共同编写而成。本书将PACU各项临床护理与管理工作按执行先后顺序进行了直接明了的描述，关键步骤同步配以高清全彩图片诠释。与其他相关专著不同的是：该书对每一个翔实复杂的工作/操作流程概括提炼，将其制作成简明扼要、直观清晰的流程图随附在后，可以在学习阅读前作为思维导图提前预习，也可作为学习后的回顾总结，让学习效果更好、效率更高。

本书共分3章，11节，共77项工作流程。第一章为PACU护理管理工作流程，包括常规管理工作、应急事件处理、麻醉后监护室感染控制管理工作、护理人员培训、护工工作流程等在内的33项管理工作流程。第二章为PACU护理工作流程，包括护士岗位工作流程、各专科四级手术患者麻醉恢复期护理工作流程共20项。第三章为PACU专科护理操作技术工作流程，包括呼吸系统护理操作流程、循环系统护理操作流程、神经系统护理操作流程及疼痛护理操作工作流程共24项。

本书内容全面，图文并茂，可供全国PACU护士及低年资麻醉医生参考借鉴。当然，本书难免有遗漏和不当之处，还请读者予以斧正，再版时将进行完善和改进。

中南大学湘雅医院郭曲练教授

2023年8月22日

目录

contents

第二章 麻醉后监护室护理工作流程 **123**

第三章　麻醉专科护理操作流程　221

PART
ONE

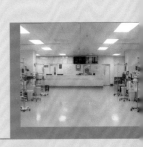

第一章

麻醉后监护室管理工作流程

麻醉后监护室常规管理工作流程

麻醉后监护室应急事件处理流程

麻醉后监护室感染控制管理工作流程

护理人员培训工作流程

护工工作流程

麻醉后监护室是麻醉和手术结束后，患者从应激状态中逐渐恢复的场所。其主要接收全身麻醉后未苏醒或尚未从麻醉状态中完全恢复的患者，另有少数椎管内麻醉或镇静下局部麻醉的患者，以及生命体征尚不稳定或在术后短时间内有并发症发生风险的患者。麻醉恢复期患者易出现一系列病理生理学变化和内环境紊乱，严重时可危及生命，需要对患者进行连续监护和治疗，故应建立规范的管理工作流程，以保障医疗和护理质量，让患者安全度过麻醉恢复期。

第一节 麻醉后监护室常规管理工作流程

麻醉后监护室常规工作包括日常管理、周重点管理及各专项护理质量管理工作等，只有规范管理工作流程，才能提高质量与效率。

一 日常管理工作流程

PACU日常管理工作是由护士长或质控小组长分时段进行督查与指导。

（一）8:00 — 9:00

1. 督查护士到岗情况。

2. 检查环境清洁质量，包括床单位、平面与地面、负压吸引装置、医疗废物及生活垃圾回收桶等部位清洁质量（图1-1-1）。

3. 检查洁净空调系统控制面板，查看室内温度、湿度，必要时进行调整，适宜的室内温度为24℃±1.5℃，相对湿度为30%～60%（图1-1-2）。

4. 查看前一日接收患者及转出患者的数据统计信息（图1-1-3），包括接收的患者总数及不同麻醉方式的患者人数、患者转出去向、转入ICU患者的原因、麻醉恢复期并发症数据、转运交接不良事件记录等相关信息（图1-1-4）。

5. 打开手术排班系统（图1-1-5），查看当日手术量、麻醉患者的数量及备注栏中手术患者特殊情况说明等信息，适当调整护士人力配备。

6. 督查护士接收患者前的准备工作，重点检查呼吸机、监护仪、氧气、负压吸引装置及简易呼吸器等急救物品的准备情况。

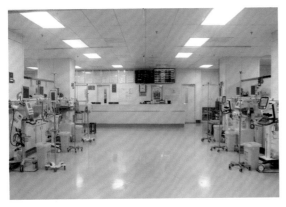

图1-1-1　环境清洁质量

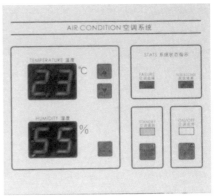

图1-1-2　室内温度、湿度

				PACU 日收治患者情况统计表			年　　月		
日期	收治病人总数	日间病人数	基本外科病人数	非计划气管插管病人数	PACU 转入 ICU人数	入 PACU 超过 2 小时人数	非计划再次手术人数	术后访视人数
合计								
备注	非计划转入 ICU 请标明因病情变化临时联系去 ICU 或再次手术等，其他：因心肌缺血、顽固性呃逆等 非计划再次气管插管，患者术后气管插管拔除后六小时内非计划再次气管插管术，不包括因非计划二次手术而接受再次气管插管							

图1-1-3　日接收与转出患者数据

PACU 病人发生并发症情况统计表　　　年　　月

日期	呼吸				循环					体温		神志			其他					
	低氧血症	高CO2血症	重建气道	严重喉痉挛	高血压	低血压	心律失常	心动过速	心动过缓	高体温>38	低体温<36	寒颤反应	谵妄躁动	嗜睡	疼痛>5分	苏醒延迟	过敏反应	恶心呕吐	电解质异常	非病房转归
合计																				

备注：
谵妄又称急性脑综合征。表现为意识障碍，行为无章、没有目的、注意力无法集中。患者的认知功能下降
高血压：>20%术前或 160/95mmHg，低血压<20%术前或 SBP<80mmHg,或需药物处理者
过敏反应：明显皮疹/瘙痒，低血压，喉头水肿等严重表现者
电解质异常：请表明类别或列数，如高钾 2 例、低钾 1 例……
非病房转归：请表明因病情变化临时联系区 ICU 或再次手术等，其他：如心肌缺血、顽固呕逆等

图1-1-4　麻醉恢复期并发症数据统计

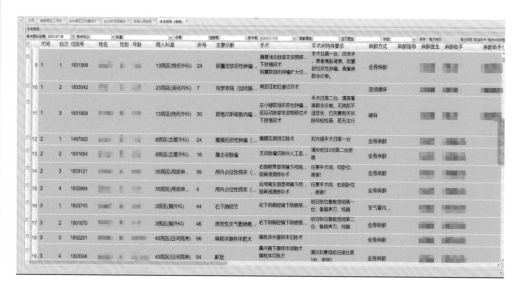

图1-1-5　手术排班系统

（二）10:00 — 12:00

1. 查看总监控显示屏幕（图1-1-6），了解所有收治患者的生命体征情况。

2. 巡查各区域患者的病情，发现护理问题及时给予指导与处理。

3.督查护士的行为规范，包括责任护士的着装是否符合要求、对患者病情的了解情况、护理操作行为是否规范等。

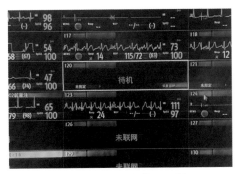

图1-1-6　总监控显示屏

4.督查责任护士的优质护理工作落实情况。

5.指导并参与危重症患者、严重并发症患者的抢救工作。

6.评估麻醉术后患者入室情况及室内患者病情，及时调整中班护士人力配备。

（三）14:30 — 15:30

1.检查中班护理工作完成情况，了解当班已收治患者的人数。

2.督查接班护士到岗情况，是否按制度提前30分钟接班。

3.查看护士交接班情况，检查是否按照规范的交接流程进行交接，随机提问责任护士患者的病情、手术部位引流及治疗等情况，评估责任护士对交接班内容的掌握及工作质量。

（四）17:00 — 18:00

1.查看患者生命体征监护总显示屏，评估患者的病情及患者数量。

2.实地巡查所有患者，检查责任护士工作质量。

3.查看手术麻醉临床信息系统，了解手术进行中患者、安排状态手术患者及已离开PACU患者数量，调整晚班护士人力配备。

4.检查护工工作完成情况，必要时请物业管理人员调整人力。

5.查看指纹考勤管理系统，了解护士及护工当日考勤（图1-1-7）。

6.将当日发现的护理问题及安全隐患录入科室护理质量相应督查记录表内（图1-1-8至图1-1-12）。

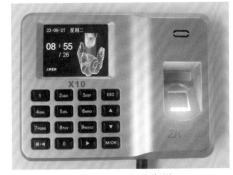

图1-1-7　指纹考勤

PACU 护理安全日常工作查检表　　检查日期:　　检查者

序号	药物安全管理			查对		病情观察						意外情况干预		急救物品				执行护士
	抽药时查对	标签清晰	药物余液处理	患者查对	给药时查对	神志	瞳孔	血压	呼吸	体温	心电图	约束	护栏	抢救车	除颤仪	紧急插管用物	机械性吸引器	
1																		
2																		
3																		
5																		
6																		
7																		
8																		
9																		
10																		

填表说明：表格内容无错误、漏项则直接打“✓”，有错误与漏项则打“×”。备注栏内写明问题，并将问题及时反馈给当事人。

图1-1-8　护理安全日常工作查检表

PACU 基础护理质量日常查检表　　检查日期:　　检查者:

序号	环境设施		床单元管理				保暖与清洁				伤口	管路护理									体位护理		警示标识				责任护士
												引流管			输液管路			冲洗管路									
	床单元环境整洁	床旁仪器设备清洁	床单干燥平整	床尾板无杂物	导联线清洁	更换吸氧管吸痰管	穿好病服	盖好被子	加温	皮肤表面无血迹	伤口敷料干燥	引流管口敷料干燥	引流管通畅	引流液的观察	药物	速度	穿刺部位	冲洗速度	冲洗液高度	流出速度	与病情相符	舒适	动脉置管	困难气道	特殊感染	特殊提示	
1																											
2																											
3																											
4																											
5																											
6																											
7																											
8																											
9																											
10																											

填表说明：表格内容无错误、漏项则直接打“✓”，有错误与漏项则打“×”。备注栏内写明问题，并将问题及时反馈给当事人。

图1-1-9　基础护理质量日常查检表

PACU 压力性损伤预防措施落实情况查检表　　检查日期：　　　　检查者：

序号	交接内容			床单位管理			器械性操作预防				低体温预防	减压措施（苏醒大于2h）			责任护士	备注
	术中体位	手术时长	皮肤完整性	床单平整无潮湿	衣裤袜平整	床面无针头等硬物	袖带平整	导联线未压在身体下方	引流管未压在身体下方	约束适当		肢体未接触床栏床沿	减压枕、垫	翻身		
1																
2																
3																
4																
5																
6																
7																
8																
9																
10																

填表说明：表格内容无错误、漏项则直接打"√"，有错误与漏项则打"×"。备注栏内写明问题，并将问题及时反馈给当事人。

图1-1-10　压力性损伤预防措施落实情况查检表

PACU 感控日常工作查检表　　检查日期：　　　　检查者：

序号	无菌物品有效期					无菌技术操作					手卫生		84消毒液			消毒隔离		医疗废物				
	无菌溶液	棉签	皮肤消毒剂	手消毒剂	无菌盘	静脉给药	静脉穿刺	更换液体	动脉采血	消毒方法	手卫生依从性	手卫生方法	配置方法	浓度测试	记录	一般病人床单位	传染病人床务隔离	分类清晰	注射剂丢弃及时	回收注射器无药液	血气标本及时处置	锐器盒更换及时
1																						
2																						
3																						
4																						
5																						
6																						
7																						
8																						
9																						
10																						
备注																						

填表说明：表格内容无错误、漏项则直接打"√"，有错误与漏项则打"×"。备注栏内写明问题，并将问题及时反馈给当事人。

图1-1-11　感染控制日常工作查检表

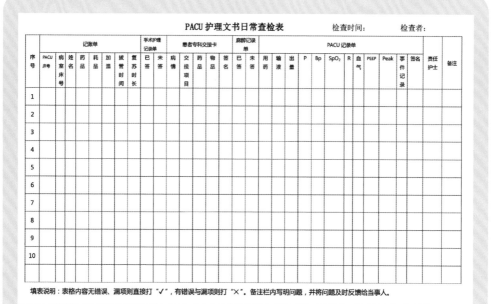

PACU护理文书日常查检表　　　　　检查时间：　　　　检查者：

序号	记账单								手术护理记录单		患者专科交接卡					麻醉记录单		PACU记录单												责任护士	备注
	PACU床号	病室床号	姓名	药品	耗品	加温	拔管时间	复苏时长	已签	未签	病情	交接项目	药品	物品	签名	已签	未签	用药	输液	出量	P	Bp	SpO₂	R	血气	PEEP	Peak	事件记录	签名		
1																															
2																															
3																															
4																															
5																															
6																															
7																															
8																															
9																															
10																															

填表说明：表格内容无错误、漏项则直接打"√"，有错误与漏项则打"×"。备注栏内写明问题，并将问题及时反馈给当事人。

图1-1-12　护理文书日常检查表

日常管理工作流程

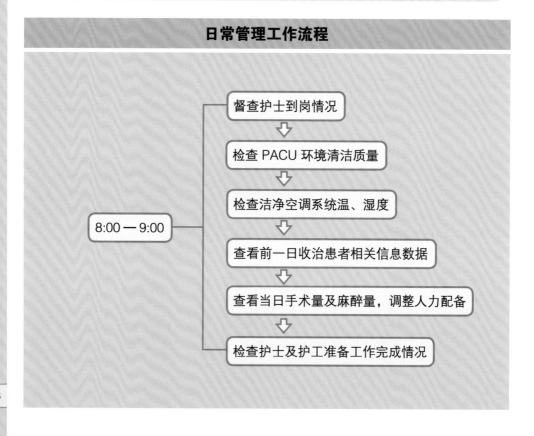

8:00—9:00

督查护士到岗情况
↓
检查 PACU 环境清洁质量
↓
检查洁净空调系统温、湿度
↓
查看前一日收治患者相关信息数据
↓
查看当日手术量及麻醉量，调整人力配备
↓
检查护士及护工准备工作完成情况

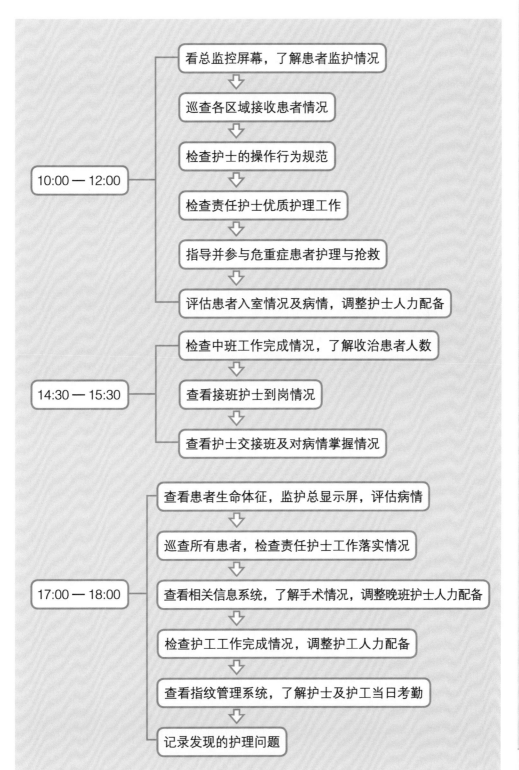

10:00 — 12:00

看总监控屏幕，了解患者监护情况

↓

巡查各区域接收患者情况

↓

检查护士的操作行为规范

↓

检查责任护士优质护理工作

↓

指导并参与危重症患者护理与抢救

↓

评估患者入室情况及病情，调整护士人力配备

14:30 — 15:30

检查中班工作完成情况，了解收治患者人数

↓

查看接班护士到岗情况

↓

查看护士交接班及对病情掌握情况

17:00 — 18:00

查看患者生命体征，监护总显示屏，评估病情

↓

巡查所有患者，检查责任护士工作落实情况

↓

查看相关信息系统，了解手术情况，调整晚班护士人力配备

↓

检查护工工作完成情况，调整护工人力配备

↓

查看指纹管理系统，了解护士及护工当日考勤

↓

记录发现的护理问题

护士长应将PACU每周重点工作进行规划，结合科室收治患者的具体情况及医院管理周工作安排，合理调配时间，实施周重点工作的管理。

（一）周一，病区管理与护士在职培训

1. 7:30 — 08:00主持科室晨会。

（1）传达医院相关会议精神。

（2）总结科室上周护理质量与安全等工作情况，提出存在的问题及解决方案。

（3）强调本周重点工作，包括医院布置的重点工作及护理质量与安全管理重点工作。

2. 部署周重点工作。

3. 安排质量管理小组成员使用护理质量查检表对科室护理质量进行自查与指导，对自查结果进行统计，按月反馈给护士长，组织月质量分析。

4. 检查抢救药品及设施设备等用物准备情况，检查无菌物品是否分类放置、摆放有序。

5. 查看病区环境是否安全、安静、整洁、舒适。

6. 督查周末全方位清洁的卫生工作质量，包括病区及辅助用房（处置区、更衣室、示教室、办公室、生活区等），重点查看仪器设备有无污渍/血渍、墙角与医疗废物回收处等卫生死角区域。

7. 组织护理人员集中培训，包括基础理论知识、护理基本技能、疑难护理病例讨论、护理查房等。

（二）周二，护理安全管理

1. 检查抢救设备、设施是否处于完好备用状态。

（1）检查除颤仪、呼吸机（含转运呼吸机）、监护仪（含微型监护仪）、简易呼吸器、各种气管导管、插管设施、氧气终端、负压终端、氧气表、吸引器及备用电动/机械式吸引器等装置，使其保持完好。

（2）查看专项管理人员的每日及每周检查记录（图1-1-13），除颤仪每日有开机检测打印记录。

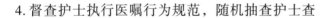

PACU 抢救设施检查表

日期	简易呼吸器	喉镜	气管导管	氧气终端	氧气瓶	吸引装置	吸引终端	电动/机械式吸引器	备注

填表说明：表格内容无特殊则直接打"√"，有问题则在栏内写明问题。

PACU 抢救仪器、设备日常维护记录　　年　月　日

类别	状态				类别	状态			
	基数	正常	异常	备注		基数	正常	异常	备注
呼吸机					注射泵				
转运呼吸机					加温输液器				
监护仪					体表加温仪				
除颤仪					血气机				
输液泵									

护士签名：　　　　　护士长签名：

图1-1-13　抢救仪器及设施检查记录

2. 检查抢救车（图1-1-14）内药品及物品完好状况。抢救车内物品数量与基数相符合，抢救车内无菌物品均在有效期范围内（图1-1-15）。

3. 检查呼吸机使用状态与维修记录，抽查呼吸机及监护仪报警设置情况（保障每周内每台监护仪抽查1次）、中央监护系统中的床位管理到位情况（图1-1-16）。

4. 督查护士执行医嘱行为规范，随机抽查护士查

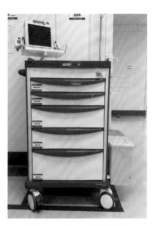

图1-1-14　抢救车

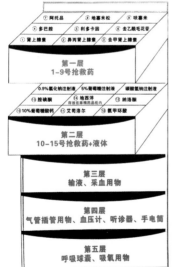

图1-1-15　抢救车物品清单

对制度的执行情况（图1-1-17）。

5. 检查患者的转运安全，包括转运床与平车的护栏、约束带等设施完好，由医生、护士或护工护送情况，戴气管导管转运至ICU的患者应配置转运呼吸机与氧气，保障患者的呼吸，微型多功能监护仪用于连续监护，以便及时观察病情。

6. 检查消防安全。

（1）检查消防通道畅通，无杂物堆放。

（2）消防设施无遮盖与阻挡。

（3）灭火器材在有效期内。

（4）各类物品分类放置，无火灾隐患。

（5）检查消防日志，打开医院管理信息系统中消防日报，督查消防工作落实情况（图1-1-18）。

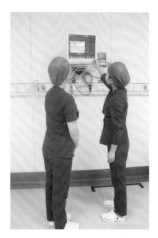 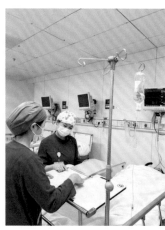 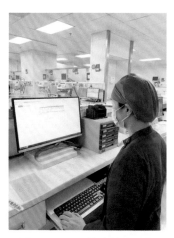

图1-1-16 检查监护仪报警设置　　图1-1-17 检查执行医嘱　　图1-1-18 检查消防日报

（三）周三，专科护理质量

1. 查看各项护理相关制度的落实及护理措施的实施情况，及时发现并解决临床护理工作中存在的问题。

2. 查看专项护理工作落实情况，包括患者气道护理、病情监护、麻醉后并发症预防与处理、患者交接与转运、基础护理、专科常见仪器设备的使用与管理、专科常用普通药物与抢救药物的使用与管理。

3. 督查需要重点关注患者的护理措施落实情况，如危重症、小儿、情绪不稳定、需要特殊护理的患者。

4. 查看患者体位、输液速度等是否符合病情的需求。

5. 检查各种管路护理，包括各种管道引流是否通畅、标识是否清晰、固定是否妥善、输液通路与穿刺部位等。

6. 检查常见护理不良事件的防范措施，如压力性损伤、坠床、非计划性拔管等风险防范措施的落实情况。

（四）周四，护理书写管理

PACU的护理书写内容包括患者监测及相关事件、麻醉苏醒评估、疼痛评估及患者专科交接单等。

1. 抽查PACU护理记录。点开手术麻醉临床信息系统，进入麻醉后监护室管理页面，抽查相关事件记录是否及时、准确、规范、客观、完整，包括患者呼吸与给氧、药物与给药事件、护理措施等，抢救记录是否在抢救结束后6小时内完成（图1-1-19）。

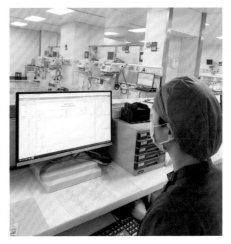

图1-1-19　查看PACU护理记录

2. 查看医嘱执行时间是否与记录时间一致，药品名称、剂量、给药方式记录是否准确。

3. 查看Steward苏醒/改良Aldrete评分（图1-1-20）、疼痛综合评估（图1-1-21）等评估单填写是否准确，有无漏项。

4. 查看患者专科交接单填写是否有漏项，签名是否规范（图1-1-22）。

5. 检查麻醉记录单上麻醉后监护室的接班医生与护士的签名情况。

6. 检查各种收费记录情况，包括耗材、药品的收费及其是否与记录的事件相符等。

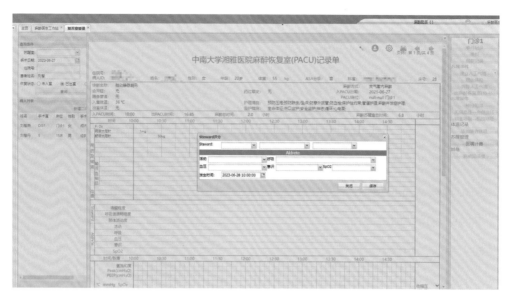

图1-1-20　查看Steward苏醒/改良Aldrete评分

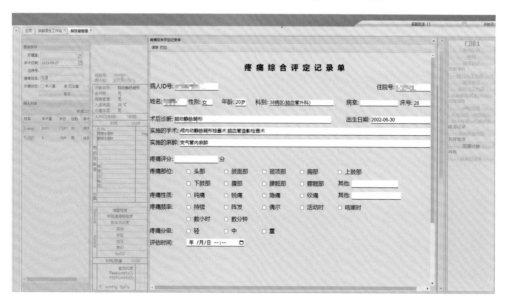

图1-1-21　查看疼痛综合评估

（五）周五，感染控制管理工作及持续改进

PACU的感染控制管理工作主要包括无菌物品、医护人员的行为、医疗废物、传染性疾病与感染性疾病患者等。

1.查看无菌物品质量管理。

图1-1-22 查看患者交接单

中南大学湘雅医院转科患者交接卡

科室：　　　床号：　　　姓名：　　　　性别：□男 □女　　年龄：　岁　　ID号：

交接内容 项目		时间 年 月 日 时 分	年 月 日 时 分	年 月 日 时 分	年 月 日 时 分	年 月 日 时 分
病人情况	意识	□清醒 □嗜睡 □模糊 □昏睡 □昏迷 □其他__	□清醒 □嗜睡 □模糊 □昏睡 □昏迷 □其他__	□清醒 □嗜睡 □模糊 □昏睡 □昏迷 □其他__	□清醒 □嗜睡 □模糊 □昏睡 □昏迷 □其他__	□清醒 □嗜睡 □模糊 □昏睡 □昏迷 □其他__
	皮肤	□（-） □（+）	□（-） □（+）	□（-） □（+）	□（-） □（+）	□（-） □（+）
输液	输液类型	□留置针 □PICC □CVC □PORT □其他	□留置针 □PICC □CVC □PORT □其他	□留置针 □PICC □CVC □PORT □其他	□留置针 □PICC □CVC □PORT □其他	□留置针 □PICC □CVC □PORT □其他
	穿刺部位	□（-） □（+）	□（-） □（+）	□（-） □（+）	□（-） □（+）	□（-） □（+）
	通畅情况	□是 □否	□是 □否	□是 □否	□是 □否	□是 □否
	引流管名称	□无 □气管导管 □气管切开 □胃管 □胸腔引流管 □导尿管 □腹腔引流管 □伤口引流管 □其他	□无 □气管导管 □气管切开 □胃管 □胸腔引流管 □导尿管 □腹腔引流管 □伤口引流管 □其他	□无 □气管导管 □气管切开 □胃管 □胸腔引流管 □导尿管 □腹腔引流管 □伤口引流管 □其他	□无 □气管导管 □气管切开 □胃管 □胸腔引流管 □导尿管 □腹腔引流管 □伤口引流管 □其他	□无 □气管导管 □气管切开 □胃管 □胸腔引流管 □导尿管 □腹腔引流管 □伤口引流管 □其他
手术病人	手腕带	□有 □无	□有 □无	□有 □无	□有 □无	□有 □无
	手术部位标识	□有 □无	□有 □无	□有 □无	□有 □无	□有 □无
	合血单	□有 □无	□有 □无	□有 □无	□有 □无	□有 □无
	原始血型单	□有 □无	□有 □无	□有 □无	□有 □无	□有 □无
	输血同意书	□有 □无	□有 □无	□有 □无	□有 □无	□有 □无
	手术同意书	□有 □无	□有 □无	□有 □无	□有 □无	□有 □无
药物	镇痛泵	□有（□PCIA □PCEA）□无	□有（□PCIA □PCEA）□无	□有（□PCIA □PCEA）□无	□有（□PCIA □PCEA）□无	□有（□PCIA □PCEA）□无
物品	病服	衣__件；裤__条	衣__件；裤__条	衣__件；裤__条	衣__件；裤__条	衣__件；裤__条
	①X片 ②CT、MRI片 其他	①__张；②__张	①__张；②__张	①__张；②__张	①__张；②__张	①__张；②__张
其他	是否特殊感染	□否 □是	□否 □是	□否 □是	□否 □是	□否 □是
签名	交班者	科室：　签名：	科室：　签名：	科室：　签名：	科室：　签名L	科室：　签名：
	接班者	科室：　签名：	科室：　签名：	科室：　签名：	科室：　签名：	科室：　签名：

备注：①本交接卡适用于所有护理单元，交接内容双方同时确认并记录；②皮肤及穿刺部位如无特殊用"（-）"表示，如有异常用"（+）"表示，并在护理记录单上说明；其他项目在相应处打"√"；③如为多重耐药菌感染或特异性感染等患者特殊标识；④此交接卡由患者出院所在科室保存。

（1）放置是否按照有效期或生产批号遵循右取左放、外取内放、上取下放的原则。

（2）抽查无菌物品有效期。

（3）督查开启使用中的无菌物品质量。铺置无菌盘有效期为4小时，无菌物品开启使用后有效期为24小时，抽出的药液和配置好的静脉输注用无菌液体放置时间小于2小时，启封抽吸的各种溶媒小于24小时；无菌棉签等一经打开使用时间小于24小时；打开包布的无菌物品只限于4小时内。

（4）查看无菌物品存储环境是否符合要求，包括环境清洁度与温、湿度，要求环境清洁，洁净区温度低于24℃，相对湿度低于70％。

2.督查医护人员操作行为是否规范，包括着装、手卫生、无菌技术操作、消毒剂的使用等。

3.督查并指导医务人员与护工对医疗废物进行规范分类与处置。

4.督查感染性疾病（特别注意多重耐药菌感染）、传染性疾病的麻醉手术后患者接触隔离工作落实情况，并查看相关记录内容。

5.评估本周督查问题改进情况及效果。

周重点管理工作流程图

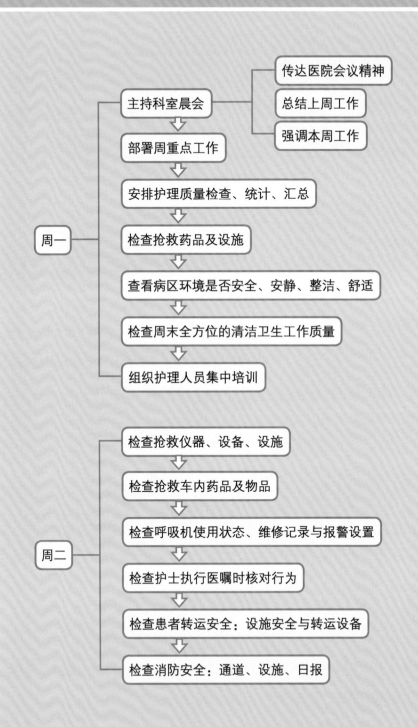

主持科室晨会 → 传达医院会议精神

总结上周工作

强调本周工作

部署周重点工作

安排护理质量检查、统计、汇总

检查抢救药品及设施

查看病区环境是否安全、安静、整洁、舒适

检查周末全方位的清洁卫生工作质量

组织护理人员集中培训

周一

检查抢救仪器、设备、设施

检查抢救车内药品及物品

检查呼吸机使用状态、维修记录与报警设置

检查护士执行医嘱时核对行为

检查患者转运安全：设施安全与转运设备

检查消防安全：通道、设施、日报

周二

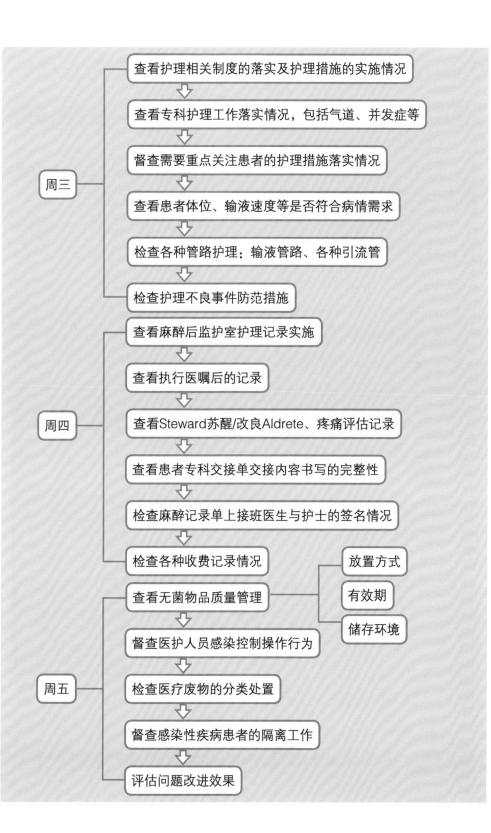

周三
- 查看护理相关制度的落实及护理措施的实施情况
- 查看专科护理工作落实情况，包括气道、并发症等
- 督查需要重点关注患者的护理措施落实情况
- 查看患者体位、输液速度等是否符合病情需求
- 检查各种管路护理：输液管路、各种引流管
- 检查护理不良事件防范措施

周四
- 查看麻醉后监护室护理记录实施
- 查看执行医嘱后的记录
- 查看Steward苏醒/改良Aldrete、疼痛评估记录
- 查看患者专科交接单交接内容书写的完整性
- 检查麻醉记录单上接班医生与护士的签名情况
- 检查各种收费记录情况

周五
- 查看无菌物品质量管理
  - 放置方式
  - 有效期
  - 储存环境
- 督查医护人员感染控制操作行为
- 检查医疗废物的分类处置
- 督查感染性疾病患者的隔离工作
- 评估问题改进效果

　　PACU的普通药品由护士长、质控小组长管理，麻醉及精神类药品由麻醉医生及麻醉护士管理。

（一）普通药品常规管理流程

　　1.组建科室药品质量管理小组，采取自愿及推荐相结合的方式确定药品管理工作小组成员。

　　2.小组成员学习并完善药品管理制度，根据药品管理要求制定完善的科室药品管理手册。

　　3.及时、定期全员培训药品相关知识，包括药品临床使用及管理的基础知识，新药使用前的培训，特殊药物、药物不良事件、药物相关新知识与新要求等。

　　4.根据病区实际需求确定基数药品种类及数量，原则上不超过3天用量，不得随意更改基数。

　　5.规范药品的储存方式并定时检查。

　　（1）分区、分类放置，特别是易混视、易混听的药物应分类放置，标识清晰。

　　（2）高警示药品有醒目的警示标识（图1-1-23），避免差错事故的发生。

　　（3）需冷藏的药品应放入冰箱冷藏柜低温储存（2℃～8℃），

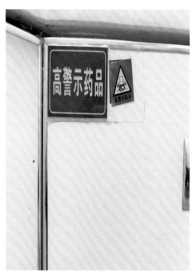
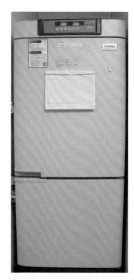

图1-1-23　高警示药品标识　　图1-1-24　冰箱温度管理

每日（8:00、20:00）检查冰箱温度2次并记录（图1-1-24）。

　　6.检查药品质量，如发现有沉淀、变色、过期等现象或标签不清/涂改者，应停止使用并报告药剂科处理。

7. 监督和管理药品不良反应事件上报情况，并及时组织对发生的药品不良反应事件进行分析、讨论、总结、记录。

图1-1-25　智能药柜

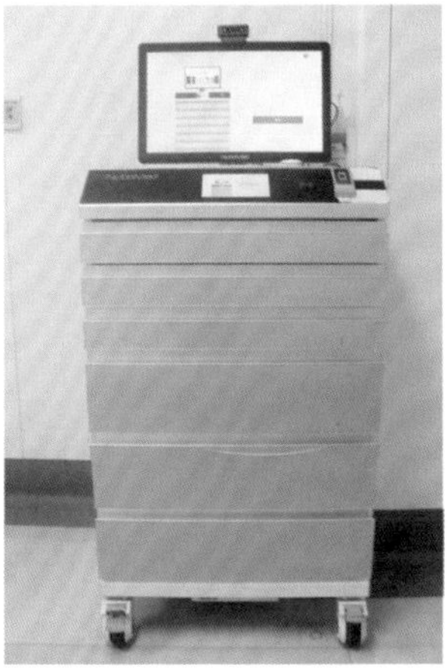

（二）麻醉及精神类药品管理流程

1. 麻醉药品及第一类精神药品管理流程。

（1）准备符合管理要求的储存环境与设施，包括智能药品柜（图1-1-25），无条件的医院使用其他专柜。

（2）确定管理人员：有条件的医院由药学专业药师负责管理，无条件时指派经过药品管理相关培训的医务人员负责管理。

（3）选择合适的管理方法：①智能药品柜管理模式，管理员为有使用权限的麻醉医生/护士，录入指纹或扫脸设置权限。②其他药品柜则采取专柜专人双锁保管，专用处方，专册登记，班班交接，账物相符。

（4）使用后规范记录：使用后记录完整的相关信息，包括使用时间、床号、姓名、药名、剂量、用法、批号、余液、医生签名、护士签名等。

（5）正确处理剩余药液：两人核实剩余麻醉药品及第一类精神药品后方可丢弃，并在使用登记本中记录药名、使用量及余液量、时间等信息，双人签名（图1-1-26）。

麻醉药品及第一类精神药品使用登记本

日期	姓名	住院号	药品名称	规格	用途	实际用量	余量	销毁时间	批号	执行者签名	核对者签名

备注：麻醉药品及第一类精神药品余液处理方法：用水稀释后丢入医疗垃圾桶内。

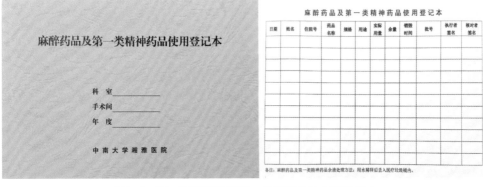

图1-1-26　麻醉药品及第一类精神药品余液登记本

2. 第二类精神药品、毒性药品管理流程。

（1）使用智能药柜或非智能药柜分类专柜储存。

（2）确定专人管理，及时清点、检查、补充药品，并使用专册登记。

（3）每日（8:00、18:00）检查、清点并交接。

（三）注意事项

1. 所有药品安瓿必须有原装盒保存，按照药物使用说明书选择储存环境（常温或低温），分类放置，标识清晰，高警示药物有警示标识。

2. 药品标签模糊或药液质量问题则禁止使用，并报告药剂科。

3. 严格执行麻醉药品及精神类药品管理办法。

4. 麻醉药品及第一类精神药品使用后应保留空安瓿，以便核对。

5. 存放麻醉药品及第一类精神药品区域必须有电子监控。

6. 定期进行药品知识的培训，且下年度培训要体现上年度存在问题的持续改进。

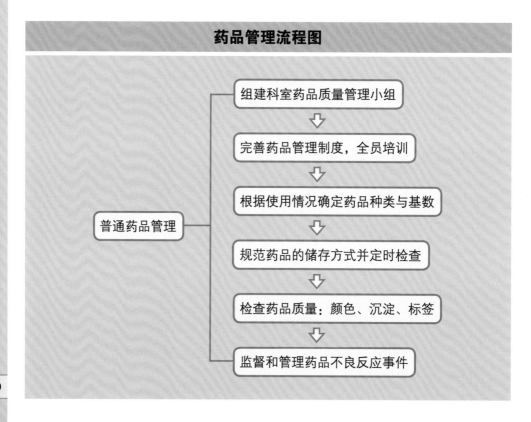

药品管理流程图

```
                    ┌─────────────────────────┐
                    │   组建科室药品质量管理小组   │
                    └─────────────────────────┘
                               ⇓
                    ┌─────────────────────────┐
                    │   完善药品管理制度，全员培训   │
                    └─────────────────────────┘
                               ⇓
                    ┌─────────────────────────┐
                    │  根据使用情况确定药品种类与基数 │
                    └─────────────────────────┘
                               ⇓
  ┌──────────┐      ┌─────────────────────────┐
  │ 普通药品管理 │────│  规范药品的储存方式并定时检查  │
  └──────────┘      └─────────────────────────┘
                               ⇓
                    ┌─────────────────────────┐
                    │ 检查药品质量：颜色、沉淀、标签 │
                    └─────────────────────────┘
                               ⇓
                    ┌─────────────────────────┐
                    │   监督和管理药品不良反应事件   │
                    └─────────────────────────┘
```

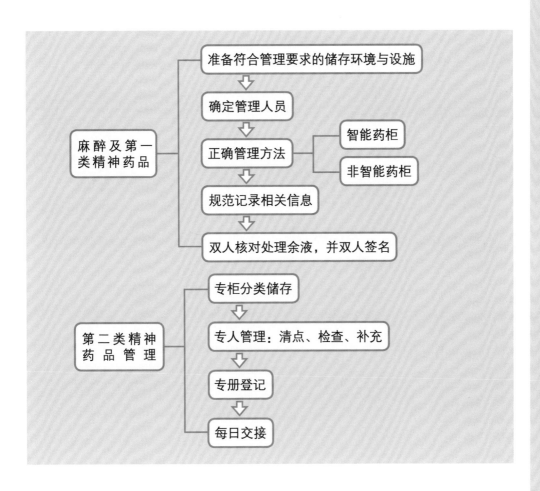

（一）**管理流程**

  1.组建专项管理小组：由专职设备技术人员、护士长及专项管理护士组成，制定各级人员管理职责。

  2.拟定申领急救设施、设备计划：管理小组人员根据收治患者数量及手术麻醉特点确定所需急救设施、设备的品目与数量。

  3.按照急救设施、设备的品目与数量进行分类、编号。

  4.确定放置位置：采用6S（整理、整顿、清扫、清洁、素养、安全）管理模式确定放置位置，利用地标与墙面标识规范床旁必备设施、设备及机动备用设施、设备放置位置（图1-1-27）。

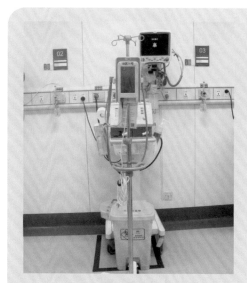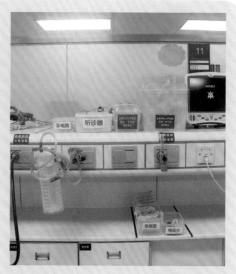

图1-1-27　6S设备管理模式

5. 做好日常管理。

（1）每天早班护士于8:30前检查急救设备设施情况：①急救设备与设施数量、放置位置及清洁度。②检查其功能的完整性，包括检查外观、电源线、导联线及设施的完整性，开机检查设备工作状态；检查中心负压吸引装置、备用电动负压吸引设施与机械性负压吸引设施的完整性及负压状态等，部分设备，如呼吸机、除颤仪、可视喉镜等应检查电池充电状态，保障急救设施设备配件完整，功能齐全，处于完好备用状态（图1-1-28）。③按相应基数补充急救设施，如消毒备用的各种型号的简易呼吸器、可视喉镜及匹配镜套、气管导管、吸痰管、口咽通气道、鼻咽通气道等。④记录检查情况。

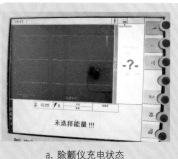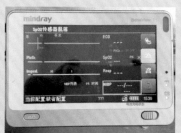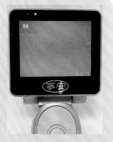

a. 除颤仪充电状态　　　　b. 监护仪充电状态　　　　c. 可视喉镜充电状态

图1-1-28　抢救设备充电状态

（2）设备专项管理护士每日查看记录结果，发现需要维修或维护时，及时反馈给护士长及科室专职设备技术人员。

（3）责任护士于每日使用结束后对急救设施、设备进行彻底清洁消毒，归位放置以备用。

6. 周检查。护士长每周定期检查急救设备、设施记录情况及现场查看其功能状况并签名，对维护、维修的设备进行追踪与反馈。

7. 月检查。科室专职设备技术人员每月对急救设施、设备进行全面检查并记录，医院护理部每月对科室急救设施、设备进行一次检查。

8. 半年检查。医院设备管理部门每6个月指派专职专项设备技术人员到科室对急救设备与设施进行全面安全检测、维护，必要时进行维修，并记录设备维护情况，在医院设备管理信息系统中录入检查情况，无信息管理系统时可自行设置表格记录。

9. 培训操作人员。

（1）拟定培训内容，包括急救设备设施的工作原理、操作流程、基本故障判断、基本维护及注意事项。

（2）确定培训对象为麻醉医生、PACU护士、麻醉护士。

（3）联系设备管理技术人员进行授课。

（4）计划每年常规培训2次，新购置设施、设备后及时培训。

10. 年终总结、分析与持续改进。管理小组成员统计急救设施、设备管理与使用过程中的故障与不良事件，科内组织原因分析与讨论，探索问题的解决方案；大的不良事件由医院组织分析讨论。

（二）注意事项

1. 制定完善的急救设施与设备安全管理制度，包括临床使用前的验收制度、每日安全确认制度、维护保养制度、检测制度、维修制度、人员培训考核制度、紧急调配制度、安全评价制度及档案管理制度等。

2. 落实管理制度，确定管理人员，明确人员职责。

3. 日常检查应全面、细致，特别注意急救设备电池的充电状态，以备停电时应急使用。

4.应由专职设备技术人员按要求定时检查设备与设施安全性能、维护与维修情况，保障其安全使用。

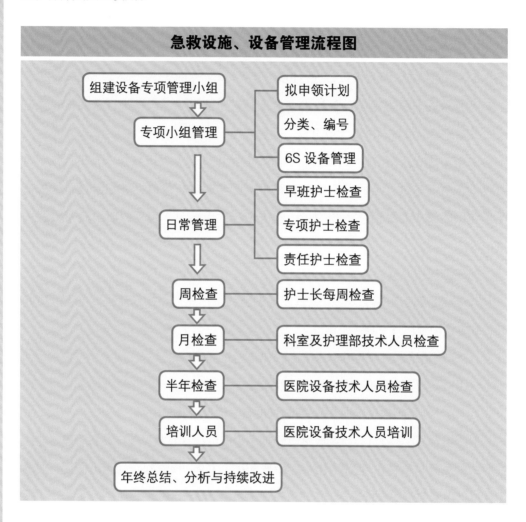

急救设施、设备管理流程图

组建设备专项管理小组 → 拟申领计划

专项小组管理 → 分类、编号

6S 设备管理

日常管理 → 早班护士检查

专项护士检查

责任护士检查

周检查 → 护士长每周检查

月检查 → 科室及护理部技术人员检查

半年检查 → 医院设备技术人员检查

培训人员 → 医院设备技术人员培训

年终总结、分析与持续改进

五 口头医嘱执行流程

（一）执行流程

1.医生下达口头医嘱。患者的主管医生、麻醉医生在特殊情况下，如抢救患者、麻醉手术进行时下达口头医嘱。

2.护士确认口头医嘱。护士接收口头医嘱后复述患者信息与口头医嘱内容，与医生再次确认。

3.准备药品及物品。护士按照口头医嘱内容准备药物、设备与设施（体表加温仪、输液加温仪、注射泵、有创动脉压监测套件）、物品（注射器、吸痰管、面罩等）。

4.实施口头医嘱。

（1）实施非药品类口头医嘱：护士再次复述口头医嘱并与医生确认后按照规范流程进行相应操作，如体表加温、面罩给氧、清理呼吸道、抽取动脉血进行血气分析等。

（2）实施药品类口头医嘱：①配置药品，执行护士复述口头医嘱并与麻醉医生确认医嘱后准备药品，检查药品质量、生产批号与有效期，按要求配置药品，再与麻醉医生或其他护士核对药品名称、剂量、浓度及患者信息。②给药前核对，执行护士请开出医嘱的麻醉医生再次核对药品及患者相关信息。③给药时核对，执行护士与开出口头医嘱的麻醉医生核对，大声复述患者相关信息及口头医嘱中的药品名称、剂量、浓度与给药方法，双方回答"正确"后输注药品。④给药后核对，护士在给药后再次核对患者信息与药品名称、剂量和给药方法。

5.记录口头医嘱执行时间等信息，包括药品类医嘱执行时间及给药时间、剂量、方法、执行者。

6.观察实施医嘱（非药品类医嘱、药品类医嘱）后的效果，包括患者病情改善情况及是否有不良反应等，记录观察结果。

7.补开书面医嘱。处理患者工作完成后，及时在电脑上补开书面医嘱，在麻醉监测记录单相应栏目中记录事件相应内容。

（二）注意事项

1.在非抢救状况下，护士不得执行口头医嘱及电话通知的医嘱。

2.开出口头医嘱的医生必须是患者的管床医生或现场急救职称最高、年资最长的负责医生。

3.危重症患者抢救过程中，医生可下达口头医嘱，护士执行前需重复一遍，得到医生确认后方可执行。

4.抢救患者后6小时内按要求补开书面医嘱。

口头医嘱执行流程图

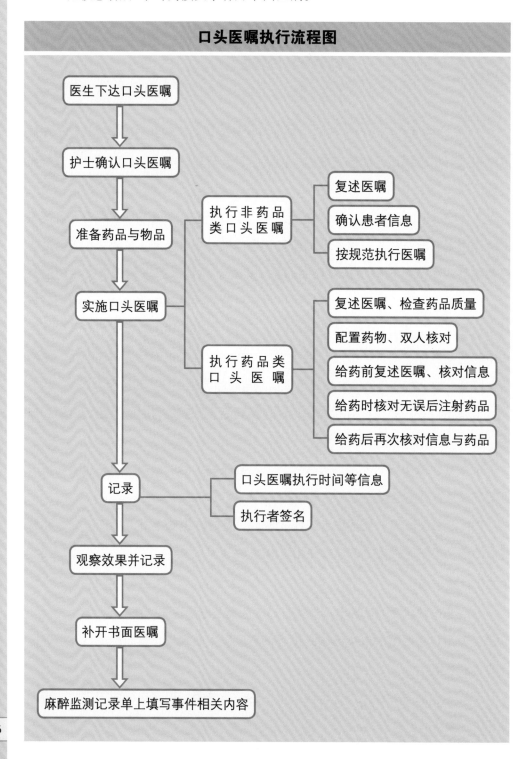

执行非药品类口头医嘱：
- 复述医嘱
- 确认患者信息
- 按规范执行医嘱

执行药品类口头医嘱：
- 复述医嘱、检查药品质量
- 配置药物、双人核对
- 给药前复述医嘱、核对信息
- 给药时核对无误后注射药品
- 给药后再次核对信息与药品

记录：
- 口头医嘱执行时间等信息
- 执行者签名

医生下达口头医嘱 → 护士确认口头医嘱 → 准备药品与物品 → 实施口头医嘱 → 记录 → 观察效果并记录 → 补开书面医嘱 → 麻醉监测记录单上填写事件相关内容

（一）处理流程

1. 发现药物外渗，应立即停止药物输注，保留输注留置针，连接注射器回抽，尽量吸出局部组织渗漏的残余液体。

2. 更换穿刺部位，重新建立有效的静脉输液通路。

3. 评估使用药物及外渗部位局部情况。

（1）评估外渗药物的特点与属性，包括药物名称、浓度、渗透压（高渗性或低渗性药物）、酸碱度（强酸、强碱类药物）、是否为化疗药物等。

（2）评估发生药物外渗的局部情况：①如外渗药物部位是否为关节处、局部皮下组织的情况、肿胀面积、渗漏量。②皮肤颜色、温度，局部有无红、肿、热、痛等症状。

4. 评估患者病情、静脉治疗工具及方式、渗漏原因。

5. 上报护士长和麻醉医生。

6. 做好局部处理。

（1）一般性药物外渗处理流程：①使用注射器尽量回抽血管内药液及渗入组织内的药液。②若局部肿胀明显，应给予50%硫酸镁、如意金黄散等湿敷；也可用七叶皂苷凝胶与地塞米松湿敷肿胀的局部，每日1次。③间断热敷，使用50℃～60℃温水局部热敷。④抬高外渗局部的肢体，促进局部血液循环，减轻局部水肿。

（2）特殊药物（化疗药物，高渗性药物，强酸、强碱药物）外渗处理流程：①注射相应解毒剂，预防组织坏死：氮芥外渗后局部使用10%硫代硫酸钠溶液，发现外渗时或12小时内每1 mg外渗药物皮下注射2 mL，每次注射都需更换针头；长春新碱外渗后局部使用透明质酸酶，发现外渗后立即按照每1 mL外渗药物皮下注射1 mL的方法进行处理；多柔比星外渗后局部使用右丙亚胺，遵医嘱使用，首剂给药在发生外渗后6小时内，静脉输注。②局部环形封闭，稀释渗漏的药液浓度和阻断药液的扩散，同时镇痛；常用药物为2%利多卡因4 mL加入生理盐水6 mL，再加地塞米松5 mg，封闭方式为沿肿胀范围外做环形封闭，使封闭药物充满整个肿胀区域，依药物性质和外渗分级决定封闭次数，一般化疗药物及刺激性药物局部封闭1次；发泡性药物（长春瑞滨、表柔比星等）外渗建议每8小时局部封闭1次，持续2～3天；外渗面积≤5cm²局部环封1～2次（两次间隔6～8小时）；外渗面积≥5cm²，甚至超过关节，第1日局部环封2～3次，第2日1～2次，之后酌情处理。

③根据药物性质局部冷敷或热敷：冷敷方法是药物渗漏发生后24小时内，给予间断冷敷或冰敷，每次15～20分钟；热敷方法是药物渗漏24小时内间断热敷，水温以50℃～60℃为宜，不超过60℃。

（3）若外渗局部组织溃疡/坏死，请伤口诊疗师会诊，并按伤口换药处理，必要时请外科医生会诊，局部清创植皮。

（4）密切观察局部皮肤、血管情况，及时评估外渗局部恢复情况，加强交接班。

7.记录药物渗漏发生时间、部位、范围，渗漏药物的名称、量、处理方法，患者主诉、局部皮肤情况。

8.密切观察患者病情及外渗局部情况。

9.报告不良事件，对药物外渗事件进行讨论分析，并制定改进措施。

（二）注意事项

1.外渗部位未痊愈前，停止在外渗区域周围及远心端再行各种穿刺注射。

2.冷敷可使局部血管收缩，减少药液吸收及向周围组织扩散，以减轻疼痛和预防药物外渗导致局部组织坏死，冷敷期间加强局部观察，防止低温冻伤；若局部皮肤破损，不宜使用热敷或冷敷。

3.热敷适用于植物碱类抗癌药物，如长春新碱、长春花碱、异长春花碱、长春瑞滨、依托泊苷、草酸铂/奥沙利铂等外渗后。

4.禁止在外渗侧肢体肿胀未完全消退前继续进行输液治疗。

5.密切观察外渗局部变化情况及患者的病情，正确处理，必要时申请多学科人员讨论处理。

药物外渗处理流程图

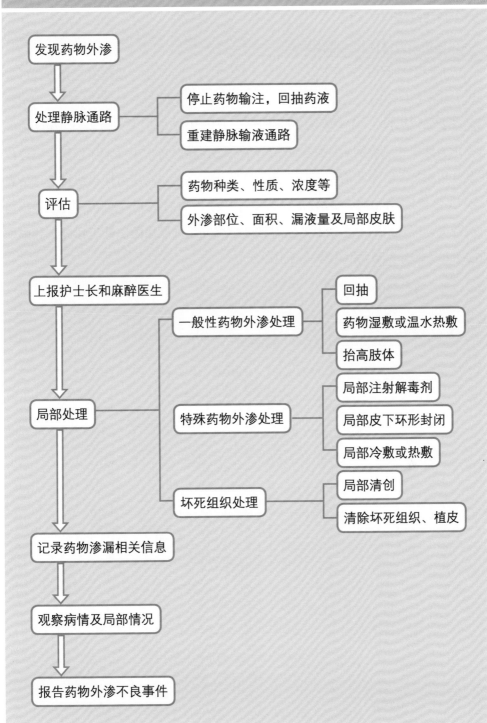

发现药物外渗

处理静脉通路 ── 停止药物输注，回抽药液
　　　　　　 └─ 重建静脉输液通路

评估 ── 药物种类、性质、浓度等
　　　 └─ 外渗部位、面积、漏液量及局部皮肤

上报护士长和麻醉医生

局部处理 ── 一般性药物外渗处理 ── 回抽
　　　　　　　　　　　　　　　├─ 药物湿敷或温水热敷
　　　　　　　　　　　　　　　└─ 抬高肢体
　　　　　├─ 特殊药物外渗处理 ── 局部注射解毒剂
　　　　　　　　　　　　　　　├─ 局部皮下环形封闭
　　　　　　　　　　　　　　　└─ 局部冷敷或热敷
　　　　　└─ 坏死组织处理 ── 局部清创
　　　　　　　　　　　　　　└─ 清除坏死组织、植皮

记录药物渗漏相关信息

观察病情及局部情况

报告药物外渗不良事件

（一）预防流程

1. 评估压力性损伤风险因素。

（1）评估时间：责任护士在患者入PACU与手术护士完成所有交接流程后进行压力性损伤风险因素的评估。

（2）评估方法：①查看术中获得性压力性损伤风险因素评估表，了解术前、术中压力性损伤风险因素评估分值及分级。②评估患者术中手术体位受压部位皮肤及软组织情况，是否有压力性损伤。③使用改良Braden压力性损伤风险评估表（PACU患者压力性损伤风险评估表）实施评估（图1-1-29）。④界定压力性损伤风险等级，综合术前、术中及入室时评估结果分为低度风险（低于10分）、中度风险（10～20分）与高度风险（高于20分）。

PACU患者压力性损伤风险评估表

一、基本情况

病室/床号_____ 姓名_____ 年龄_____ ID 号_____

手术名称_____ 入 PACU 时间_____ 出 PACU 时间_____

二、评估情况

风险因素	评估标准		风险因素	评估标准	
年龄（岁）	60～70	1	术中体温	正常	0
	70～80	2		≤36C 或≥38C	1
	〉80	3	循环情况	血压正常	0
体重指数（BMI）	18.5-23.9	1		控制性降压	1
	17.5～18.5 或 24～27.9	2		休克	2
	16.0～17.5 或 28～40	3	手术时间	≤2h	1
	<16 或40	4		2～4h	2
危险部位（受力点）皮肤情况	正常	1		≥4h	3
	潮湿/红斑/非薄	2	术中失血量	200-400ml	1
	瘢痕/水肿/水疱	3		≥400ml	2
	破损	4	术中皮肤潮湿程度	偶尔潮湿	1
活动情况（麻醉方式）	椎管内麻	1		持续潮湿	2
	全身麻醉	2	术中体位	仰卧位/截石位	1
合并症	无	0		侧卧位	1
	糖尿病	1		俯卧位	0
	血管病变+糖尿病	2	预计复苏时间	≤1.5 h	1
				>1.5 h	2
总分					
预防措施					
结果					

最高分：30 分 得分低于 10 为低度风险，10～20 分为中度风险，≥20 分为高度风险。
备注：体重指数 BMI=体重(kg)/身高(m)²；
控制性降压为成人收缩压降至 60～70mmHg；老年人降至 80mmHg；
高度风险病人必须填写预防措施。

图1-1-29 PACU患者压力性损伤风险评估表

2. 实施干预措施。

（1）低度风险压力性损伤的干预措施：①使用质地柔软、回弹好、厚度适宜的床垫，分散局部压力。②定时整平床单与病服，避免局部皮肤高压力。③维持皮肤良好的微环境：调整室内温度为24℃±1.5℃，相对湿度为30%～60%，让患者体感舒适，减少出汗；整理好各种引流装置，冲洗装置连接紧密，观察伤口出血情况，避免引流液、血液及冲洗液污染床单位，保持床单位的清洁、干燥。④让患者卧位舒适，肢体勿接触床栏等硬物。

（2）中度风险压力性损伤的干预措施是在低度风险压力性损伤干预措施的基础上增加以下干预措施。①根据患者病情每1小时变换受压部位，包括翻身、使用枕头或软垫支撑改变受压部位。②使用加温输液仪进行输液、输血的加温，降低血液的"冷稀释"，使用充气式体表加温仪进行体表加温，减少散热，降低低体温导致压力性损伤的风险。③密切观察患者呼吸状况，保障供氧，预防患者产生低氧血症。

（3）高度风险压力性损伤的干预措施是在中度风险压力性损伤干预措施的基础上增加以下干预措施。①使用气压床垫。②受压部位使用预防压力性损伤的多层泡沫敷料进行局部保护。③穿弹力袜或弹力袖套，促进肢体血液循环。

（4）器械性压力性损伤的干预措施：①接收麻醉后手术患者时应检查患者皮肤，注意检查肩背部等身体受压部位是否遗留有心电图电极片等物。②整理多参数监护仪导联线、呼吸机螺纹管等，使其不直接接触患者皮肤，禁止其被压于身体下方。③检查各种管路包括引流管、输液管等，其不能压于患者的身体下方。

（5）黏膜压力性损伤的干预措施：①使用大小适宜的口塞，以质地柔软的口塞为最佳，且放置适当的位置，预防口腔黏膜压力性损伤。②定时检查气管导管套囊内的压力，维持压力在25～30 cmH₂O（图1-1-30），此时轻捏气囊有触鼻尖的感觉，必要时可定时抽出套囊内空气5～10分钟后再充气，预防气管黏膜的压力性损伤。③检查气囊导尿管的位置与套管内压力且固定好，避免导尿管牵拉与移动气囊引起尿道黏膜的损伤。

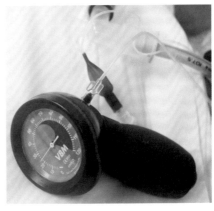

图1-1-30　气管导管套囊内压力

（二）处理流程

1.评估压力性损伤的轻重程度。使用压力性损伤护理指南中压力性损伤分期标准进行评估（图1-1-31）：1期，指压时不变白的红斑；2期，部分真皮层的损失；3期，全层皮肤缺损；4期，全层皮肤和组织的损失；不可分期，全层皮肤和组织的缺损，因腐肉或焦痂掩盖了组织损伤的程度；深部组织压力性损伤，完整或非完整的皮肤局部出现持续的深红色、栗色、紫色变色或表皮分离后出现深色伤口床或血疱。

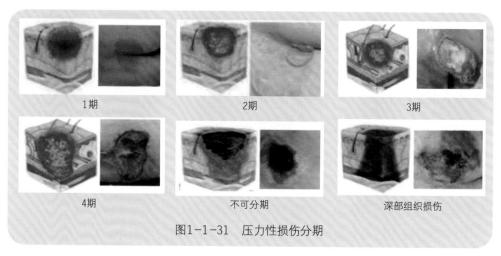

图1-1-31 压力性损伤分期

2.按照压力性损伤分期进行处理。

（1）1期压力性损伤的处理：①减轻局部压力，改善局部供血、供氧；干预患者躁动，减少摩擦。②保持衣裤、床单平整干燥，调节适宜的温、湿度，减少皮肤分泌物，保持皮肤正常pH值，维持皮肤良好的微环境。

（2）2期压力性损伤的处理：①对于未破的皮肤小水疱（直径≤5mm）可减少摩擦，防止破裂，促进水疱自行吸收。②对于大水疱（直径>5mm），可消毒局部皮肤，用无菌注射器抽出水疱内液体，再用水胶体敷料、水凝胶、聚合物敷料等包扎。

（3）3期压力性损伤的处理：清洁创面，使用水凝胶、藻酸钙敷料覆盖，预防感染，促进愈合。

（4）4期压力性损伤的处理：清创去除坏死组织，使用创口敷料预防感染，促进愈合。

（5）不可分期压力性损伤的处理：没有红、肿、浮动或渗出的压力性损伤保留组织干痂，一旦出现红、肿、浮动或渗出应及时进行清创，使用创口敷料预防感染，促进愈合。

（6）深部组织压力性损伤的处理：皮肤完整时，局部减压，坏死组织分离后再清创，确定分期，按分期处理。

3.使用压力性损伤评估标准评估压力性损伤创口改善情况。

4.记录处理措施及压力性损伤的改善情况。

（三）注意事项

1.综合评估压力性损伤风险因素，包括术前、术中及入PACU后3个阶段的风险因素，针对性采取干预措施。

2.极度消瘦、过度肥胖、脊柱严重畸形、手术时间大于8小时等特殊患者，为压力性损伤的高风险人群，必须及早实施综合性干预措施。

3.病情危重、苏醒延迟等在PACU监护治疗较长时间的患者，特别强调要对受压部位的定时减压。

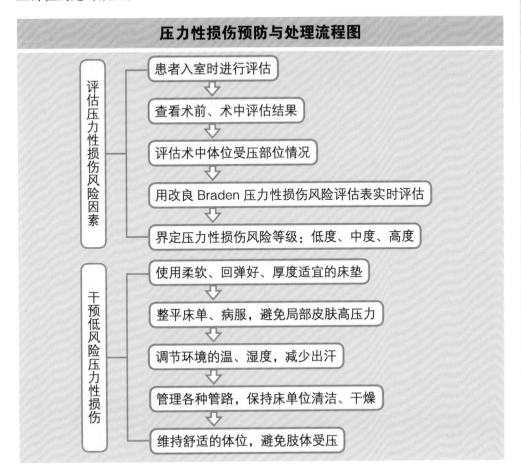

压力性损伤预防与处理流程图

评估压力性损伤风险因素
- 患者入室时进行评估
- 查看术前、术中评估结果
- 评估术中体位受压部位情况
- 用改良 Braden 压力性损伤风险评估表实时评估
- 界定压力性损伤风险等级：低度、中度、高度

干预低风险压力性损伤
- 使用柔软、回弹好、厚度适宜的床垫
- 整平床单、病服，避免局部皮肤高压力
- 调节环境的温、湿度，减少出汗
- 管理各种管路，保持床单位清洁、干燥
- 维持舒适的体位，避免肢体受压

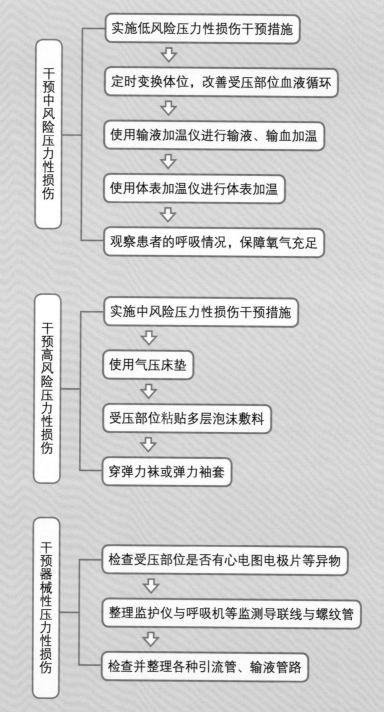

干预中风险压力性损伤

实施低风险压力性损伤干预措施

⇩

定时变换体位，改善受压部位血液循环

⇩

使用输液加温仪进行输液、输血加温

⇩

使用体表加温仪进行体表加温

⇩

观察患者的呼吸情况，保障氧气充足

干预高风险压力性损伤

实施中风险压力性损伤干预措施

⇩

使用气压床垫

⇩

受压部位粘贴多层泡沫敷料

⇩

穿弹力袜或弹力袖套

干预器械性压力性损伤

检查受压部位是否有心电图电极片等异物

⇩

整理监护仪与呼吸机等监测导联线与螺纹管

⇩

检查并整理各种引流管、输液管路

图解麻醉后监护室标准工作流程

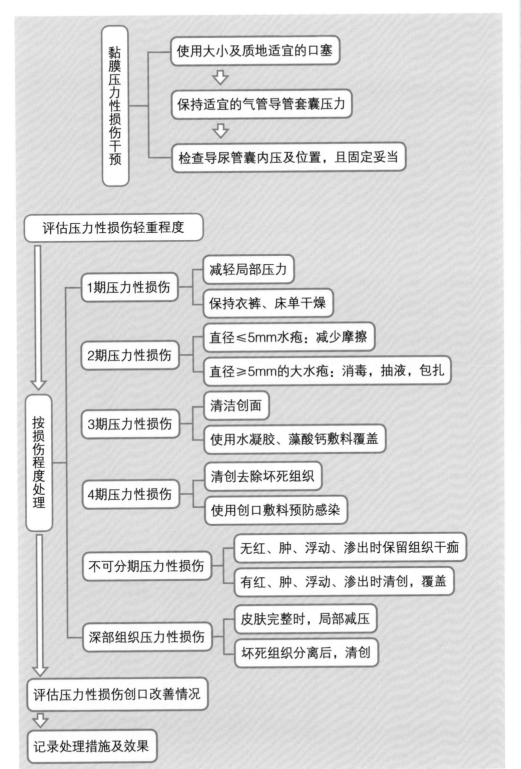

黏膜压力性损伤干预

使用大小及质地适宜的口塞

保持适宜的气管导管套囊压力

检查导尿管囊内压及位置，且固定妥当

评估压力性损伤轻重程度

按损伤程度处理

1期压力性损伤
减轻局部压力
保持衣裤、床单干燥

2期压力性损伤
直径≤5mm水疱：减少摩擦
直径≥5mm的大水疱：消毒，抽液，包扎

3期压力性损伤
清洁创面
使用水凝胶、藻酸钙敷料覆盖

4期压力性损伤
清创去除坏死组织
使用创口敷料预防感染

不可分期压力性损伤
无红、肿、浮动、渗出时保留组织干痂
有红、肿、浮动、渗出时清创，覆盖

深部组织压力性损伤
皮肤完整时，局部减压
坏死组织分离后，清创

评估压力性损伤创口改善情况

记录处理措施及效果

（一）报告及处理流程

1. 医技人员报告流程。

（1）判断危急值：临床常见危急值出现情况有血钾低于2.8 mmol/L或高于6.1 mmol/L，血糖低于2.2 mmol/L或高于35 mmol/L，急性颅内血肿伴脑疝，脑干出血或梗死，脊柱爆裂性骨折伴椎管内骨块或血肿，急性心包填塞，急性消化道穿孔，急性坏死性胰腺炎，肝、脾、胰、肾破裂，急性绞窄性肠梗阻或肠坏死、穿孔，急性主动脉夹层，主动脉瘤大于6 cm或动脉瘤破裂，假性动脉瘤破裂，急性肠系膜上动脉主干栓塞，门静脉主干或大范围肠系膜静脉血栓形成，四肢骨折伴主干血管损伤，急性心肌梗死等。

（2）排除操作、设备及试剂原因：检查（验）者确认仪器设备和检验过程是否正常，核查标本是否有误、操作是否正确、仪器传输是否有误等因素。

（3）报告临床科室：①立即电话通知临床科室医务人员患者的病室、床号、姓名、年龄、ID号（住院号）、入院诊断、危急值的项目及结果等，并在"危急值报告登记本"上逐项做好危急值报告登记。②通过LIS（临床检验系统）与PACS（影像信息系统）传出的检验、检查结果，护士站办公电脑出现危急值信息提示。③若医院电子病历系统未与LIS系统对接，则需打印纸质报告，由护工送至相应科室值班护士或医生手中。

2. 临床科室处理流程。

（1）接听危急值报告内容：①接听危急值报告电话，记录报告内容（图1-1-32），复述记录危急值报告的内容，与医技人员双方同时确认。②点击LIS系统查看并确认患者危急值。

（2）打开电子病历，

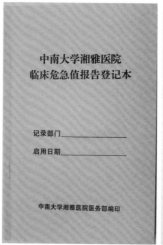
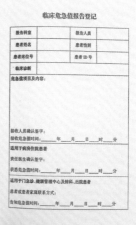

图1-1-32　危急值登记

查询危急值，再次核对，若LIS系统不完善时则由医技科室护工将报告送至临床科室，或临床科室接到危急值报告电话后立即派护工到相应医技科室拿取纸质报告。

（3）护士将危急值及时、准确报告主管医生或值班医生。

（4）主管医生或值班医生确认危急值结果与临床相符，应在30分钟内结合临床情况采取相应处理措施，并及时报告上级医生、病室负责医生或科主任。

（5）护士立即按规范执行患者危急值的处理医嘱。

（6）根据医嘱及时复查检验危急值，评估处理效果。

（7）记录危急值处理措施及效果。

（二）注意事项

1. 危急值报告与接收应遵循"谁报告，谁登记，谁接收，谁记录"的原则。

2. 医技科室与临床科室应分别建立检查、检验危急值报告登记本，对危急值处理的过程和相关信息做详细记录。

3. 电话接收危急值报告时，注意接听者与报告者应互报姓名、记录完善相关信息，接听者复述记录信息后双方确认。

4. 主管医生或值班医生需在6小时内，将接收到的危急值报告结果和所采取的相关处理措施在病程记录中详细描述。

5. 认真组织学习危急值报告制度，做到人人掌握报告项目和报告流程。

6. 各科室要有专人负责本科室危急值报告制度实施情况的督查，对存在的问题进行分析、整改，确保制度落实到位。

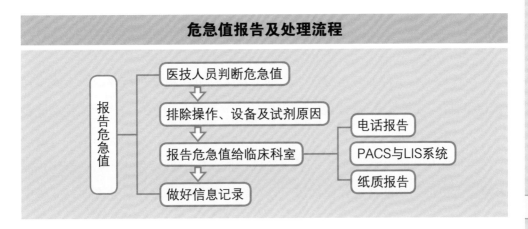

危急值报告及处理流程

报告危急值
- 医技人员判断危急值
- 排除操作、设备及试剂原因
- 报告危急值给临床科室
  - 电话报告
  - PACS与LIS系统
  - 纸质报告
- 做好信息记录

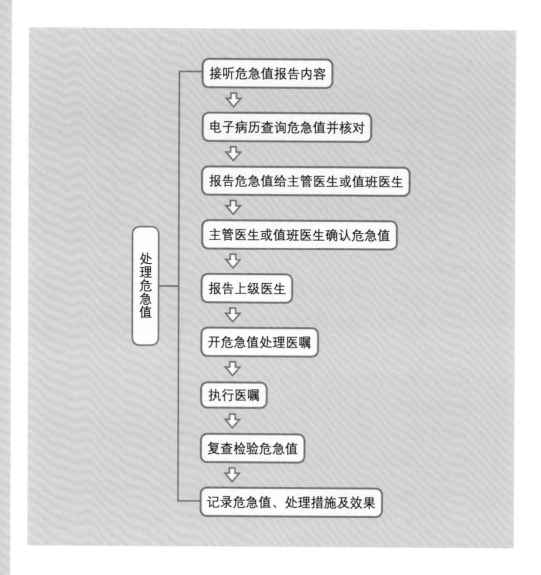

接听危急值报告内容

⬇

电子病历查询危急值并核对

⬇

报告危急值给主管医生或值班医生

⬇

主管医生或值班医生确认危急值

⬇

报告上级医生

⬇

开危急值处理医嘱

⬇

执行医嘱

⬇

复查检验危急值

⬇

记录危急值、处理措施及效果

处理危急值

九　护理不良事件报告及处理流程

（一）报告流程

1.评估不良事件的轻重程度。根据不良事件分级标准进行评估。Ⅰ级事件(警讯事件)：患者非预期的死亡，或是非疾病自然进展过程中造成永久性功能丧失。Ⅱ级事件(不良后果事件)：在疾病医疗过程中因诊疗活动而非疾病本身造成的患者机体与功能损害。Ⅲ级事件(未造成后果事件)：虽然发生了错误事实，但未给患者机体与功能造成任何损害，或有轻微后果但不需任何处理即可完全康复。Ⅳ级事件(临界错误事件)：由于及时发现，错误事件在对患者实施之前得到纠正，未形成事实。

2. 上报不良事件。

（1）上报方式：不良事件发生后，病区或个人可通过医院管理系统（OA）网上填报、电话或书面报告医院护理部或安全办。

（2）上报时间：①Ⅰ级事件、Ⅱ级事件应在处理的同时立即口头上报上级部门，并在24小时内完成医院OA系统报送。②Ⅲ级事件、Ⅳ级事件应于72小时内完成医院OA系统报送。

（3）上报内容：填报人基本信息、当事人基本信息、患者资料，事件发生时间、地点、经过，涉及人员、产生的后果、采取的补救措施及实施时间、不良事件引起的结果。

（二）处理流程

1. 科室处理流程。

（1）发生护理不良事件后，首先要积极采取补救措施，最大限度降低对患者的伤害。

（2）根据评估不良事件分级的结果按要求进行上报。

（3）保存造成患者伤害的药品、器具、相关标本及检查、检验报告，以备鉴定。

（4）完善各种记录，包括不良事件发生的过程、患者及当事人当时的状况、原因、处理措施及结果。

（5）科室组织护理人员进行讨论分析，提出改进措施。

2. 护理部处理流程。

（1）护理部接到报告后，评估护理不良事件的严重程度，决定初步处理方式：对于Ⅰ级及Ⅱ级护理不良事件，护理部应及时上报分管院领导和医院质量与安全管理委员会；Ⅲ级及Ⅳ级护理不良事件，应在两个工作日内对上报的护理不良事件进行初步审核，受理案件。

（2）护理部根据不良事件分级督促责任科室在规定的时间内对事件进行调查

分析，并完成调查报告。

（3）护理部定期组织护理质量管理委员会成员对上报的护理不良事件进行根因分析讨论，制定整改措施，并将讨论资料反馈至护理单元，且组织全院护理人员认真学习，吸取经验教训，杜绝同类事件再次发生。

（4）护理部根据调查情况提出整改意见，或依根因分析结果采取相应措施，如重新制定流程，修改相关制度、职责等，并进行培训，督促责任科室落实。

（5）护理部处理完不良事件后，及时对护理不良事件资料归档，每月、每季度、每年度对上报的护理不良事件进行统计分析，总结报告，提出改进意见，反馈至相应科室，并将分析报告提交至医院评价办公室。

（三）注意事项

1.发生不良事件后，应本着患者第一、安全第一的原则，先救治患者，在规定时限内逐级上报。

2.不良事件发生后，当班护士在本班内填写不良事件相关内容并保存，护士长审核、签字，在规定时间上报至护理部。

3.护士在OA系统内填写护理不良事件，应在护士长审核后或经护士长授权人审核后再上传。

4.护理不良事件应在规定的时间内上报，非惩罚、自愿原则，呈报真实发生情况。

5.发生不良事件后，科内应及时查实事件真相，分析事件原因，组织讨论，制定整改措施，并记录于安全手册、护士长手册的相应栏内。

6.凡实习、进修人员发生的护理不良事件或安排护理员、卫生员、陪护人员进行其职责范围以外的护理而发生的不良事件，均由带教者及安排者承担责任。

7.不得擅自涂改、销毁、藏匿、转移、调换相关记录与当时物件，违反规定者要追究其相关责任。

不良事件报告及处理流程图

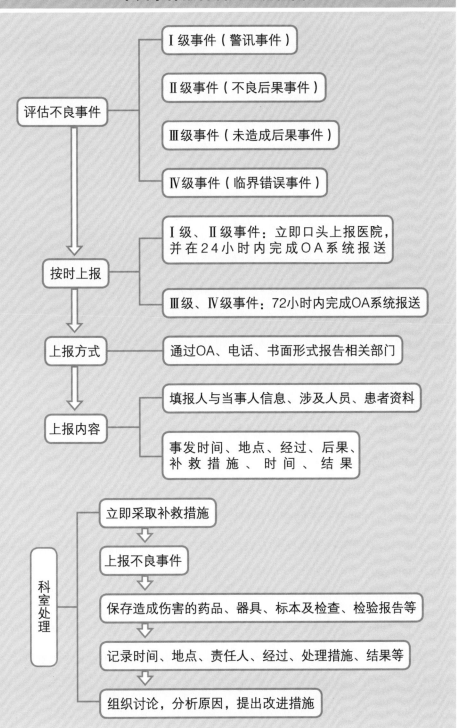

评估不良事件
- Ⅰ级事件（警讯事件）
- Ⅱ级事件（不良后果事件）
- Ⅲ级事件（未造成后果事件）
- Ⅳ级事件（临界错误事件）

按时上报
- Ⅰ级、Ⅱ级事件：立即口头上报医院，并在24小时内完成OA系统报送
- Ⅲ级、Ⅳ级事件：72小时内完成OA系统报送

上报方式
- 通过OA、电话、书面形式报告相关部门

上报内容
- 填报人与当事人信息、涉及人员、患者资料
- 事发时间、地点、经过、后果、补救措施、时间、结果

科室处理
- 立即采取补救措施
- 上报不良事件
- 保存造成伤害的药品、器具、标本及检查、检验报告等
- 记录时间、地点、责任人、经过、处理措施、结果等
- 组织讨论，分析原因，提出改进措施

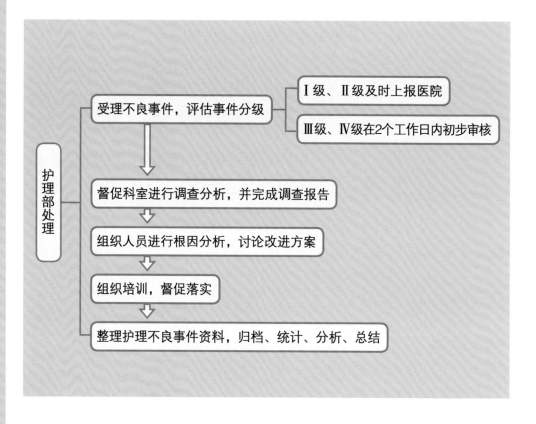

✚ 患者转运与交接流程

（一）手术护士与PACU护士交接流程

1. 手术护士交接患者基本信息与术中情况。

（1）基本信息：包括病室、床号、姓名、年龄、疾病诊断、用药史、是否有传染性疾病与过敏史、术前意识和肢体活动等情况。

（2）术中情况：包括麻醉方式、手术方式、手术体位、术中输液和输血量、尿量、失血量、术中呼吸与循环情况、术中出现的特殊情况等。

2. 交接各类管路信息。

（1）静脉输液通路：交接并查看输注液体名称、药物名称与剂量、输液通畅度及输液速度、穿刺部位局部情况、留置针型号和穿刺时间标识等；查看CVC置管及PICC置管深度、贴膜完整性和穿刺时间标识。

（2）有创动脉压监测通路：交接并查看动脉穿刺部位及动脉穿刺针是否通

畅、测压装置、冲管用肝素液或生理盐水等。

（3）手术部位引流管：交接并查看引流管放置部位、固定方式及出皮肤处敷料情况、引流装置密闭性、引流液性质、引流量及管道标识。

（4）导尿管、胃管等自然腔道引流管的位置、通畅度、引流液的颜色及引流量、气囊导尿管囊内注水量、有无管路标识等。

（5）镇痛泵：查看患者信息、药物名称与剂量、使用方法（静脉镇痛方式/椎管内镇痛方式）及镇痛泵参数设置。

（6）持续冲洗管路：包括冲洗液种类、冲洗速度等。

3. 交接患者皮肤情况：包括患者全身皮肤和术中手术体位受压局部皮肤情况，若有皮疹、破损、压力性损伤等异常，应在患者转科交接单相应栏详细记录，并及时采取有效的干预与处理措施，持续观察受损皮肤改善情况。

4. 交接患者伤口部位情况：包括伤口敷料是否干燥、固定是否可靠等。

5. 交接专科特殊疾病患者术中手术麻醉的特殊要求及其相应注意事项。

6. 交接患者用物，包括病历、影像资料、病服、药物、特殊物品等。

7. 双方确认无误后，在患者转科交接单和手术护理记录单上签名。

（二）PACU责任护士交接流程

1. 交接所管责任床位区域环境：整洁安全及温、湿度适宜。

2. 交接患者基本情况。

（1）基本信息：病室、床号、姓名、年龄、疾病诊断、用药史、是否有传染性疾病与过敏史、术前意识和肢体活动情况。

（2）术中基本情况：麻醉方式、手术方式、手术体位、术中输液和输血量、尿量与失血量及术中患者特殊情况等。

3. 交接患者病情及治疗情况。

（1）患者的神志与瞳孔。

（2）患者的呼吸与氧合：患者呼吸方式（自主呼吸、呼吸机辅助呼吸），呼吸机参数（潮气量、每分钟通气量、呼吸频率、吸呼比、氧气浓度、PEEP、气道峰压等），氧合情况（血气分析结果、血氧饱和度）。

（3）患者的循环状况：心电图、血压、中心静脉压等。

（4）输液及药物治疗：输注液体的品目与总量、药物的名称、剂量、给药方法、给药时间及效果。

4.交接并查看呼吸机及多功能监护仪的参数及报警设置，包括报警开关、报警音量、报警级别、各参数报警值等。

5.交接所管患者麻醉苏醒期间的护理观察重点，包括呼吸、血压、心率、电解质异常、意识、瞳孔、体温、血气分析结果、肢体活动、尿量、伤口引流、疼痛等观察指标中需要重点观察与护理的内容。

6.交接特殊注意事项。义齿、牙齿松动、困难插管、不拔气管导管、高龄、重症、特殊体位、压力性损伤高风险、感染性疾病的隔离、手术部位灌注化疗药物需要夹闭引流管的时间等特殊情况。

7.交接并查看各类管道、伤口、皮肤及物品。

（三）PACU护士与病房/ICU护士交接流程

1.评估患者病情，由麻醉医生确定患者转运去向。麻醉手术后患者苏醒良好，病情稳定，Steward苏醒评分＞4分或改良Aldrete评分＞9分患者才能直接转运至病房；患者呼吸与循环不稳定，病情危重等情况则转运至中心ICU或专科ICU病房。

2.准备转运工具与设施。危重症患者转运需要准备便携式监护仪、氧气装置（氧气袋、氧气瓶）、简易呼吸器或转运呼吸机、吸痰用物等（图1-1-33）。

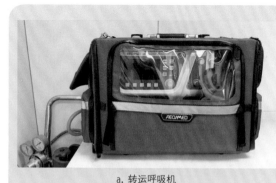
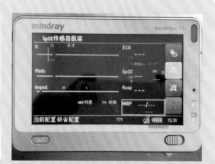

a. 转运呼吸机　　　　　　　　　　　b. 便携式监护仪

图1-1-33　转运设备、设施

3. 准备转运人员。转运至病房的患者需要有护士、麻醉医生或管床医生与护工共同护送；转运至ICU的患者需要麻醉医生、护士、手术医生与护工共同护送。

4. 电话通知接收科室。①通知ICU病房护士患者大约到达时间。②若PACU与ICU非同一楼层，则通知医用电梯司梯员到达PACU的楼层等待接送患者。

5. 完成各种记录并打印，包括各种评分、麻醉后监护室护理记录、转科交接记录等。

6. 撤离各种监护导联线（入ICU的患者连接便携式监护仪、简易呼吸器或转运呼吸机），整理引流管路与床单元。

7. 转运患者。

（1）观察病情：查看面色、监测数据与波形，询问患者感受。

（2）平稳推送，建议转运途中保持相对匀速推动转运床。

8. 平稳过床。由护送团队成员与病房医务人员使用过床易等工具协同将患者平移至病床。

9. 与病房/ICU护士交接患者相关内容。

（1）患者基本信息、术中基本情况、术后麻醉恢复期的基本情况（生命体征、术后输液和输血量、苏醒时间、尿量与失血量及术后患者特殊情况）、离室时患者情况（生命体征、瞳孔、呼吸与运动、血气分析监测结果、引流）等信息。

（2）转送至ICU的患者重点交接麻醉恢复期的呼吸与循环状况，给予药物的种类、方法、速度及注意事项，特殊检验、检查，如血气分析、凝血功能、血栓弹力图、B超、CT结果等情况。

（3）交接并查看各类管道、伤口、皮肤及物品。

10. 交接完毕，双方确认无误后，在转科患者交接单和麻醉后监护室护理记录单上签名。

11. 给患者家属宣教术后注意事项。

（四）注意事项

1. 转运患者注意事项。

（1）转运前应准确评估病情，确定转运去向，准备完善转运工具与相应监护、应急处理设施等。

（2）必须是有资质的医护人员参与转运。

（3）转运途中应密切观察患者病情，危重症过床前应评估生命体征。

（4）到达病房后可借助过床易等工具将患者平移至病床，避免意外事件，过床后及时监护与给氧。

2. 交接注意事项。

（1）交接时间：责任护士需提前10分钟以上进行交接工作。

（2）交接形式：必须是护士面对面于患者床旁交接。

（3）交接时机：应在患者已建立有效监护且呼吸循环较稳定时交接。

（4）交接内容：全面，重点突出。

（5）落实交接流程与规范。

（6）按照交接班制度落实交接班双方责任。

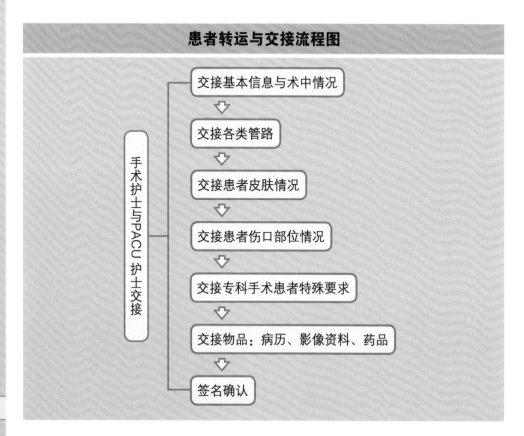

患者转运与交接流程图

手术护士与PACU护士交接

- 交接基本信息与术中情况
- 交接各类管路
- 交接患者皮肤情况
- 交接患者伤口部位情况
- 交接专科手术患者特殊要求
- 交接物品：病历、影像资料、药品
- 签名确认

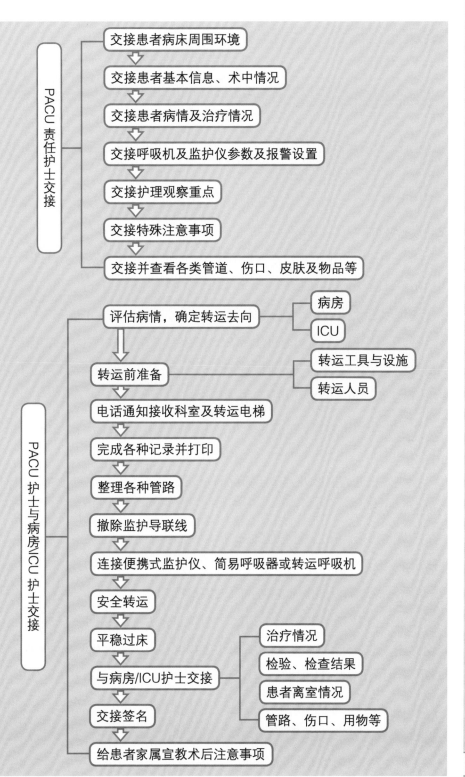

（一）工作流程

1.准备移动查房APP设备或纸质麻醉后访视单。医院有移动查房系统智能终端时，通过无线网络将移动设备接入医院信息系统，通过移动设备（通常为手机、iPad）查看患者信息及录入术后访视内容；无移动查房系统时可打印纸质麻醉后访视单或使用其他方式进行。

2.打开手机、iPad的移动查房APP，选择麻醉后访视患者，阅读患者相关信息，点击麻醉后访视模块。

3.洗手或卫生手消毒后进入患者床旁，问候患者及家属；核对患者床号、姓名、出生日期、手腕带信息等。

4.询问患者或家属，了解相关信息。

（1）呼唤患者姓名，询问患者是否有头疼、头晕、恶心呕吐、咽喉痛、少尿或尿潴留等感受，评估患者的神志恢复状态、声音状况及麻醉药的副作用发生情况。

（2）询问患者家属，补充患者术后信息。

5.观察患者生命体征、面部表情、谵妄等情况，未使用多参数监护仪的患者则测量即时血压、心率及呼吸，评估恢复情况。

6.查看椎管内麻醉及神经阻滞麻醉穿刺部位、肢体运动及感知觉，评估是否有麻醉并发症。

7.评估疼痛状况，调整镇痛方式。

（1）评估疼痛部位、性质（钝痛、锐痛、隐痛、绞痛等）、频率（持续、阵发、偶尔、活动时、咳嗽时、数小时、数分钟等）。

（2）评估疼痛程度：①使用数字疼痛评分法（NRS）进行评估，1~3分为轻度疼痛，患者可以忍受；4~6分为中度疼痛，患者的疼痛会影响睡眠，但是可以忍受；7~10分为重度疼痛，患者有逐渐强烈的疼痛，不能忍受；②使用Wong-Baker面部表情疼痛量表进行疼痛评估，0分为无痛，2分有点痛，4分轻微疼痛，6分疼痛明显，8分疼痛严重，10分疼痛剧烈。

（3）查看镇痛泵工作状况及其参数。

（4）评估镇痛相关不良反应，如疼痛、恶心呕吐、眩晕、运动阻滞、谵妄、镇静状态、尿潴留等。

（5）根据评估情况进行干预，调节镇痛泵参数，必要时辅以镇静、音乐疗法等措施。

8. 根据评估情况提出处理方法，必要时报告上级医生指导处理。

9. 在APP上或纸质访视表内逐项填写麻醉术后访视实际情况，包括患者一般情况、麻醉恢复情况、术后镇痛等，特殊情况应详细记录、签名并填写术后访视时间。

（二）注意事项

1. 一般应在术后24小时内对麻醉后患者进行首次随访，并完善麻醉后随访记录；对术中或术后发生任何与麻醉有关的问题、病情不稳定或有特殊情况及时随访。

2. 术后1~3天，若出现与麻醉有关的并发症，麻醉医生应与手术医生共同处理或提出处理意见，随访至情况好转。

3. 麻醉后访视时应准备合适的评估工具，保障评估准确。

4. 及时准确记录访视结果。

5. 及时处理麻醉后相关并发症，定期统计麻醉意外及并发症数据，并进行分析讨论，进一步改进麻醉质量。

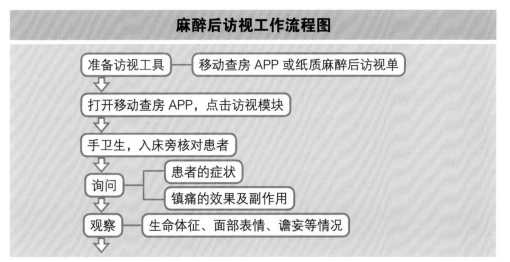

麻醉后访视工作流程图

准备访视工具 —— 移动查房 APP 或纸质麻醉后访视单

打开移动查房 APP，点击访视模块

手卫生，入床旁核对患者

询问 ── 患者的症状

询问 ── 镇痛的效果及副作用

观察 ── 生命体征、面部表情、谵妄等情况

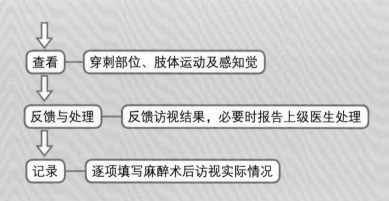

查看 —— 穿刺部位、肢体运动及感知觉

反馈与处理 —— 反馈访视结果，必要时报告上级医生处理

记录 —— 逐项填写麻醉术后访视实际情况

十二 麻醉后常见并发症管理流程

（一）低氧血症管理流程

1. 查找引起低氧血症的原因。

（1）检查患者呼吸道、肺及颈部伤口情况，评估引起低氧血症的原因，包括舌后坠、喉痉挛、声带麻痹、支气管痉挛、遗忘呼吸、呼吸道分泌物或血液堵塞、呕吐误吸、肺部病变及颈部伤口血肿压迫气道等。

（2）评估呼吸机辅助患者呼吸时的工作状态。

2. 针对原因进行处理。

（1）舌后坠：采用推举下颌法开放气道，必要时放置口咽或鼻咽通气道。

（2）喉痉挛/支气管痉挛：应去除诱因，如药物过敏、导管刺激，遵医嘱给予激素、解痉药物；轻度喉痉挛可轻提下颌，面罩加压供氧，若严重喉痉挛导致上呼吸道完全梗阻，应尽快进行气管插管或气管切开以建立人工气道。

（3）声带麻痹：患者清醒后鼓励咳嗽及发声，以判断喉返神经受损情况，双侧声带麻痹时立即行气管内插管；永久性损伤导致呼吸道梗阻者，需要紧急气管切开并做好气道护理。

（4）有效清理呼吸道：及时按需吸痰、清理呼吸道分泌物，鼓励患者有效咳嗽排痰，必要时进行翻身拍背及借助排痰设施协助排痰。

（5）呕吐、误吸：①根据患者术前评估情况及术中使用的麻醉药物，遵医嘱使用止呕药物，预防呕吐。②密切观察患者的反应，若发现恶心呕吐先兆，应调整体位，做好呕吐护理。③若出现误吸应及时清理呼吸道胃内容物，必要时在纤维支气管镜下进行冲洗和抽吸。

（6）肺部病变：①术后肺膨胀不全或出现肺不张：可给予湿化氧气，鼓励患者咳嗽、深吸气，增加活动；若低氧血症持续存在，应转ICU继续治疗；②心源性肺水肿出现呼吸困难、端坐呼吸、低氧血症、颈静脉怒张、喘鸣、第三心音奔马律时，应进行查体、动脉血气分析和相关检查，遵医嘱给予面罩吸氧或无创呼吸机支持，必要时重新插管行呼吸机辅助通气。

（7）颈部伤口血肿：一旦颈部伤口出现血肿压迫气管，必须立即面罩加压供氧，迅速进行气管插管，同时立即通知医生准备手术清除血肿；如果气管插管困难，必须立即打开切口，缓解气道受压改善通气，再进行气管插管。

（8）呼吸机辅助呼吸时应检查呼吸机的功能是否正常，设置的呼吸参数是否适合患者病情。

3. 观察缺氧改善效果。观察患者面色、口唇色泽及血氧饱和度，抽取动脉血进行血气分析，了解患者氧分压及二氧化碳分压。

低氧血症管理流程图

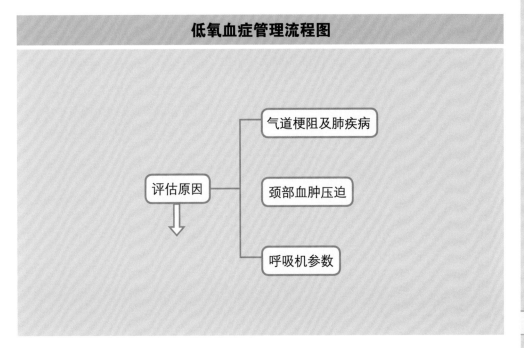

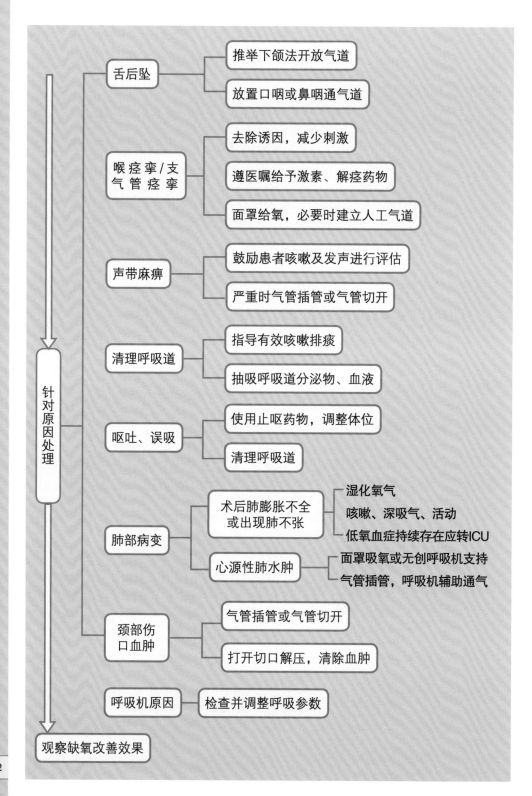

（二）循环系统并发症管理流程

1. 心律失常。

（1）持续心电监护，若出现心律失常，如心动过速、心动过缓、室性期前收缩等，立即告知麻醉医生。

（2）判断患者循环是否稳定，发现异常如血压下降应立即反馈并处理。

（3）保持呼吸道通畅，吸氧，防止低氧血症。

（4）查找心律失常的原因，如心、肺、脑、电解质、药物、疼痛等方面。

（5）遵医嘱对因处理，给予抗心律失常药物，必要时准备除颤仪进行电复律。

2. 低血压。

（1）发现患者出现低血压，应立即报告麻醉医生，遵医嘱给予升压药，如麻黄碱、去氧肾上腺素等。

（2）失血失液过多者应积极补液，以胶体液为主，贫血者可进行血气分析评估血红蛋白情况，必要时输注血浆或浓缩红细胞。

（3）观察手术部位引流液的颜色、性质、量及尿量，若术后出血量较多，怀疑手术部位有活动性出血时，应立即反馈手术医生并协助处理。

（4）保温：体温过低者给予复温措施，如加温毯、输液加温仪、体表加温仪等。

3. 高血压。

（1）密切监护，及时发现患者的高血压病情。

（2）查找引起高血压的因素并处理：①由于严重疼痛引起高血压时，及时给予止痛药物干预与心理护理；②颅内压升高导致高血压时，给予降颅内压等措施；③膀胱内高压导致高血压时，应及时排空膀胱。

（3）遵医嘱给予降血压药物，如硝酸甘油、乌拉地尔等。

（4）保持呼吸道通畅，改善通气功能。

循环系统并发症管理流程图

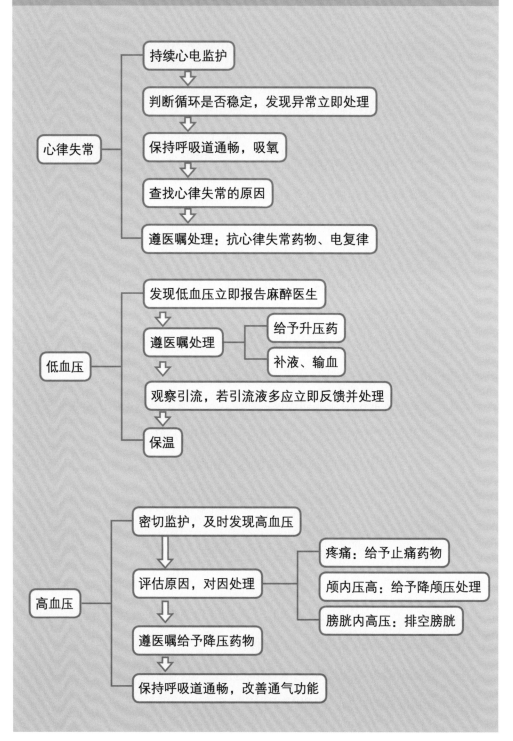

（三）神经系统并发症管理流程

1.全身麻醉后苏醒延迟。

（1）麻醉中管理：麻醉医生根据病情及手术需求、单次给予麻醉药物作用时长与手术进程合理使用麻醉药物。

（2）麻醉恢复期管理：①密切观察术后苏醒延迟患者，密切监测心电图、血压、血氧饱和度、体温，必要时进行动脉血气分析、血清电解质、血糖检查，同时应查看患者瞳孔的大小及对光反射。②根据血气分析结果及时纠正血糖及电解质紊乱。③遵医嘱合理使用麻醉药物拮抗剂，并观察用药后的效果。④及时清除呼吸道分泌物，保持呼吸道通畅。⑤呼吸功能不全的患者麻醉后应根据情况延长呼吸支持时间直至苏醒。

2.神经系统损伤。

（1）严密观察患者神志、瞳孔、生命体征、神经系统体征等，发现异常及时告知麻醉医生。

（2）避免造成颅内压骤然增高的因素，如呼吸道梗阻、高热、剧烈咳嗽、便秘、癫痫发作等。

（3）责任护士应密切观察患者肢体感觉与运动，早期发现并处理潜在的神经损伤因素，如血肿、手术敷料包裹过紧、手术辅助器械使用不当、神经部位受压等。

3.谵妄和躁动。

（1）严密监护病情，尽早发现谵妄和躁动者：密切观察全身麻醉术后患者的生命体征、意识状态、瞳孔及尿量，必要时进行血气分析以评估是否出现低氧血症或二氧化碳潴留等导致谵妄和躁动的原因。

（2）针对原因进行干预与处理：①患者清醒后疼痛评分>4分时反馈给麻醉医生，并给予镇静、镇痛处理，减轻伤口疼痛不适而引起的躁动。②减轻导尿管不适引起的谵妄和躁动：患者苏醒后感觉导尿管的不适，明显的膀胱刺激征引起躁动不安，PACU护士应向患者解释留置导尿管的重要性，同时评估导尿管是否通畅、膀胱有无充盈，并向麻醉医生汇报，遵医嘱进行相应处理。③对于其他原因，如体位不适、紧张、缺氧、尿潴留、低体温等不适引起躁动，则采取调整体位、心理护理、保温、改善缺氧和排尿等措施进行处理。

（3）预防谵妄和躁动引起的意外事件，如外伤、意外拔管、坠床等，应进行适当的保护性约束，妥善安置各种管路，床旁专人看护。

神经系统并发症管理流程图

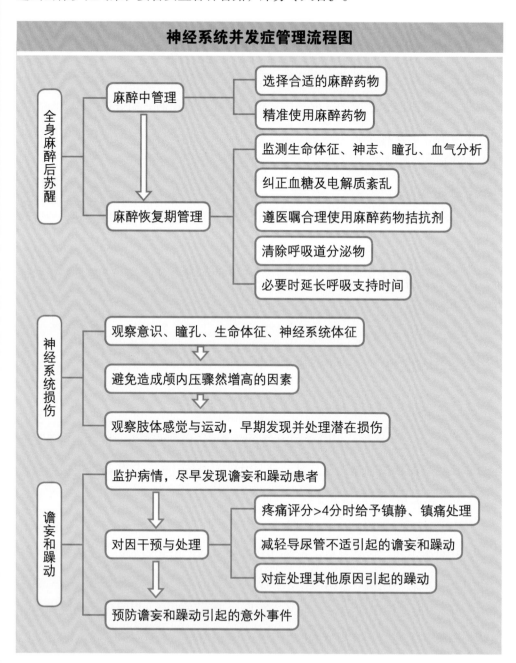

（四）恶心呕吐管理流程

1. 术前消化道准备。

（1）按要求进行禁食、禁饮，成人禁食6～8小时，禁饮2小时以上。

（2）术前饱胃及幽门梗阻者术前插入胃管（成人12～16F），单次抽吸或持续引流使胃排空。

2. 术前评估呕吐的风险因素，中高风险的患者不宜使用乙醚等呕吐发生率高的麻醉药物。

3. 麻醉诱导期减少胃内进入气体，麻醉维持期给予止吐药物预防。

4. 术中由于麻醉、手术至胃膨胀者在手术结束前置入胃管抽吸，胃排空后拔除胃管，以减少胃管刺激和反流。

5. 麻醉恢复期患者的管理。

（1）再次评估呕吐的风险，高风险患者遵医嘱预防性使用止呕药物。

（2）密切观察患者的病情，及早发现恶心呕吐的征兆，及时反馈给麻醉医生。

（3）将患者头偏向一侧，防止误吸呕吐物。

（4）给予患者心理护理与舒适护理。

（5）若出现误吸则立即协同麻醉医生进行紧急处理，包括清理呼吸道、给氧、维持循环稳定等。

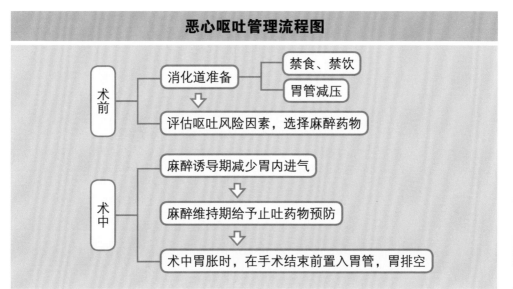

恶心呕吐管理流程图

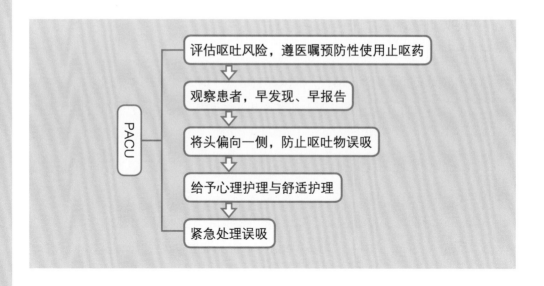

（五）低体温管理流程

1. 监测体温：评估低体温的风险因素，选择分次或连续监测患者体温的方法。

2. 实施干预措施：维持适宜的环境温度，使用加温仪进行输液的加温，使用体表加温仪进行体表的加温，穿好病服，盖好被子，减少不必要的暴露。

3. 如患者发生寒战，可遵医嘱使用曲马多等药物治疗。

4. 观察有无低体温引起的并发症。

低体温管理流程图

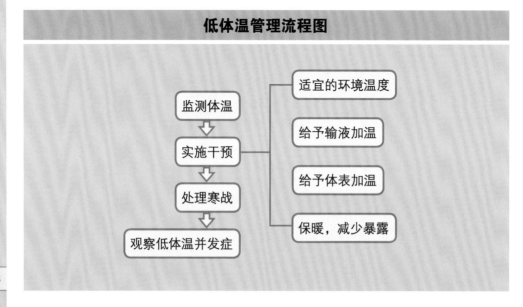

第二节 | 麻醉后监护室应急事件处理流程

一 呼吸机故障应急处理流程

（一）处理流程

1. 使用中呼吸机工作出现故障时，立即用简易呼吸器替代呼吸机工作，以保障患者正常通气与氧供。

2. 立即报告PACU的麻醉医生，协同处理。

3. 迅速查找故障原因并处理。

（1）呼吸机显示器黑屏，电源指示灯无显示：①立即检查呼吸机电源线路，判断是设备电源插口问题还是中心供电问题。若是电源插口松动，则立即将电源插口插好；若是中心供电问题，则检查呼吸机是否有蓄电池，若有则继续使用，若没有则迅速更换有直流电（带有蓄电池）的呼吸机；迅速联系相关部门查找停电原因，尽快解决问题。②呼吸机设备故障，则立即更换备用呼吸机。

（2）呼吸机报警，立即查看报警提示（图1-2-1）：①报警提示氧气压力低，则迅速查看氧气插口的连接，若是氧气源问题，则立即联系中心供氧站，如果不能立即恢复氧压则启用备用瓶装氧气。②呼吸参数报警，则立即查看参数报警设置、气道阻力、呼吸参数等，根据患者情况

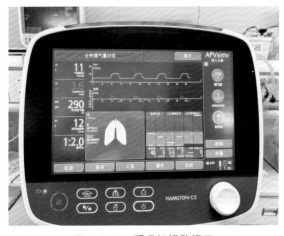

图1-2-1 呼吸机报警提示

调整呼吸机报警值、检查呼吸管路及清理气道等，必要时反馈麻醉给医生。

4. 密切观察患者面色、末梢循环、呼吸与循环监测数据及波形，若是中心供电问题影响监测，则使用电子血压计、便携式监护仪、带有蓄电池的监护仪进行监测，准确评估病情。

5. 遵医嘱抽取动脉血进行血气分析，评估氧合及酸碱平衡情况。

6. 处理故障呼吸机。

（1）整理故障呼吸机的电源线、气源管路，在故障呼吸机表面悬挂"仪器故障"提示牌（图1-2-2），做好交接班，并在仪器设备使用登记本上填写相关信息。

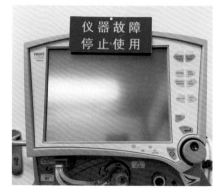

（2）及时联系设备科专业技术人员维修呼吸机，记录维修过程及维修结果。

（3）联系电路维修人员尽快检查线路，恢复供电。

图1-2-2　仪器故障提示

7. 记录事件。及时记录呼吸机故障显示、可能的原因及处理过程；记录患者的生命体征及血气分析结果。

8. 将事件经过与处理结果报告科主任、护士长，必要时由科主任或护士长协调提供呼吸机。

9. 在医院管理系统（OA）中上报设备故障不良事件。

（二）注意事项

1. 科室所有医务人员均应熟知本科室呼吸机的性能及特点，责任护士交班时应交接本组患者使用的呼吸机，了解全身麻醉后使用呼吸机的患者数量。

2. 做好日常管理。

（1）定位放置简易呼吸器、备用呼吸机，专人负责检查与补充。

（2）专人管理带有蓄电池呼吸机的定期充电工作，使蓄电池处于饱和状态，保障其功能的完好以备急用。

3. 定期维护。

（1）设备技术人员应根据呼吸机使用频率、使用时长等因素制定呼吸机维护、保养计划，每年维修保养次数大于2次。

（2）按时对呼吸机进行安全检测、维护、维修，处理涉及安全的技术问题，确保呼吸机功能良好。技术人员在检测维护后应在呼吸机表面粘贴性能状态标识，合格标识为绿色，停用标识为红色，临时故障标识为黄色（图1-2-3）。

4. 按要求匹配电源与气源。

（1）呼吸机不应通过电源转换器（接线板）连接电源，应使用三相插头直接与电源连接，且应确保电源插头在操作人员视野范围内。

（2）呼吸机需要的氧气压力和压缩空气的压力应维持在0.25～0.65 MPa范围内。

5. 使用中的注意事项。

（1）随时观察呼吸机显示参数

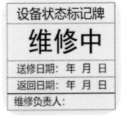

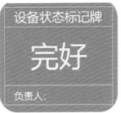
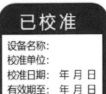

图1-2-3　设备状态标识

的动态变化，保持管道畅通，氧气充足，及时处理报警提示。

（2）若遇呼吸机出现紧急情况，如意外停电、设备故障、氧气压力不足、气管切开套管或气管插管脱出等，医护人员应立即采取补救措施，以保障患者安全使用呼吸机。

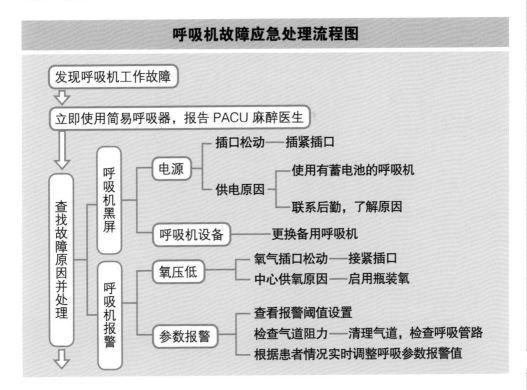

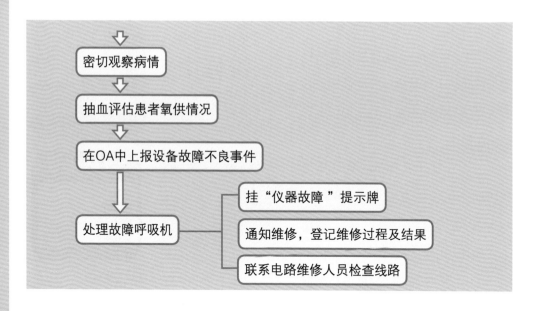

二 多参数监护仪故障应急处理流程

（一）处理流程

1. 发现多参数监护仪出现故障时，立即评估患者病情，必要时先使用替代监测方法，如电子血压计。

2. 迅速查找原因，采取针对性处理措施。

（1）电源故障：①若为监护仪电源插口接触不良，则调整位置或更换插口。②若为中心供电问题，则迅速联系相关部门，了解停电原因，如不能及时供电，则使用便携式监护仪监测心电图、血氧饱和度、血压，或改用电子血压计、指脉氧、人工监测呼吸与脉搏等方法监测生命体征。

（2）仪器故障：①若多个监测项出现故障，或无监测数据显示等情况，则应更换备用多参数监护仪。②若某一单项监测出现故障，则迅速检查各监测参数导联线的设备端连接及接触患者处的连接是否紧密，调整后观察故障是否被排除，监测是否显示正常。③若为导联线损坏则更换相应的监测导联线后继续监测。

3. 密切观察病情变化，发现异常及时反馈给麻醉医生，配合医生对症处理。

4. 处理出现故障的多参数监护仪。

（1）整理出现故障的多参数监护仪，并在其表面悬挂"仪器故障"提示牌。

（2）在仪器设备维修登记本上记录多参数监护仪的故障情况。

（3）将多参数监护仪的故障事件报告护士长及设备管理人员。

（4）联系设备技术人员进行维修，并记录维修过程及维修结果备案。

5. 在医院管理系统（OA）中上报设备故障不良事件。

（二）注意事项

1. 医护人员应熟知多参数监护仪及监护患者的病情，严密观察生命体征和心电示波变化，根据病情变化和医嘱随时调整多参数监护仪报警值设置范围。

2. 科室指派专人管理多参数监护仪，定期对仪器及附件进行清洁和保养。

3. 设备技术人员定期对主机、各模块及附件进行维护和检测，并登记于仪器设备维护登记本，以确保仪器各项功能正常、工作状态良好。

4. 建立多参数监护仪日常使用情况登记和维护保养记录，保存好设备检测记录。

5. 处于备用状态的多参数监护仪定位放置，注意通风干燥，避免潮湿、高温、阳光直射，要求室温在5℃～40℃，相对湿度小于80%。

多参数监护仪故障应急处理流程图

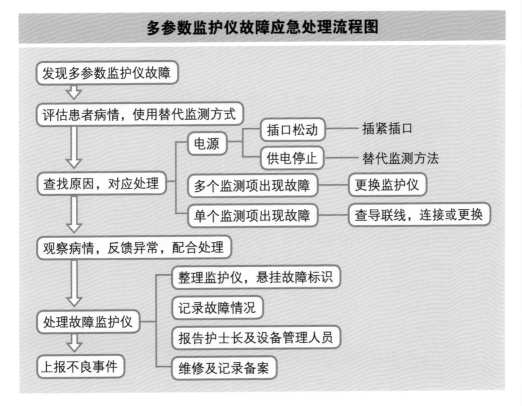

（一）处理流程

1.停电前的应急物品准备。

（1）准备应急光源：常备一定数量应急灯、手电筒等照明用品，定期检查其功能情况，保证其功能的完整性。

（2）准备急救物品：简易呼吸器、便携式多参数监护仪、指脉氧检测仪、电子血压计、机械式吸痰器、吸痰管、20 mL或50 mL注射器等。

（3）定期检查带有蓄电池的急救设备，及时充电，使其处于饱和蓄电状态。

2.突然停电时的应急处理。

（1）立即开启应急灯、手电筒等照明设施。

（2）对于当时全身麻醉未醒需要呼吸机辅助呼吸的患者，启用呼吸机使用应急处理流程。

（3）对于气道有分泌物的患者，应立即使用机械式吸痰器或注射器紧急清理呼吸道。

（4）改用电子血压计、指脉氧检测仪、便携式监护仪等替代方法监测生命体征。

（5）观察患者呼吸、面色、神志、瞳孔，触摸脉搏等措施评估病情。

（6）值班护士在第一时间与电工班联系，查询停电原因，尽早排除故障或启用应急供电系统，尽快恢复供电。

（7）严密观察病情，及时发现患者生命体征的变化，迅速执行医嘱，保障患者安全。

（8）安抚全身麻醉后清醒的患者，避免产生紧张情绪。

（9）值班护士将停电情况汇报护士长、科主任或医院总值班室及相关院领导。

（二）注意事项

1.专人管理、定期检查应急光源及停电应急急救物品。

2.定期检查急救设备并充电，保障急救设备的蓄电池处于饱和状态。

3. 制定规范的停电应急预案并进行全科人员培训与应急演练。

停电应急处理流程图

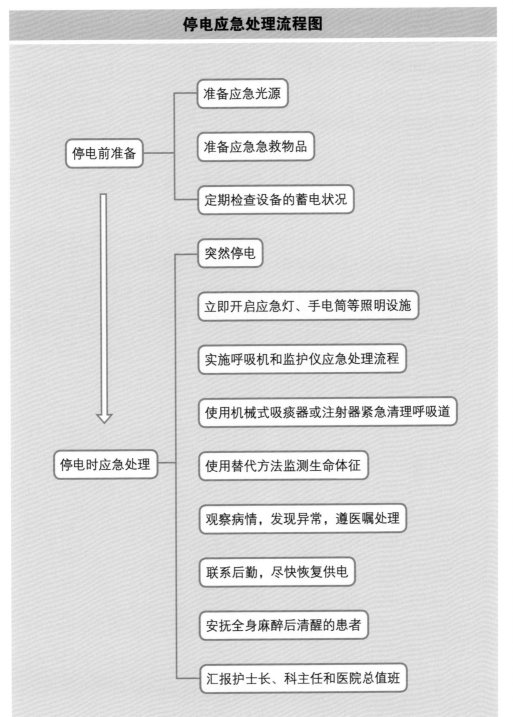

停电前准备
- 准备应急光源
- 准备应急急救物品
- 定期检查设备的蓄电状况

停电时应急处理
- 突然停电
- 立即开启应急灯、手电筒等照明设施
- 实施呼吸机和监护仪应急处理流程
- 使用机械式吸痰器或注射器紧急清理呼吸道
- 使用替代方法监测生命体征
- 观察病情，发现异常，遵医嘱处理
- 联系后勤，尽快恢复供电
- 安抚全身麻醉后清醒的患者
- 汇报护士长、科主任和医院总值班

（一）处理流程

1. 密切观察，及时发现停氧。密切观察患者的氧合情况，包括血氧饱和度监测数据、面色及末梢循环，查看呼吸机低氧报警提示，及时发现突然停氧或低氧压情况。

2. 迅速查找原因。立即检查输氧装置，排查是否为输氧管、氧气表、呼吸机氧气管路的连接原因，还是中心供氧的原因。

3. 针对原因紧急处理。

（1）若为输氧管路问题，则调整或更换输氧管、氧气表，接紧呼吸机氧气管路插口。

（2）若为中心供氧停气，则启用备用氧气装置，立即将备用氧气瓶装置移至患者床旁或预充氧气袋，连接输氧管，为全身麻醉后清醒者进行鼻导管输氧；启用备用氧气瓶，连接呼吸机，为全身麻醉未清醒需要呼吸机辅助的患者提供氧源。

（3）电话联系中心供氧机房及后勤相关部门，排查停氧气的原因，尽快恢复供氧。

4. 评估备用氧。了解需要呼吸机及鼻导管给氧患者数量，评估需要备用氧气量，必要时通知后勤办补充瓶装备用氧。

5. 评估患者病情，密切观察有无缺氧症状，有无呼吸急促、末梢发绀、血氧饱和度下降等病情变化，若患者出现缺氧症状，立即反馈给麻醉医生。

6. 遵医嘱抽取动脉血进行血气分析，评估患者血液中氧合及酸碱情况，及时遵医嘱处理异常。

7. 安抚全身麻醉后清醒患者，避免产生紧张情绪。

8. 将事件处理经过及患者病情报告护士长、科主任及相关部门。

9. 记录事件处理经过及患者病情，加强交接班。

10. 填写不良事件报告表，科室对中心吸氧装置故障事件进行讨论分析，进一步完善停氧气后的应急措施。

（二）注意事项

1. 医院专职技术人员定时检查、维护中心吸氧装置并记录。

2.科室指派专人负责定期检查备用氧气表、氧气袋、氧气瓶，使之随时处于备用状态，并记录检查情况。

3.定位放置备用氧气装置，PACU护士、麻醉医生及护工人人知晓其放置位置。

4.使用呼吸机的患者应备有简易呼吸器及第二路氧源（另一通道的中心氧源或备用应急氧气瓶）。

5.进行停氧气的应急预案演练。

停氧气应急处理流程图

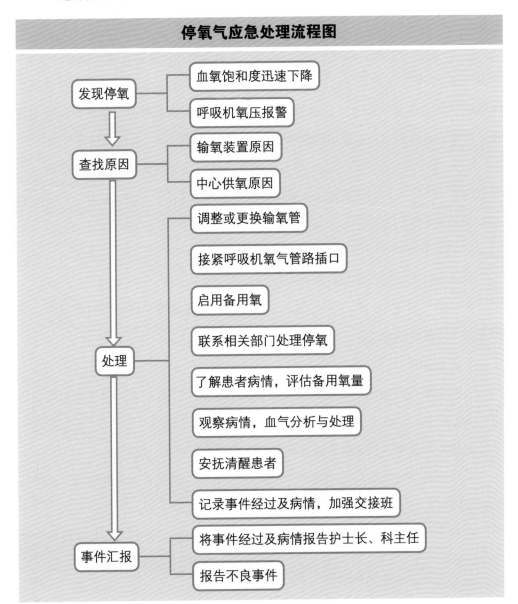

（一）处理流程

1. 及时发现中心吸引突停或负压降低的状态。

2. 迅速查找原因，判断为中心吸引装置故障还是中心负压设备、管道故障。

3. 针对原因进行处理。

（1）负压吸引管道扭曲或装置堵塞，则立即整理管路或更换装置，保持管道通畅。

（2）负压表故障，负压显示为0或负压低值，则立即更换备用负压表。

（3）中心负压设备管道故障：①立即联系相关部门查因并处理，尽快恢复负压吸引。②立即启用应急负压吸引设施，如电动负压吸引器或机械式负压吸引设备，清理患者呼吸道，紧急情况下可使用20～50 mL注射器与吸痰管清理气道。

4. 密切观察患者病情变化，如有无呼吸道梗阻或缺氧症状，有无意识改变、血氧饱和度下降及其他病情变化，必要时报告麻醉医生予以处理。

5. 将中心吸引突停信息告知所有值班人员，人人做好应急准备。

6. 记录事件处理经过及患者病情，加强交接班。

7. 将事件处理经过及患者病情报告护士长、科室主任。

8. 报告不良事件，科室定期组织对中心吸引装置故障事件进行讨论分析，并制定有效的改进措施。

（二）注意事项

1. 科室根据收治患者情况及负压吸引设备故障率，确定备用负压吸引装置数量，满足应急情况的需求。

2. 由专职技术人员定期检查、维护中心负压吸引装置，并记录。

3. 科室指派专人负责检查备用电动负压吸引器、机械式负压吸引器，保障其功能完好。

4. 备用负压吸引设施应定位放置，标识清晰，定期培训，人人知晓使用方法与应急预案。

中心吸引突停应急处理流程图

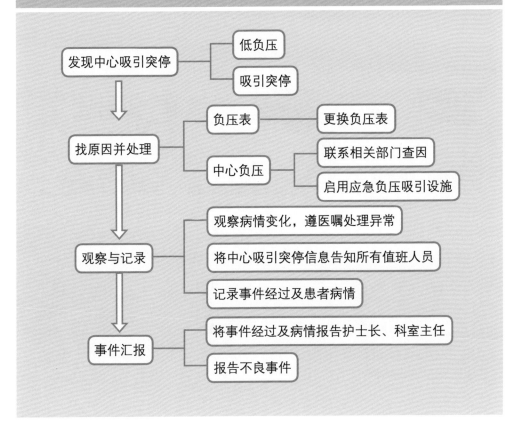

六 舌后坠应急处理流程

（一）处理流程

1.评估患者。全身麻醉患者拔除气管导管后，一旦发现患者出现鼾声，血氧饱和度下降，提示患者出现舌后坠。

2.立即呼救，通知麻醉医生。

3.调整患者体位为去枕平卧位，头后仰。

4.迅速开放气道。

（1）采用仰头抬颈法、仰头提颏法、双手托颌法托起患者下颌，使舌根上抬，以达到气道完全畅通（图1-2-4）。

（2）如托起下颌无法改善通气，则置入口咽通气道（图1-2-5）或鼻咽通气道（图1-2-6）。

（3）以上方法仍不能改善通气，麻醉医生将放置喉罩（图1-2-7）。

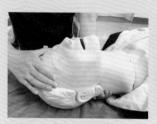 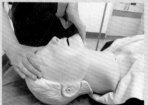 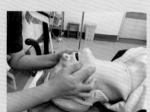

仰头抬颈法　　　　　　　仰头提颏法　　　　　　　双手托颌法

图1-2-4　开放气道

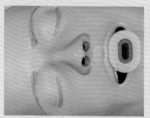 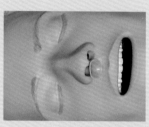 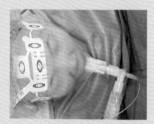

图1-2-5　置口咽通气道　　图1-2-6　置鼻咽通气道　　图1-2-7　放置喉罩

（4）做好气管插管准备，备好呼吸机，必要时麻醉医生将进行气管插管。

5.密切观察患者神志、面色、呼吸频率、血氧饱和度、瞳孔等情况。

6.做好护理记录，准确及时记录事件经过。

（二）注意事项

1.评估麻醉术后舌后坠高风险患者，如肥胖、老年人、鼾症手术、神经外科手术等。

2.关注发生舌后坠的高风险时期。患者拔除气管导管后至麻醉药物作用完全消失前，特别注意在拔除气管导管后10分钟内的时段，此为舌后坠的高风险时期。

3.备好各种型号的口咽通气道、鼻咽通气道、喉罩及气管导管等。

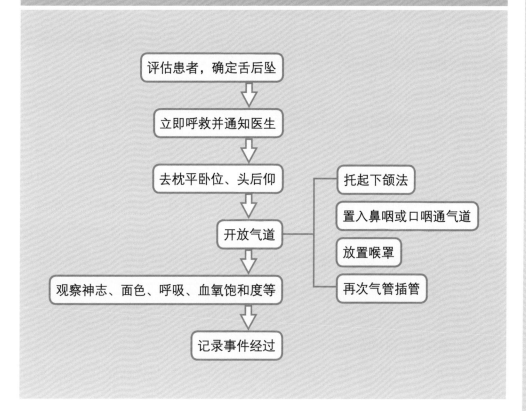

舌后坠应急处理流程图

评估患者，确定舌后坠

↓

立即呼救并通知医生

↓

去枕平卧位、头后仰

↓

开放气道 ── 托起下颌法
　　　　　　 置入鼻咽或口咽通气道
　　　　　　 放置喉罩
　　　　　　 再次气管插管

↓

观察神志、面色、呼吸、血氧饱和度等

↓

记录事件经过

七 寒战应急处理流程

（一）处理流程

1. 评估寒战发生的原因。

（1）术中原因：评估麻醉手术过程中使用的麻醉药物及抗生素、输液输血情况，判断患者是否为麻醉药物作用或过敏反应引起。

（2）低体温原因：①了解患者术中是否使用大量冲洗液及手术麻醉等因素导致术中低体温。②在患者入PACU时及麻醉恢复治疗期应监测核心体温，判断是否因低体温导致的寒战。

（3）疼痛原因：使用疼痛评估尺评估患者的疼痛程度，判断寒战是否由疼痛所致。

（4）心理因素：评估清醒患者的心理状态，判断寒战是否与极度的心理紧张有关。

2. 评估寒战的程度。0级，无寒战；1级，面、颈部轻度肌颤并影响心电检查；2级，肌肉组织明显颤抖；3级，整个躯体明显抖动。

3. 处理寒战。

（1）1级寒战注意保温，不需要其他处理。

（2）2级以上寒战处理措施。①药物治疗：根据医嘱使用芬太尼1.5～2mg/kg、多沙普仑1～1.5mg/kg、曲马多1～2mg/kg或糖皮质激素等；全身麻醉患者，可使用肌肉松弛剂控制寒战。②预防低体温：调整室内环境温度为24℃±1.5℃；加盖保暖性好、轻便的棉被，避免不必要的皮肤暴露；进行输液加温与体表加温；膀胱冲洗液加温，将3000mL生理盐水放入恒温箱加热至35℃～38℃后使用。③给氧：持续低流量吸氧，必要时面罩给氧。④心理护理：给予患者适当的心理安抚与疏导，缓解患者的紧张情绪，降低心理应激反应。⑤适当约束肢体，预防坠床。

4. 密切观察病情，及时评估寒战改善情况，必要时报告麻醉医生调整处理措施。

5. 记录寒战处理方法与效果。

（二）注意事项

1. 寒战使机体氧耗增加，易导致低氧血症和乳酸性酸中毒，因此应持续低流量给氧。

2. 在麻醉诱导前进行皮肤表面保温，升高外周组织的温度，从而减少由于身体深部和外周之间的温度梯度而引起的热量再分布性体温降低，预防寒战的发生。

3. 术前及术中应根据患者具体情况给予患者足量的镇静、镇痛类药物，从而降低术后寒战的发生率。

4. 加温输入液体及冲洗液可降低寒战的发生率，因输入大量冷的晶胶体、血液及体腔大量的冲洗液冲洗时，可使机体散失较多的热量。

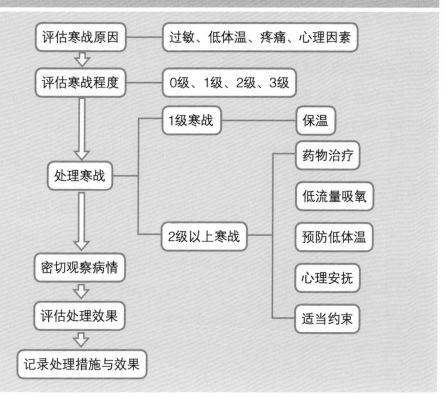

寒战应急处理流程图

评估寒战原因 —— 过敏、低体温、疼痛、心理因素

评估寒战程度 —— 0级、1级、2级、3级

处理寒战

1级寒战 —— 保温

2级以上寒战 —— 药物治疗、低流量吸氧、预防低体温、心理安抚、适当约束

密切观察病情

评估处理效果

记录处理措施与效果

 恶心呕吐应急处理流程

（一）处理流程

1. 评估术后恶心呕吐高风险患者，如术中使用吸入麻醉剂、阿片类药物者，行胃肠道手术、腹腔镜手术、中耳手术、斜视手术及胃肠减压术后疼痛者，极易发生麻醉术后呕吐，应加强观察。

2. 询问麻醉后清醒的患者是否有胃部不适感。

3. 观察患者是否有流涎、吞咽动作，面色苍白、心动过速等自主神经兴奋的表现，及早发现呕吐征兆。

4. 应急处理。

（1）当患者出现恶心呕吐时，立即将其头偏向一侧，必要时取头低位，防止呕吐物误吸入呼吸道，引起吸入性肺炎，甚至窒息。

（2）将呕吐物接收容器放置于患者口角旁，迅速使用吸引器、纸巾等清理口鼻及呼吸道呕吐物，评估呕吐物的量和颜色。

（3）严重的恶心呕吐患者应报告麻醉医生。

（4）遵医嘱给予止呕药，如5-羟色胺受体拮抗剂（托烷司琼、昂丹司琼等）、镇静剂（氟哌啶醇、氟哌利多）、糖皮质激素（地塞米松、甲泼尼龙）、多巴胺受体拮抗剂（盐酸甲氧氯普胺）、胆碱能受体拮抗剂（东莨菪碱）等。

（5）对于情绪过度紧张的患者，遵医嘱给予适当镇静处理。

（6）持续鼻导管给氧。

（7）若患者气道误吸入呕吐物，则协助麻醉医生使用纤维支气管镜进行气道冲洗；若患者出现窒息，则进行急救处理。

5. 密切观察患者生命体征及血氧饱和度。

6. 遵医嘱抽取动脉血进行血气分析，评估患者的氧合度、电解质及酸碱平衡情况，将异常结果报告麻醉医生，遵医嘱处理。

7. 保持输液通畅，遵医嘱调整输注液体种类及速度，保障有效循环血容量，避免水电解质紊乱及酸碱失衡。

8. 使用腹带或胸带保护伤口，防止因呕吐时腹内压增加而引起伤口裂开。

9. 详细记录处理过程及效果。

（二）注意事项

1. 每天检查中心负压吸引装置和备用电动吸引器、机械式吸引器，保障有效的负压吸引。

2. 患者进入PACU后，及时评估恶心呕吐风险程度，对于呕吐高风险者应遵医嘱使用药物进行预防。

3. 指导患者在麻醉恢复期注意头部勿剧烈运动，以减少不适，尤其是内耳手术者，应尽早干预。

4. 在改变体位或搬动转运时，应尽量轻柔、缓慢改变动作。

5. 对清醒患者进行适当的健康宣教和心理安抚，保持其舒缓、平静、轻松的心情，减少呕吐的发生率。

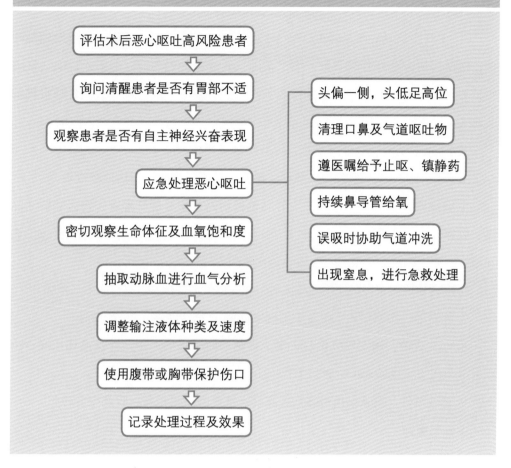

恶心呕吐应急处理流程图

评估术后恶心呕吐高风险患者
↓
询问清醒患者是否有胃部不适
↓
观察患者是否有自主神经兴奋表现
↓
应急处理恶心呕吐 → 头偏一侧，头低足高位
清理口鼻及气道呕吐物
遵医嘱给予止呕、镇静药
持续鼻导管给氧
误吸时协助气道冲洗
出现窒息，进行急救处理
↓
密切观察生命体征及血氧饱和度
↓
抽取动脉血进行血气分析
↓
调整输注液体种类及速度
↓
使用腹带或胸带保护伤口
↓
记录处理过程及效果

九 心跳骤停急救处理流程

（一）处理流程

1. 观察多参数监护仪上心电图及血压、血氧饱和度，如发现监测参数迅速下降，心电图示波显示为室颤状态，患者面色灰白，触摸大动脉无波动或微弱，则迅速进行急救。

2. 呼叫与抢救。

（1）立即呼叫人员参与抢救。

（2）实施心脏复苏：2人轮换进行胸外心脏按压，1人管理患者气道，1人迅速执行麻醉医生下达的抢救药物的口头医嘱，1人迅速将除颤仪及紧急气管插管箱移至床旁，准备好除颤仪，调节电击能量，需要时立即进行胸外电除颤；必要时由外科医生进行床旁开胸，实施胸内心脏按压与电除颤。

（3）呼吸支持：①全身麻醉后未拔除气管导管的患者，用呼吸机继续辅助呼吸，根据病情调整好呼吸参数。②已拔除气管导管的患者应立即置入口咽通气道或鼻咽通气道，用简易呼吸器进行人工呼吸，必要时再次进行气管插管呼吸机辅助通气。

（4）及时清除呼吸道分泌物，保持呼吸道通畅。

4. 评估病情。密切监测生命体征、瞳孔、体温的变化，评估抢救效果。

5. 输液管理。建立2～3条外周静脉输液通路或中心静脉置管，遵医嘱输注晶体、胶体、成分血等，必要时使用加压输血器进行快速输注，保障患者有效的血容量。

6. 维持血压。遵医嘱使用静脉注射泵注入血管活性药物，维持有效血液循环。

7. 脑复苏。将冰帽置于患者头部/双侧颈部置冰袋降温，进行脑保护。

8. 评估病情，确定后续治疗方案。评估心跳骤停的原因及呼吸循环情况，决定采取再次手术或转入ICU继续治疗。

9. 记录事件。抢救结束后客观、真实、准确地记录抢救过程及患者转归。

（二）注意事项

1. 加强急救物品、药品、设备的管理。

（1）做到"四定"：即定品种、定基数、定位放置、定人管理。

（2）"二及时"：即及时检查、及时维护。

（3）班班清点、交接，保障急救器械、物品的性能完好率达100%。

2. 密切观察病情，及时发现病情变化并采取相应处理措施。

3. 培养优秀的医护急救团队。

（1）医护人员加强学习，熟练掌握常用急救物品、药品及设备的使用方法及注意事项。

（2）每年定期组织医护人员进行心跳骤停的应急抢救演练，熟练掌握心肺复苏的流程与操作规范；培养医护人员团队协调配合的能力，做到有效的闭环式沟通。

4.执行口头医嘱时严格查对，按流程规范执行，及时准确记录抢救过程。

心跳骤停急救处理流程图

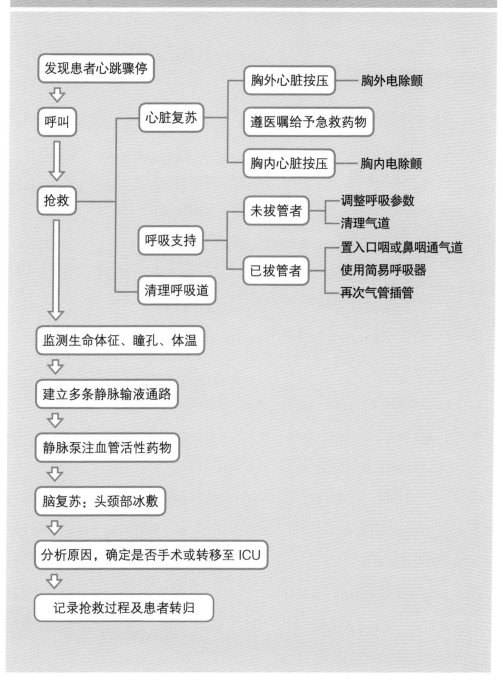

（一）处理流程

1.及时发现患者意外坠床，立即评估伤情，初步判断坠床原因，并立即报告麻醉医生。

（1）呼叫患者姓名，评估意识，判断是否有颅脑损伤。

（2）触摸患者动脉搏动，测量血压，评估循环情况。

（3）观察呼吸运动与血氧饱和度，评估呼吸情况。

（4）查看受伤部位皮肤完整性，评估是否为开放性损伤。

（5）询问患者腰背部疼痛部位及肢体感知觉，评估是否有脊柱损伤。

（6）指导患者活动肢体或被动运动肢体，评估是否发生肢体骨折。

2.正确处理伤情。

（1）受伤程度较轻者，嘱其卧床休息，安慰患者，酌情进行检查和治疗。对于皮肤出现瘀斑者，早期进行局部冷敷；皮肤擦伤渗血者用碘伏（聚维酮碘）消毒伤口后，以无菌敷料包扎。

（2）若受伤部位为开放性损伤，则立即使用无菌敷料对受伤部位进行暂时包扎止血，遵医嘱注射破伤风抗毒素，根据伤口情况确定转移至换药室处理或转移至手术室进行清创缝合。

（3）疑有骨折或肌肉、韧带损伤者，根据受伤的部位和伤情协助医生对患者进行简单固定。采取正确的搬运方法，将患者移至病床，请骨科医生会诊，确定处理方案。

（4）若患者头部着地，出现意识障碍等严重情况时，应观察瞳孔，遵医嘱给予甘露醇降低颅内压和进一步CT检查，评估是否有颅骨骨折、颅内血肿，请神经外科医生会诊，并迅速采取相应处理措施。

（5）若发生心跳、呼吸骤停者，应立即就地抢救，复苏后及时将患者抬至病床，以利于进一步的后期复苏和治疗。

3.密切观察病情与伤情。

（1）患者坠床发生在PACU时，通过监护仪监测生命体征；发生在转运途中时，通过便携式监护仪或通过观察与触摸评估生命体征。

（2）孕妇发生坠床时应询问是否有腹痛，观察并记录有无阴道流血、流羊水和宫缩，早期发现流产、早产、胎膜早破、胎盘早剥等先兆。

4.向现场人员及患者了解坠床时的情况，分析原因，提出改进方案，包括向清醒者及家属做好健康宣教，提高防范意识，加强护士的责任性，改进保护性措施等。

5.填写坠床不良事件报告表，上报医院护理部。

（二）注意事项

1.麻醉术后谵妄、躁动的高风险患者，如神外科手术、高龄手术，特别是留置导尿管的老年男性、小儿手术等，其发生坠床的风险高，应尽早采取预防坠床的综合性干预措施，包括使用床栏、约束带及适当镇静等。

2.全身麻醉患者未完全清醒时，置好床护栏，并适当约束肢体，必要时约束躯干，注意保护约束部位的皮肤。

3.婴幼儿手术患者麻醉复苏后的观察期可邀请患儿家属协助照护，既满足患儿的心理需求，又可降低坠床风险。

4.定期检查、维护病床护栏、制动装置、车轮等设施，保障其功能完好。

患者坠床应急处理流程图

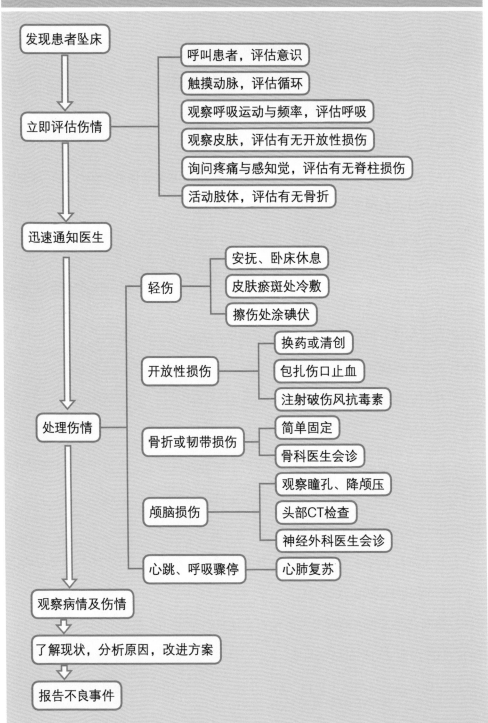

发现患者坠床

立即评估伤情
- 呼叫患者，评估意识
- 触摸动脉，评估循环
- 观察呼吸运动与频率，评估呼吸
- 观察皮肤，评估有无开放性损伤
- 询问疼痛与感知觉，评估有无脊柱损伤
- 活动肢体，评估有无骨折

迅速通知医生

处理伤情
- 轻伤
  - 安抚、卧床休息
  - 皮肤瘀斑处冷敷
  - 擦伤处涂碘伏
- 开放性损伤
  - 换药或清创
  - 包扎伤口止血
  - 注射破伤风抗毒素
- 骨折或韧带损伤
  - 简单固定
  - 骨科医生会诊
- 颅脑损伤
  - 观察瞳孔、降颅压
  - 头部CT检查
  - 神经外科医生会诊
- 心跳、呼吸骤停
  - 心肺复苏

观察病情及伤情

了解现状，分析原因，改进方案

报告不良事件

第三节 | 麻醉后监护室感染控制管理工作流程

一 无菌物品管理工作流程

（一）工作流程

1.检查无菌物品存放处的环境质量。

（1）非洁净区环境质量：环境应清洁、明亮、通风，照明光线充足。

（2）洁净区环境质量：符合《医院消毒供应中心管理规范》（WS310.1—2016）要求，室内温度低于24℃，相对湿度低于70%，换气次数为4～10次/h，照明光线充足，照度为200～500 lx。

2.检查无菌物品存放架或存放柜。存放区域存放架或存放柜应清洁、无锈，其底层离地面高度大于20 cm。

3.检查无菌物品的规范放置。

（1）一次性无菌物品应去掉外层大包装后存放于无菌物品室，存放位置相对固定，标识清晰。

（2）分类、依序存放，按照无菌物品生产批号、失效期先后顺序放置，遵循上取下放、外取内放、右取左放原则（图1-3-1）；无菌物品存放应距地面大于20 cm，距墙壁大于5 cm，距天花板大于50 cm。

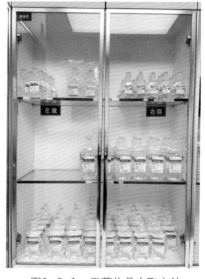

图1-3-1　无菌物品右取左放

4.定期检查无菌物品有效期。

（1）重复使用的无菌物品有效期。当存放区环境的温度、湿度达到WS3310.1—2016规定储存灭菌后物品的有效期：①使用普通棉布材料包装的无菌物品有效期宜为14天。②未达到环境标准时，使用普通棉布材料包装的无菌物品有效期不应超过7天。③医用一次性纸袋包装的无菌物品有效期宜为30天。④使用一次性医用皱纹纸、医用无纺布包装的无菌物品有效期宜为180天。⑤使用一次性纸塑袋包装的无菌物品有效期宜为180天。⑥硬质容器包装的无菌物品有效期宜为

180天。

（2）一次性使用的无菌物品有效期。外包装上应标明灭菌方法、生产批号及失效期。

5.按序发放无菌物品，应根据有效期时长，按照先发放有效期短、后发放有效期长的原则进行。

6.使用前检查无菌物品的灭菌方法、指示物的颜色（包外、包内）、失效期、包装完整性及是否潮湿。

7.计划申领，补充基数。

（1）低值耗品申领：根据无菌物品使用需求，确定1周使用基数，通过医用耗材管理系统（SPD）申领。

（2）高值耗品：根据需求临时通知SPD人员发送，采用一物一码的方式管理。

（3）重复使用的无菌物品：通过消毒供应中心（CSSD）无菌物品管理追溯系统申领。

（二）注意事项

1.接触无菌物品前应规范着装、洗手或手消毒。

2.无菌物品应有专人负责管理，每日检查，发现以下情况则禁止使用。①无菌物品超过规定有效期限。②灭菌物品包装松散或包布有破洞、潮湿、污渍、水印或水渍时。③灭菌过程指示胶带未变色或变色不均匀，灭菌包内化学指示卡未变色或变色不均匀，灭菌器械有污渍、锈渍，对灭菌过程及质量表示怀疑时。④无菌物品保存环境有污染、受潮或对灭菌包的包装质量产生怀疑时，应停止使用。

3.注意开启后无菌物品的有效期。

（1）抽出的药液和配置好的静脉输注用无菌液体放置时间应小于2小时，启封抽吸的各种溶媒应小于24小时。

（2）无菌棉签等一经打开使用时间不超过24小时，打开包布的无菌物品只限于4小时内使用。

4. 无菌物品的规范放置。

（1）无菌物品应按照有效期限依次摆放，有效期标志醒目，邻近过期的无菌物品放在方便取用位置；一次性使用无菌物品应用完一个批次再放入下一批次，或将剩余少量未用完批次物品放在最上层；临

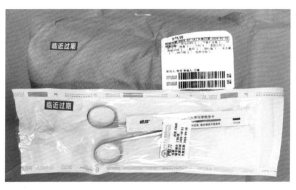

图1-3-2　临近过期无菌物品提示

近过期的无菌物品宜粘贴红色标签（图1-3-2），以提示尽快使用。

（2）无菌物品与非无菌物品必须分开放置，严防混淆。

（3）所有打开的无菌包不得放回无菌物品储存间。

5. 开放性储槽、器械盒等不能用于灭菌物品的包装。

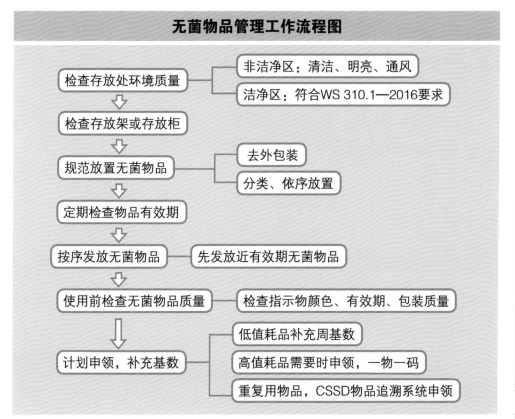

无菌物品管理工作流程图

- 检查存放处环境质量
  - 非洁净区：清洁、明亮、通风
  - 洁净区：符合WS 310.1—2016要求
- 检查存放架或存放柜
- 规范放置无菌物品
  - 去外包装
  - 分类、依序放置
- 定期检查物品有效期
- 按序发放无菌物品
  - 先发放近有效期无菌物品
- 使用前检查无菌物品质量
  - 检查指示物颜色、有效期、包装质量
- 计划申领，补充基数
  - 低值耗品补充周基数
  - 高值耗品需要时申领，一物一码
  - 重复用物品，CSSD物品追溯系统申领

（一）洗手与卫生手消毒流程

1.洗手流程。

（1）准备用物：洗手池（非手触式水龙头、流动水）、洗手液（皂液）、洗手流程图、干手纸或设施、速干手消毒剂（符合国家有关规定）、指甲剪（必要时）等（图1-3-3）。

（2）手部准备：摘除手部饰物，修剪指甲，长度应不超过指尖。

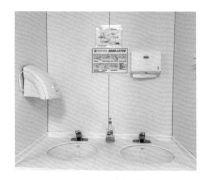

图1-3-3 洗手设施

（3）在流动水下淋湿双手。

（4）取适量洗手液（皂液），均匀涂抹至整个手掌、手背、手指和指缝。

（5）揉搓（图1-3-4）：①掌心相对，手指并拢相互揉搓（图1-3-4a）。②手心对手背沿指缝相互揉搓，交换进行（图1-3-4b）。③掌心相对，双手交叉指缝相互揉搓（图1-3-4c）。④弯曲手指，使关节在另一手掌心旋转揉搓，交换进行（图1-3-4d）。⑤一手握住另一手大拇指旋转揉搓，交换进行（图1-3-4e）。⑥将五指并拢，指尖放在另一手掌心旋转揉搓，交换进行（图1-3-4f）。⑦必要时揉搓手腕部。

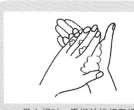

a. 掌心相对，手指并拢相互揉搓

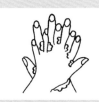

b. 手心对手背沿指缝相互揉搓

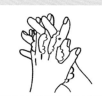

c. 掌心相对，双手交叉指缝相互揉搓

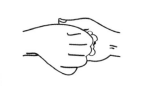

d. 弯曲手指，使关节在另一手掌心旋转揉搓

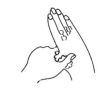

e. 一手握住另一手大拇指旋转揉搓

f. 将五指并拢，指尖在另一手掌心旋转揉搓

图1-3-4 洗手流程

（6）在流动水下彻底冲净双手。

（7）使用干手纸巾擦干或设施干燥双手，取适量护手液护肤。

2. 卫生手消毒流程。

（1）取适量的手消毒剂于掌心，均匀涂抹于双手（图1-3-5）。

（2）按照洗手流程中揉搓的步骤（6步）进行。

（3）双手揉搓至手部消毒剂干燥。

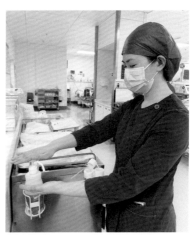

图1-3-5　取速干手消毒剂

3. 注意事项。

（1）手卫生设施应能满足医务人员洗手需求。

（2）使用的洗手液（皂液）应符合要求：①盛放洗手液的容器宜为一次性使用。②重复使用的洗手液容器应定期清洁与消毒。③洗手液发生浑浊或变色等变质情况时应及时更换，并清洁、消毒容器。④使用的肥皂应保持清洁与干燥。

（3）使用符合要求的手消毒剂：①应符合国家有关规定和GB 27950—2020的要求，宜使用一次性包装，在有效期内（产品有效期与开启后使用有效期）使用。②卫生手消毒时首选速干手消毒剂，过敏人群可选用其他手消毒剂，如洗必泰；针对某些对乙醇不敏感的肠道病毒感染时，应选择其他有效的手消毒剂，如0.5%碘伏。

（4）掌握洗手时机：①当手部有血液或其他体液等肉眼可见的污染时。②可能接触艰难梭菌、肠道病毒等对速干手消毒剂不敏感的病原微生物时。

（5）掌握洗手和（或）使用手消毒剂时机：①接触患者前。②进行清洁及无菌操作前。③暴露患者体液风险后，包括接触黏膜、破损皮肤或伤口、血液、体液、分泌物、排泄物、伤口敷料等之后。④接触患者后。⑤接触患者周围环境后，包括接触周围的医疗器械、用具等物体表面后。

（6）掌握什么情况下应先洗手，再进行卫生手消毒：①接触传染病患者的血液、体液和分泌物以及被传染性病原微生物污染的物品后。②直接为传染病患者进行检查、治疗、护理或处理其污物之后。

（7）规范洗手：洗手时间为揉搓双手至少15秒，需清洗双手所有皮肤，包括手掌、手背、指腹、指背、指尖和指缝。

（8）戴手套不能代替手卫生，摘手套后应进行洗手。

（二）手卫生监测采样流程

1. 采样流程。

（1）准备物品：无菌棉拭子、含采样液试管。

（2）洗手或卫生手消毒。

（3）采样：①将浸有无菌采样液的棉拭子在双手指腹面从指根到指端来回涂抹各2次（一只手涂抹面积约30 cm²），并随之转动棉拭子（图1-3-6）。②去掉棉拭子手接触部分，放入装有10 mL采样液的试管内并标注信息（图1-3-7）。

（4）及时送检。

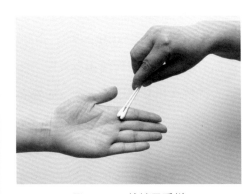

图1-3-6　棉拭子采样

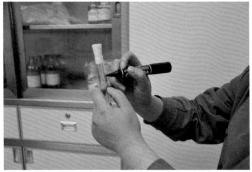

图1-3-7　棉拭子放入试管并标注

2. 注意事项。

（1）采样时间应在实施手卫生后、接触患者或从事医疗活动前进行。

（2）若采样时手上有消毒剂残留，则采样液应含相应中和剂。

（3）判断结果：卫生手消毒后，医务人员手表面的菌落总数应≤10 cfu/cm²。

洗手、卫生手消毒及监测采样流程图

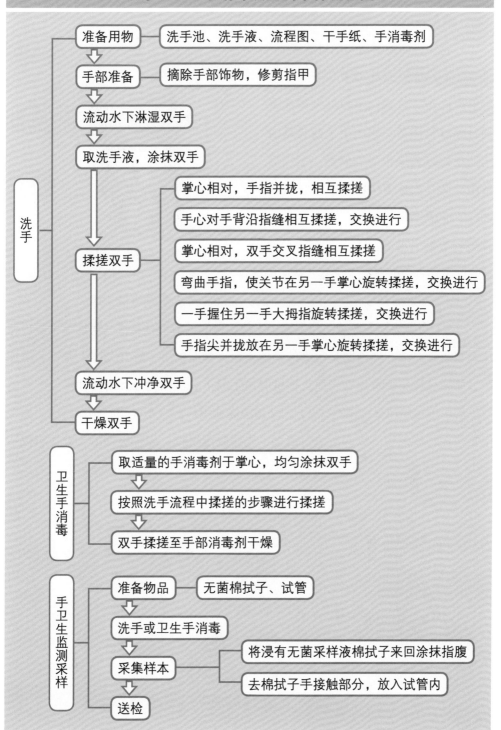

洗手

准备用物 —— 洗手池、洗手液、流程图、干手纸、手消毒剂

手部准备 —— 摘除手部饰物，修剪指甲

流动水下淋湿双手

取洗手液，涂抹双手

揉搓双手
- 掌心相对，手指并拢，相互揉搓
- 手心对手背沿指缝相互揉搓，交换进行
- 掌心相对，双手交叉指缝相互揉搓
- 弯曲手指，使关节在另一手掌心旋转揉搓，交换进行
- 一手握住另一手大拇指旋转揉搓，交换进行
- 手指尖并拢放在另一手掌心旋转揉搓，交换进行

流动水下冲净双手

干燥双手

卫生手消毒
- 取适量的手消毒剂于掌心，均匀涂抹双手
- 按照洗手流程中揉搓的步骤进行揉搓
- 双手揉搓至手部消毒剂干燥

手卫生监测采样

准备物品 —— 无菌棉拭子、试管

洗手或卫生手消毒

采集样本
- 将浸有无菌采样液棉拭子来回涂抹指腹
- 去棉拭子手接触部分，放入试管内

送检

（一）病区环境表面清洁与消毒流程

1.物体表面的清洁与消毒流程。

（1）准备工具（图1-3-8）。

①卫生抹布：宜选用不掉纤维絮的微细纤维材料抹布，采用手工或自动清洗消毒的方式进行清洗消毒，干燥后备用。②一次性卫生湿巾。③普通纸巾。④含氯消毒剂，如"84"消毒剂或季铵盐类消毒剂。⑤清洁液。⑥量具及配置消毒液的容器。⑦盛装抹布的容器。

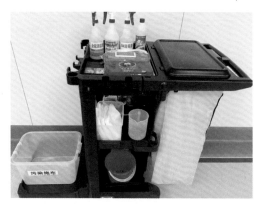

图1-3-8 物体表面清洁消毒工具

（2）配置消毒液：使用量具配置250～500 mg/L含氯消毒液。

（3）实施物体表面清洁与消毒。①使用湿润的清洁抹布或一次性卫生湿巾擦拭未被患者血液、体液明显污染的物体表面，如门把手、灯开关、水龙头、治疗车、床栏、床头柜及设备表面，擦拭时由上而下、由内到外、由轻度污染到重度污染的区域有序擦拭（图1-3-9）；②被患者血液体液、呕吐物、排泄物或病原微生物明显污染的物体表面清洁与消毒：先用吸湿材料，如普通纸巾、干抹布或地

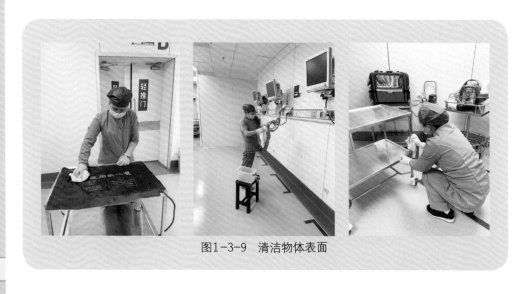

图1-3-9 清洁物体表面

巾去除可见的污染物，然后再用250～500 mg/L含氯消毒剂擦拭，作用30分钟，再用清洁湿式抹布擦拭；小范围的污染区可使用一次性卫生湿巾擦拭后再清洁。

2. 地面清洁与消毒流程。

（1）准备清洁消毒工具。①可拆卸的拖把与地巾：宜选用不掉纤维絮的微细纤维材料，且采用手工清洗或机械清洗的方式清洗消毒，干燥后备用（图1-3-10）。②普通纸巾。③含氯消毒剂，如"84"消毒剂。④清洁液，如洁力佳。

（2）配置消毒剂：使用量具配置250～500 mg/L含氯消毒剂。

（3）清洁消毒地面：①地面无明显污染时，使用湿润的地巾湿式清洁地面；②被患者的血液、体液等明显污染的地面，先用吸湿材料如干燥的抹布、地巾或普通纸巾去除可见的污染物，在污染区喷洒250～500 mg/L含氯消毒剂，作用30分钟，再用清洁地巾进行擦拭。

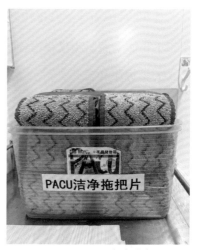

图1-3-10　清洁地巾

3. 保洁用品清洗与消毒流程。

（1）手工清洗与消毒：①将擦拭后抹布使用洗涤剂清洗，再用清水清洗干净，置于250 mg/L有效氯消毒剂或其他有效消毒剂中浸泡30分钟，再洗净消毒剂，干燥备用。②将使用后地巾用洗涤剂清洗干净，再用清水洗干净，在500 mg/L有效氯消毒剂中浸泡30分钟，再冲净消毒剂，干燥备用。

（2）自动清洗与消毒：将使用后的抹布、地巾等物品放入专用清洗机内，按照清洗机产品的使用说明进行清洗与消毒，一般清洗程序包括水洗、洗涤剂洗、清洗、消毒、烘干，取出备用。

4. 注意事项。

（1）避免清洁卫生工具的交叉使用而污染环境：①擦拭物体表面的抹布在不同患者之间和洁污区域之间应更换，不能交叉使用。②擦拭地面的地巾在不同病房及区域之间应更换，用后集中清洗消毒，干燥保存备用。

（2）频繁接触的物体表面应每日清洁、消毒。

（3）地面和物体表面应保持清洁、干燥，遇到明显污染时应及时进行消毒。

（4）环境保洁所用消毒剂应符合国家相关要求。

（5）环境表面不宜采用高水平消毒剂进行日常消毒。

（二）物体表面监测采样流程

1. 监测采样流程。

（1）准备采样物品：无菌棉拭子、采样试管、无菌生理盐水或0.03 mol/L磷酸盐缓冲液、无菌规格板、酒精灯。

（2）采集样本。①采样时间：在环境表面清洁消毒处理后或怀疑与医院感染暴发有关时进行采样。②采样面积：被采物体表面<100cm^2，取全部表面；被采物体表面≥100 cm^{2}取100 cm^2。③采样方法（图1-3-11）：用5cm×5cm无菌规格板放在被检物体表面，用浸有无菌0.03 mol/L磷酸盐缓冲液或生理盐水采样液的棉拭子（图1-3-11a）在规格板内横竖往返各涂抹5次，并随之旋转（图1-3-11b），连续采样1~4个规格板面积，去掉手接触部分，将棉拭子放入装有10 mL采样液的试管中（图1-3-11c），门把手等小型物体则采用棉拭子直接涂抹物体表面采样。

（3）送检：将盛装采样的棉拭子试管及时送检。

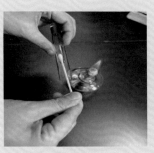
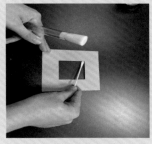
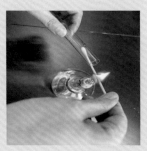

| a. 棉拭子浸缓冲液 | b. 用棉拭子有序涂擦 | c. 将棉拭子置入试管 |

图1-3-11　物体表面采样方法

（4）结果判断。①Ⅰ类环境（洁净手术室、其他洁净场所）、Ⅱ类环境（非洁净手术室、非洁净骨髓移植病房、产房、导管室、新生儿室、器官移植病房、烧伤病房、ICU、血液病病区）等，物体表面细菌菌落总数≤5 cfu/cm^2。②Ⅲ类环境（儿科病房、母婴同室、妇产科检查室、人流室、治疗室、注射室、换药室、输血科、消毒供应中心、血液透析中心、急诊室、化验室、各类普通病室）、Ⅳ类环境（普通门急症及其检查室、感染病科门诊及病区），物体表面细菌菌落总数 $\leqslant 10$ cfu/cm^2。

2. 注意事项。

（1）注意采样时机，应在环境表面进行清洁消毒后进行采样。

（2）当怀疑医院感染暴发或疑似暴发与医院环境有关时，应进行目标微生物检测。

（3）及时送检取样后的采样试管。若采样物体表面有消毒剂残留时，采样液应含有相应中和剂。

病区环境表面清洁、消毒与检测流程图

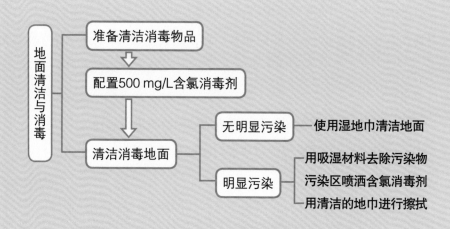

地面清洁与消毒

准备清洁消毒物品 → 配置500 mg/L含氯消毒剂 → 清洁消毒地面

- 无明显污染 —— 使用湿地巾清洁地面
- 明显污染 —— 用吸湿材料去除污染物 / 污染区喷洒含氯消毒剂 / 用清洁的地巾进行擦拭

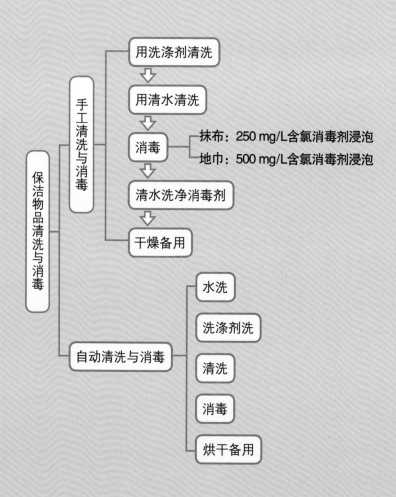

保洁物品清洗与消毒

手工清洗与消毒

用洗涤剂清洗 → 用清水清洗 → 消毒 → 清水洗净消毒剂 → 干燥备用

- 消毒
  - 抹布：250 mg/L含氯消毒剂浸泡
  - 地巾：500 mg/L含氯消毒剂浸泡

自动清洗与消毒

- 水洗
- 洗涤剂洗
- 清洗
- 消毒
- 烘干备用

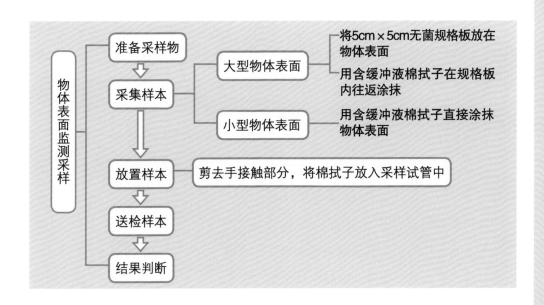

四 麻醉后监护室床单元清洁与消毒流程

（一）清洁与消毒流程

1. 准备用物。

（1）消毒剂：配置含有效氯500 mg/L消毒剂，严重污染时配置含有效氯2000 ～ 5000 mg/L消毒剂。

（2）卫生工具：清洁抹布（微细纤维材料）数片、地巾数片、一次性卫生湿巾、干抹布或纸巾。

（3）卫生桶（清水、消毒剂）与污抹布收集容器。

（4）必要时准备护目镜/防护面屏，穿防水围裙/隔离衣。

2. 人员准备。

（1）洗手，戴手套。

（2）必要时戴护目镜/防护面屏，穿防水围裙/隔离衣等，做好职业防护（图1-3-12）。

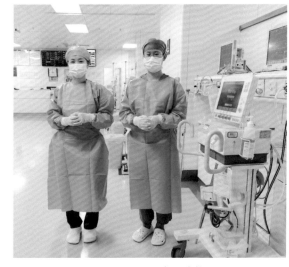

图1-3-12　个人防护

3. 将已使用的床单、被套、枕套等撤离，可重复使用的布单置入污染布类收集袋，一次性使用的置入医疗废物袋；若被芯、枕芯被污染则一并放于污物袋送洗；若为感染性疾病者使用后的布单则置入防渗漏的双层医疗废物袋密封，并标注感染性疾病名称等信息，及时通知洗涤中心回收处理。

4. 擦拭床单元表面。

（1）用含有效氯250～500 mg/L消毒剂的清洁抹布或一次性卫生湿巾擦拭。①擦拭呼吸机、监护仪等固定设备表面及设备带氧气表及负压吸引装置表面。②更换抹布擦拭体表加温仪、输液加温仪、注射泵等移动设备及输液架、听诊器等使用过的物品表面。③更换抹布擦拭多功能监护仪导联线（心电图、袖带及连线、血氧饱和

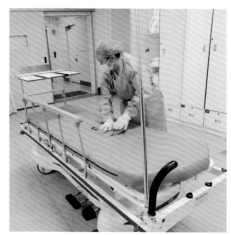

图1-3-13　擦拭病床

度、有创动静脉测压装置、呼末二氧化碳等监测导联线）。④更换清洁抹布擦拭床护栏、把手、床尾板、床体、床垫及床底等部位（图1-3-13）。

（2）消毒剂作用10分钟后，使用不含消毒剂的清洁湿抹布按照物体表面消毒的顺序再次擦拭。

（3）被患者血液、体液、分泌物等污染的环境表面，应先采用可吸附的材料（干抹布或纸巾）将其清除，然后使用含有效氯2000～5000 mg/L消毒剂作用30分钟，再用清水擦拭；非艰难梭菌耐药菌感染环境表面也可以采用季铵盐类消毒剂如洗必泰、苯扎溴铵进行物体表面的消毒，或采用季铵盐加紫外线消毒。

5. 更换床旁医疗废物袋。

6. 使用清洁湿地巾（无明显污染时）或含有效氯250～500 mg/L消毒剂（明显污染时）的地巾擦拭床单元周围地面。

7. 脱手套，洗手。

8. 铺置清洁被套、床单、枕套，必要时更换被芯及枕芯，整理床单元备用。

9. 将污染的抹布、地巾送集中清洗处清洗，干燥后备用。

（二）注意事项

1. 抹布与地巾等卫生工具的材质与清洁质量符合要求。

2. 规范配置消毒剂，保障消毒剂的有效浓度。

3. 擦拭物体表面时应按照污染程度、接触频次及时更换抹布，避免交叉污染。

4. 遵循清洁消毒原则。

（1）由上到下，由内到外，由轻度污染到重度污染的擦拭顺序。

（2）按照"S"形的擦拭路径有序擦拭，不应重复往返擦拭，避免交叉污染。

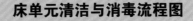

床单元清洁与消毒流程图

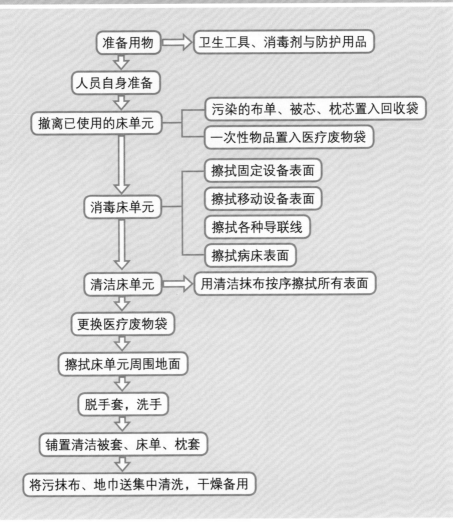

（一）护理工作流程

1. 接收患者信息。手术护士或麻醉医生在手术结束前30分钟通知PACU人员，准备接收多重耐药菌感染的手术患者，如耐碳青霉烯类肠杆菌科细菌（CRE）、耐碳青霉烯类鲍曼不动杆菌（CRAB）、耐碳青霉烯类铜绿假单胞菌（CRPA）、耐甲氧西林金黄色葡萄球菌（MRSA）、耐万古霉素肠球菌（VRE）、耐青霉素类肺炎链球菌（PRSP）、耐万古霉素金黄色葡萄球菌（VRSA）等感染或定植患者的相关信息，做好接收多重耐药菌感染患者的准备。

2. 准备床单元及人员。接收信息后，准备接收患者的床位，单间或较大床间距的区域，并电话反馈手术间PACU准备的床位信息；安排1名责任护士，必要时配备1名护士协助。

3. 准备相关物品。

（1）一般性用物：约束带、输液架、一次性无菌巾、听诊器、一次性供氧装置、负压吸引装置、医疗废物收集装置、接触隔离标识牌、一次性床单，将接触隔离标识牌悬挂于输液架上（图1-3-14）。

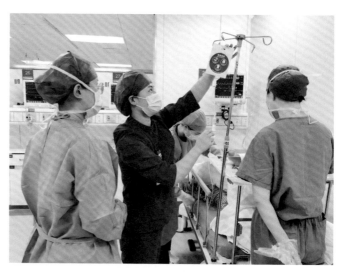

图1-3-14　悬挂接触隔离标识牌

（2）设备：呼吸机、多参数监护仪、输液加温仪、体表加温仪、注射泵，调节好多参数监护仪及呼吸机的报警值与呼吸参数（图1-3-15）。

（3）防护用品：隔离衣、一次性手套、护目镜或防护面屏。

4. 医护人员自身准备。麻醉医生和责任护士洗手，戴好帽子、口罩、手套，穿隔离衣，戴手套，必要时戴护目镜或防护面屏（图1-3-16）。

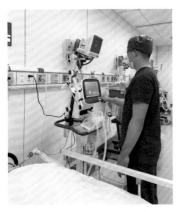

图1-3-15 调节呼吸机参数

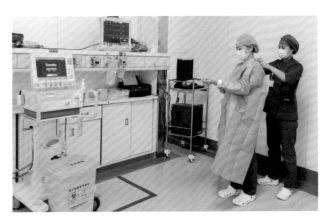

图1-3-16 自身防护准备

5. 接收患者。

（1）接收带有气管导管的全身麻醉患者。①连接呼吸机。②连接多参数监护仪，观察入室时患者的生命体征。③交接输液通路及输注药物，调整适宜的输液速度。④查看伤口敷料、引流管，调整引流装置的位置。⑤与手术医生交接患者术中的相关信息。⑥约束患者肢体。

（2）接收非全身麻醉及已拔除气管导管的患者。①调节氧流量，进行鼻导管输氧，必要时面罩给氧。②连接多参数监护仪，观察入室时患者的生命体征。③其他交接流程同接收全身麻醉患者流程。

（3）整理床单元。

6. 责任护士执行PACU常规护理、特殊情况处理及相应隔离措施。

7. 离室前的准备与转运。当患者达到离开PACU的标准时，麻醉医生评估后再转送。

（1）撤除多参数监护仪的各种导联线，使用一次性无菌巾包裹或医疗废物袋盛装，暂时放置于床旁（图1-3-17）。

（2）拔出输氧管，连同一次性氧气湿化瓶一并置于医疗废物收集袋内。

（3）整理管路、病服及床单元，将一次性床单覆盖床表面。

（4）请协助护士完善麻醉恢复期监护记录中相关信息，电子病历签名或打印纸质版后签名。

（5）电话通知病室，准备接收患者。

（6）PACU护士/病室管床医生、护工共同将患者转送至病室（图1-3-18），与病室护士进行面对面交接病情及用物。

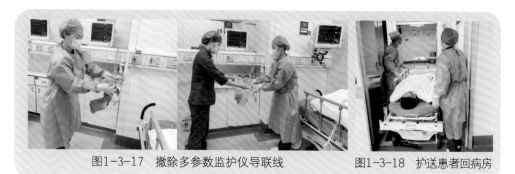

图1-3-17　撤除多参数监护仪导联线　　　　图1-3-18　护送患者回病房

8.终末处理。

（1）责任护士工作流程：①将该患者用过的可重复使用呼吸球囊、氧气袋用清洁回收袋装好，封口，写好标识，送消毒供应中心清洗消毒；若呼吸球囊、氧气袋为一次性使用则直接置于医疗废物袋内。②将负压吸引囊及吸引管取下置于医疗废物袋内。③脱手套，洗手，更换手套，配置含氯消毒剂。④清洁消毒床单元物体表面：使用含有效氯250～500 mg/L消毒剂擦拭床单元区域表面，包括监护仪、呼吸机、输液加温仪等设备，还有输液架、听诊器、设备带等（图1-3-19），10分钟后再用清水擦拭；被患者血液、体液、分泌物等污染的环境表面，应先使用可吸附的材料将其清除，然后使用含有效氯2000～5000 mg/L消毒剂作用30分钟，再用清水擦拭；非艰难梭菌耐药菌感染

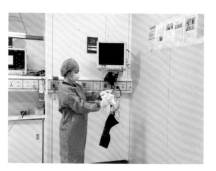

图1-3-19　清洁消毒仪器设备表面

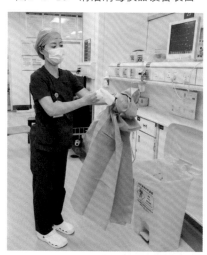

图1-3-20　脱隔离衣及手套

环境也可以采用季铵盐或季铵盐加紫外线消毒。⑤脱隔离衣及手套，洗手（图1-3-20）。

（2）护送患者护工工作流程：①护工将PACU转运床带回PACU入口门外时，撤除一次性床单及被套，将其置于医疗废物收集袋内（图1-3-21）。②脱手套，洗手，更换手套，使用责任护士已配置的含氯消毒剂彻底擦拭转运床所有表面，方法同环境物体表面消毒（图1-3-22）。③更换床旁医疗废物袋，鹅颈式封口，按医疗废物统一集中处理；使用含有效氯250～500 mg/L消毒剂地巾擦拭地面，再清洁地面（图1-3-23）。④脱手套，洗手，铺置清洁的一次性或重复使用的床单，套上清洁被套、枕套备用。

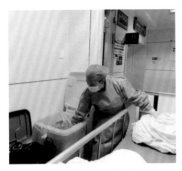 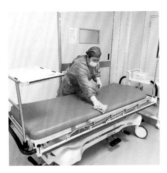 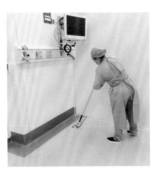

图1-3-21　撤除床单、被套置入医疗废物袋　　图1-3-22　擦拭消毒床单元　　图1-3-23　清洁消毒地面

（二）注意事项

1. 加强对医护人员及护工的培训，要求人人必须掌握多重耐药菌感染患者的隔离技术，同时增强人员的感染防控意识。

2. 注意清洁消毒的擦拭顺序：抹布擦拭应由洁到污、由上而下呈"S"形路径，避免交叉污染；被血液、体液污染处应先吸尽，再消毒，后清洁。

3. 加强环境清洁消毒过程的监督与监测。

4. 重复使用的清洁工具应及时清洗消毒，可采用手工清洗或机械清洗，注意干燥保存。

5. 全程注意手卫生。

多重耐药菌感染患者麻醉恢复期护理工作流程图

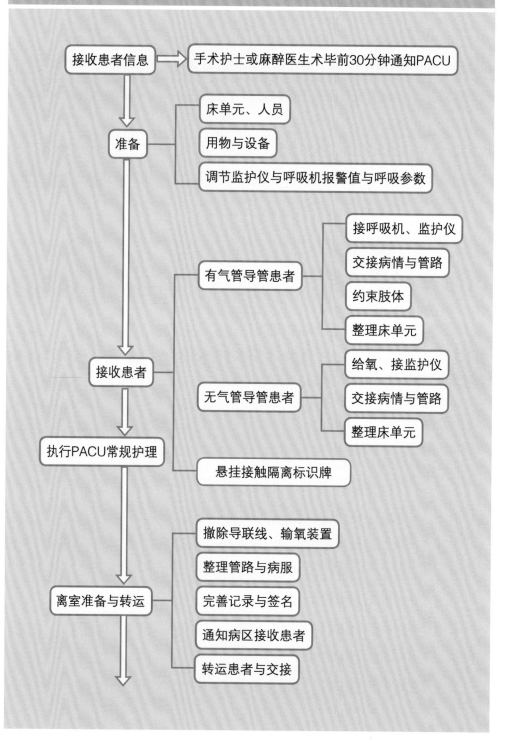

接收患者信息 → 手术护士或麻醉医生术毕前30分钟通知PACU

准备
- 床单元、人员
- 用物与设备
- 调节监护仪与呼吸机报警值与呼吸参数

接收患者
- 有气管导管患者
  - 接呼吸机、监护仪
  - 交接病情与管路
  - 约束肢体
  - 整理床单元
- 无气管导管患者
  - 给氧、接监护仪
  - 交接病情与管路
  - 整理床单元

执行PACU常规护理
- 悬挂接触隔离标识牌

离室准备与转运
- 撤除导联线、输氧装置
- 整理管路与病服
- 完善记录与签名
- 通知病区接收患者
- 转运患者与交接

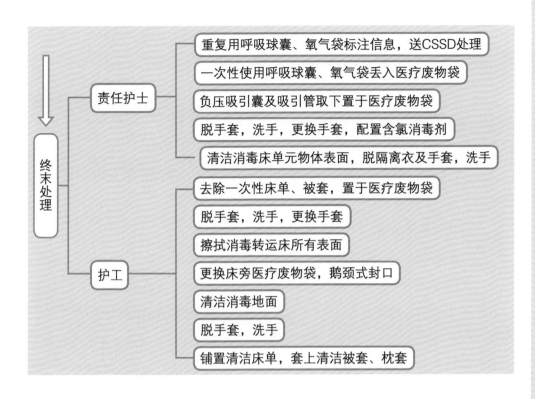

```
                  ┌─ 重复用呼吸球囊、氧气袋标注信息，送CSSD处理
                  ├─ 一次性使用呼吸球囊、氧气袋丢入医疗废物袋
          责任护士 ├─ 负压吸引囊及吸引管取下置于医疗废物袋
                  ├─ 脱手套，洗手，更换手套，配置含氯消毒剂
                  └─ 清洁消毒床单元物体表面，脱隔离衣及手套，洗手
  终
  末
  处      ┌─ 去除一次性床单、被套，置于医疗废物袋
  理      ├─ 脱手套，洗手，更换手套
          ├─ 擦拭消毒转运床所有表面
      护工 ├─ 更换床旁医疗废物袋，鹅颈式封口
          ├─ 清洁消毒地面
          ├─ 脱手套，洗手
          └─ 铺置清洁床单，套上清洁被套、枕套
```

六 消毒剂管理与使用流程

（一）管理与使用流程

1. 确定种类与基数。根据使用情况确定每周需要的消毒剂种类与基数。

2. 定时补充。每周请领需要的消毒剂种类与数量，补充基数。

3. 规范储存。使用专用的储存柜储存消毒剂，并按生产批号有序放置，易燃易爆消毒剂应置于防爆柜内储存（图1-3-24）。

4. 管控消毒剂质量。

（1）有规定使用期限的消毒剂标注开启时间与失效期：①碘伏、复合碘消毒剂、季铵盐类、氯己定类、碘酊、醇类、皮肤消毒剂开

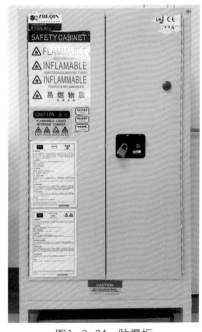

图1-3-24　防爆柜

瓶后的有效期应遵循厂家的使用说明。②开启后连续使用的碘伏消毒剂最长不应超过7天。③对于性能不稳定的消毒剂，如含氯消毒剂，配制后使用有效时间不应超过24小时。

（2）无明确规定使用期限的消毒剂：应根据使用频次、环境温湿度等因素确定使用期限，确保使用中消毒剂微生物污染指标低于100 cfu/mL。

（3）每周固定时间检查已开启使用消毒剂有效期及质量，按要求定时更换，保障消毒剂的消毒效果。

5. 合理选择与使用。

（1）皮肤消毒。①消毒剂选择：完整皮肤消毒剂常用有效浓度的醇类、碘类、胍类、季铵盐类、酚类、过氧化物类等；破损皮肤消毒常用季铵盐类、胍类消毒剂、过氧化氢、碘伏等。②消毒方法：完整皮肤消毒，用消毒剂擦拭或揉搓消毒 2 ～ 3 次，作用 1 ～ 5 分钟达到消毒效果；破损皮肤消毒，用消毒剂涂擦或冲洗消毒，作用 1 ～ 5 分钟达到消毒效果；注射或穿刺部位皮肤消毒，用消毒剂擦拭消毒 2 ～ 3 次，作用 1 分钟达到消毒效果。

（2）黏膜消毒。①消毒剂选择：有效浓度的碘类、葡萄糖酸氯己定、季铵盐类等。②消毒方法：口腔黏膜消毒用棉拭子擦拭、含漱，阴道黏膜消毒用棉拭子擦拭或用灌洗法，鼻黏膜消毒用棉拭子擦拭，外生殖器消毒用棉拭子擦拭、冲洗。

6. 监测使用中消毒剂染菌量。

（1）监测频率：每季度监测1次使用中消毒剂的染菌量。

（2）监测方法：用无菌吸管按无菌操作方法吸取1 mL被检消毒剂，加入9 mL中和剂中混匀，送检。

（3）判断结果：使用中灭菌用消毒剂应无菌生长，使用中皮肤黏膜消毒剂染菌量＜10 cfu/mL，其他使用中各种消毒剂染菌量＜100 cfu/mL。

（二）注意事项

1. 使用中消毒剂的有效浓度应符合使用要求，连续使用的消毒剂如含氯消毒剂每天使用前应进行有效浓度的监测。

2. 使用时应检查消毒剂的产品有效期、开启使用的有效期及感官性状。

3. 注意使用中消毒剂质量标准。①皮肤消毒剂开启后、使用中的感官性状、有效成分含量、pH值等应符合产品质量要求，菌落总数≤50 cfu/mL(g)，真菌和酵母菌≤10 cfu/mL(g)，不得检出致病菌(金黄色葡萄球菌、铜绿假单胞菌、乙型溶血性链球菌)。②使用中破损皮肤消毒剂应符合出厂要求。③灭菌用消毒剂的菌落总数应为0 cfu/mL。④皮肤、黏膜消毒剂的菌落总数应符合相应标准要求。⑤使用中消毒剂的菌落总数应≤100 cfu/mL，不得检出致病微生物。

4. 盛放消毒剂进行消毒与灭菌的容器应达到相应的消毒与灭菌水平。

5. 醇类消毒剂易燃，应远离火源，避光，置于阴凉、干燥、通风处密封保存，对乙醇过敏者慎用，不宜用于脂溶性物体表面的消毒。

消毒剂管理与使用流程图

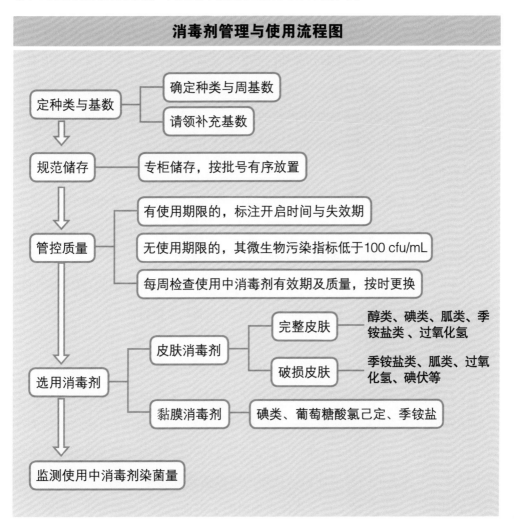

一 在职护士培训流程

（一）护理部组织的培训流程

1.新入职护士培训流程。

（1）确定培训管理组织：由护理部负责在职培训的副主任及其团队与毕业后继续教育办公室（毕教办）成员组成培训管理小组。

（2）拟定培训方案。①确定培训内容：包括医院文化（院史、院规、院训、医院发展现状与愿景）、职业素质与思想品德、专业知识（基本理论、基础知识、基本技能）。②确定培训师资：包括医院领导、医院办公室、人事部、培训部、院史馆、科研办、后勤办等部门及护理系统管理者与专家。③确定培训方式：多模式培训，包括授课、参观、座谈、视频播放、示教与实践。④确定培训时间及内容：第1周为医院文化内容的培训，第2周为职业素质与思想品德的培训，第3周为基础理论知识的培训，第4周为基本技能培训与考核。⑤制定学习内容考核评价标准与方法。

（3）组织实施。①组建新入职护士微信群。②发放培训相关组织纪律、考核要求及内容安排表。③选定班长，根据人数分成小组，选定小组长，实施分层管理。④每一个新护士均录入指纹，以指纹进行学习考勤。

（4）评估培训效果。①指纹评估考勤。②每周1次学习内容考试。③第4周进行技能考核，并要求每人递交1份学习心得；考试与考核均合格后方可进入临床科室。

2.在职护士培训流程。

（1）由护理部主管培训的副主任组织相关人员构建在职培训管理小组。

（2）制定不同层次在职护士培训计划，包括护理管理人员培训计划、护士培训计划（包括新入职护士第一年培训计划、第二年培训计划及第三年培训计划）、护师培训、主管护师培训、专科护士轮科培训、专项质控人员培训、进修护士培训及医辅人员的培训计划，计划内容包括培训对象、培训目标、培训内容、培训时间、培训进度安排（具体培训时间、培训内容、培训方法、授课人）

及效果评价；每月举办1～2次全院性知识专题讲座、管理学习班、带教老师培训班等。

（3）组织实施。①培训小组老师按照培训计划提前1周在护士长微信群发布培训信息，培训当日再次发布培训提示信息。②以指纹进行学习签到。③以学分制进行培训记录。

（4）评估培训效果。①护理部制定了不同层级或不同职称的学分要求，每年度必须完成规定的年度学分，在培训管理系统中核查，护士长签字证明。②护理部每季度进行评价，培训小组的老师去各护理单元随机抽查在职护士回答培训内容，每半年组织1次护理理论知识考试，每年进行1次护理操作考核。

（5）培训考核管理：培训结果纳入各护理单元季度和年度质量考核。

（二）科室在职护士培训流程

1. 组建科室培训小组。护士长总负责，由副高以上职称护士、总带教及高学历护士组成，总带教老师担任组长。

2. 拟定培训计划。根据专科护士培训大纲及医院护理部的培训要求拟定各层级护士培训计划，制定培训手册。

（1）新入科护士培训计划（1年）。①培训目标：掌握PACU环境、各岗位工作流程及要求、基本仪器设备的使用方法、基本急救技能；了解麻醉恢复期患者并发症及突发事件的应急预案。②确定培训内容：包括科室文化与规划，如PACU的过去、现在和将来的设想；PACU建筑与布局、设施设备、护理人员等要求；科室的安全、质量及人员管理等相关制度；PACU各岗位工作流程及质量要求，呼吸机、多参数心电监护仪、体表加温仪及输液加温仪等设备的操作流程及注意事项，PACU的应急预案等。③培训方式：理论授课由培训小组成员集体备课，有序安排授课老师。导师制培训方式；操作示教由总带教老师集中演示与练习、导师的单项操作示范与指导。④培训时间安排：第1个月专科理论培训与操作练习；第2～3个月与带教老师轮值各岗位，熟悉岗位基本工作流程，第4～6个月与带教老师分管患者，了解麻醉恢复期患者接收、监测、护理、转运基本流程；第7～12个月在带教老师指导下担任责任护士，实施麻醉恢复期患者的护理；第2～12个月，每周1次理论授课或操作演示培训。

（2）护士培训计划。①培训重点内容：形象塑造及礼仪、常用急救知识与技术、常见药物作用及不良反应、常规检查与治疗、专科常见护理问题与健康宣教、护理文书书写、相关法律法规、伦理与护理、问题分析与处理、文献查阅、案例分析等。②培训方式：理论授课、实践操作、护理查房。③培训效果评价：按培训手册定期完成培训内容与考核。

（3）护师培训计划。①培训重点内容：专科疾病护理知识和专科技术、常用急救知识与技术、麻醉药物及麻醉拮抗药物作用及不良反应、常规检查与治疗、专科常见护理问题与健康宣教、护理文书书写、相关法律、伦理与护理、问题分析与处理、文献查阅、案例分析及专科护理发展动态。②培训方式：理论授课、实践操作、护理查房、读书报告。

（4）主管护师培训计划。①培训重点内容：亚专科护理知识和专科技术、重症及疑难患者护理、问题分析与处理（个案分析与讨论、健康教育）、护理与法律（医疗纠纷个案分析讨论）、品质管理、危机管理与处理、课堂教学与临床带教、护理科研及专科护理发展动态等。②培训方式：院外培训包括进修学习、专科护士培训学习班、外院参观学习、学术会议与在职学历教育等；院内培训包括主题授课、学术会议、病例讨论等；科内培训包括理论授课、临床实践、护理查房、个案分析、读书报告、教学方法与带教等。

3. 组织实施。

（1）科室学习：科室总带教老师按照培训计划组织实施，护士长定期进行督导检查，培训小组成员协助管理。

（2）每周组织科内业务学习，总带教老师至少提前三周告知授课老师准备授课PPT（图1-4-1）或者5分钟知识输出（图1-4-2）内容，提前一周通知科室成员听课安排，课后进行理论考试。每月组织专科技术操作示范、疑难病例讨论、轮科进修学习汇报等。

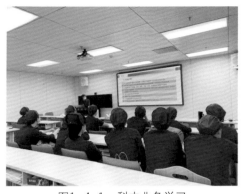 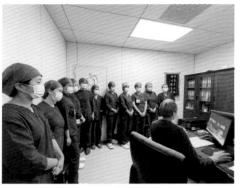

图1-4-1 科内业务学习 　　　　　　　图1-4-2 5分钟知识输出

（3）实施学分制管理，实时记录学分，按要求完成相应层级的学分。

（4）考核与评价：按照学分管理制度进行考核与评价，提高学习自觉性。

（5）院外进修学习由护士长制定年度计划或临时计划，医院审批后进行。

4.评价培训效果。自评、科评与院评三级评价，包括培训完成的学分、科室组织的理论考试与操作考核、临床综合能力考核、小讲课、专科护理知识技能比赛等；护理部每年组织两次全院护理人员理论考试与操作技术考核；设置培训满意度调查问卷，评估培训效果。

5.整理资料、分析与持续改进。培训小组人员每年整理培训资料，统计相关数据，分析培训内容、方式及效果等方面存在的问题，探索解决方案，持续改进培训模式，增强培训效果。

（三）注意事项

1.培训需要依靠团队力量才能拟定完善的培训计划。

2.制定切实可行的培训管理制度，使老师的教与学员的学相互促进，提高学习的自觉性。

3.宜采用多模式的教学培训方法，提高学习的积极性和培训效果。

4.应全面评价培训效果，收集完整的培训资料，定期分析与总结，实现培训模式的持续改进。

在职护士培训流程图

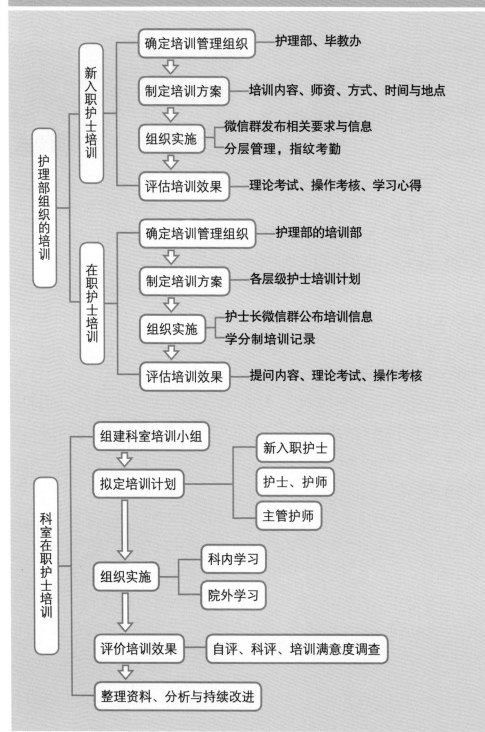

护理部组织的培训

新入职护士培训
- 确定培训管理组织 —— 护理部、毕教办
- 制定培训方案 —— 培训内容、师资、方式、时间与地点
- 组织实施 —— 微信群发布相关要求与信息 / 分层管理，指纹考勤
- 评估培训效果 —— 理论考试、操作考核、学习心得

在职护士培训
- 确定培训管理组织 —— 护理部的培训部
- 制定培训方案 —— 各层级护士培训计划
- 组织实施 —— 护士长微信群公布培训信息 / 学分制培训记录
- 评估培训效果 —— 提问内容、理论考试、操作考核

科室在职护士培训
- 组建科室培训小组
- 拟定培训计划 —— 新入职护士 / 护士、护师 / 主管护师
- 组织实施 —— 科内学习 / 院外学习
- 评价培训效果 —— 自评、科评、培训满意度调查
- 整理资料、分析与持续改进

（一）培训流程

1. 了解进修护士基本信息。查阅进修护士的进修申请表内相关信息，了解进修护士所在医院级别及科室、工作经历、学历结构、联系方式及进修时长等，将其编入进修护士信息记录表（图1-4-3）。

PACU 进修护士信息记录表

日期	姓名	性别	年龄	学历	医院		工作经历		进修时长	联系方式	学习需求
					名称	等级	PACU	其他			

图1-4-3 进修学员信息记录

2. 获悉进修护士的学习需求。当进修护士入科时与其进行交流，了解其进修学习的目的及个性化的需求。

3. 拟定培训计划，依照进修护士个人工作经历与学习要求，结合PACU工作特点，拟定针对进修护士个性化的专科培训计划。

（1）确定培训内容。①PACU学习基本内容：包括护士素质要求与人员配置、PACU设置、规章制度、感染控制（建筑与布局、环境质量控制、感染防控行为规范、多重耐药菌及呼吸道传染性疾病防控）等。②专科护理内容：包括麻醉方式、麻醉恢复期患者并发症预防与紧急处理、危重症患者的护理、呼吸机与监护仪报警管理、PACU患者入室、拔除气管导管与患者离开PACU标准等。

（2）遴选培训师资：选定本科室高年资主管护师及以上职称且具有丰富的临床教学经验的护理人员作为培训师资。

（3）选定培训方式。①理论知识讲授：科内集体备课，制作PPT进行讲授，参加本科室每周1次的理论授课。②多站点模式培训：PACU轮岗学习包括准备护士工作岗位、责任护士岗位、麻醉后患者的回访岗位；安排学习手术间及手术室外麻醉护理、麻醉恢复期护理。③"一对一"导师制指导与以问题为导向的教学方法（problem based learning,PBL），学员与老师一起分管患者，实行分组责任制；每日一问预先给进修学员提出的专科护理问题，让其带着问题学习。④小组讨论与组织护理查房。⑤根据学员自身能力及学习效果实时调整培训进度和方案。

4.实施培训。进修学员的培训实践总体安排：每周一至周四为临床实践，周五为理论学习、模拟演示、护理查房、座谈、讨论、考试与考核等。

（1）第1个月学习安排。①第1周：入科介绍包括PACU科室文化、环境布局与要求、物品放置；讲授各项规章制度、PACU床位与护理人员的配置要求及内部设施设备要求、岗位职责与基本工作流程，熟悉环境与基本流程（图1-4-4）。②第2周：跟随带教老师熟悉预备岗位工作流程，包括各种仪器设备、物品、药

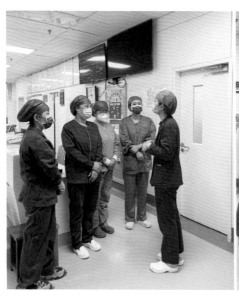

图1-4-4　入科介绍

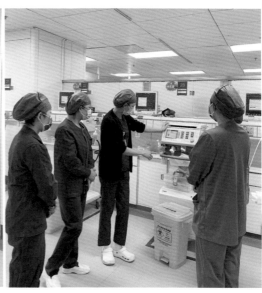

图 1-4-5　呼吸机操作示教

品的准备。③第3周：跟随带教老师熟悉责任护士工作流程，包括接收患者、各种监测、转送患者基本流程。④第4周：跟随带教老师熟悉护士站护士工作流程，掌握PACU医疗护理文件的书写、手术麻醉管理系统接收流程、PACU信息化管理及质量控制指标等。

（2）第2个月学习安排。①第1周重点学习监护仪、呼吸机操作流程、参数设置、报警设置及报警处理流程（图1-4-5）。②第2周重点学习麻醉恢复期患者的评估，包括疼痛、神经系统、循环系统、呼吸系统。③第3周重点学习患者气管导管拔管指征及离室标准。④第4周重点学习各类引流管的管理和术后疼痛的护理，举行护理查房与座谈。

（3）第3个月学习安排。①第1周重点学习麻醉拮抗药物的适应证与禁忌证，抗心律失常药物、血管活性药物及各类镇痛镇静药物使用方法与注意事项。②第2周重点学习麻醉恢复期患者并发症的预防与处理。③第3周重点学习危重症患者的抢救配合，熟练呼吸机辅助呼吸患者吸痰法、简易呼吸器的使用、心肺复苏、电除颤等急救操作流程。④第4周重点学习特殊患者如婴幼儿、颅内肿瘤、脊柱侧弯、舌癌根治、阻塞性睡眠呼吸暂停综合征（鼾症）等患者麻醉恢复期护理特点，进行理论考试与技能操作考核。

5.评价培训效果。

（1）日评价：由带教老师对学员每日的学习进程进行单项评价。

（2）月评价：总带教老师与日常带教老师根据每月培训内容进行一对一考核，每月对当月学习内容进行一次理论考试与一项操作考核，记录考核结果并进行分析与改进。

（3）自评：从德、勤、能、绩四个方面进行自评。

（4）综合评价：进修第8周，每位学员进行一次20分钟理论授课或护理查房，进修结业前1周进行理论考试与操作技能考核、临床综合能力考核（图1-4-6）。

（5）反馈与改进：召集学员进行集中交谈，收集学员对日常带教、理论授课、技能培训等方面的教学评价，针对反馈内容进行教学方法的持续改进。

PACU 进修护士临床综合能力考核表

学员_____ 考试时间_____ 分数_____

项目	考核内容	要求	考核形式	分值	扣分原因	扣分
护理评估 30分	基本信息	病室、床号、年龄、体重、身高	提问	2		
	术前情况	诊断、传染性疾病、过敏	提问	3		
		神志、瞳孔、活动	提问	3		
		其他	提问	2		
	术中情况	手术部位与手术方式	提问	3		
		麻醉方式、插管方式、困难气道、牙齿	提问	4		
		术中生命体征	随机提问	3		
		引流与冲洗	现场检查	3		
		术中专科护理特殊情况	随机提问	3		
	特殊内容	药物、用物、特殊物品	随机提问	2		
	入室情况	生命体征	提问	2		
护理问题 10分	主要护理问题	3个主要护理问题及相关因素	随机提问1个	10		
干预措施 40分	主要护理措施	针对主要护理问题相关措施及其理由	随机提问1个措施及理由	5		
	主要药物治疗	主要药物的用法、注意事项	随机提问1个	5		
	主要病情观察	观察的要点内容及理由	随机提问1个	5		
		意外或紧急情况的处理	随机提考1个	10		
	护理操作：名称	操作的方法正确，操作要点、注意事项应急处理；无原则性错误	随机抽考1项	10		
	护理书写	在PACU监测记录上填写考试时段的内容，体现专业知识重点、行文流畅，逻辑清楚	实查	5		
效果评价 20分	护士素质	仪表规范、举止得体		2		
	人文关怀	保护隐私、尊重患者		2		
	沟通能力	宣教内容体现专科特色、方法适宜、效果好		5		
	院感防控	无菌原则、消毒隔离规范、医疗废物处理		5		
	患者安全	核对、安全防范意识和措施		4		
	考核时间	50分钟之内完成（超过5分钟扣1分。超过10分钟扣完2分并结束考核）		2		

图1-4-6 进修学员临床综合能力考核

进修护士培训流程图

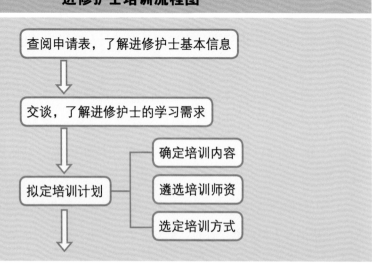

图解麻醉后监护室标准工作流程

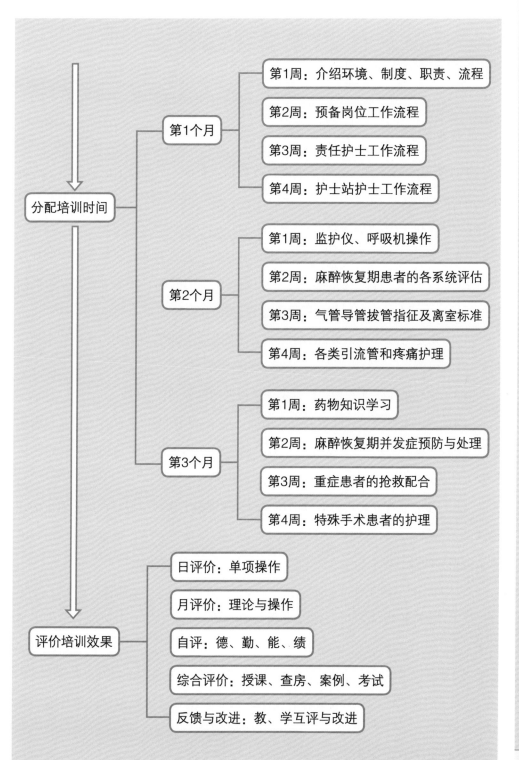

分配培训时间

第1个月
- 第1周：介绍环境、制度、职责、流程
- 第2周：预备岗位工作流程
- 第3周：责任护士工作流程
- 第4周：护士站护士工作流程

第2个月
- 第1周：监护仪、呼吸机操作
- 第2周：麻醉恢复期患者的各系统评估
- 第3周：气管导管拔管指征及离室标准
- 第4周：各类引流管和疼痛护理

第3个月
- 第1周：药物知识学习
- 第2周：麻醉恢复期并发症预防与处理
- 第3周：重症患者的抢救配合
- 第4周：特殊手术患者的护理

评价培训效果
- 日评价：单项操作
- 月评价：理论与操作
- 自评：德、勤、能、绩
- 综合评价：授课、查房、案例、考试
- 反馈与改进：教、学互评与改进

（一）带教流程

护理实习生的带教是由科室总带教负责总体安排，护师以上职称的护士为临床实践带教老师。

1. 入科前的教学准备工作流程。

（1）掌握护理实习生基本信息：查阅护生实习总安排表，了解每批次的护理实习生人数、学历结构、就读学校、实习组长、实习时间、联系方式与实习期间住处等信息，编入科内实习护生基本信息登记表格内。

（2）拟定带教计划：根据不同学校、不同学制护理实习生实习大纲要求拟定带教计划。

（3）采取集体备课的方式，确定理论授课内容并制作好PPT。

（4）选定本科室带教师资并进行培训：高年资护师及以上职称人员且具有较丰富带教经验的护理人员作为带教老师，总带教老师每年对各位师资进行带教内容及方法的培训。

（5）确定带教方式：科室总带教全面管理带教工作，负责对护理实习生的理论授课、考试、考核及评价，收集护理实习生教学反馈意见；带教师资一对一临床实践指导的带教模式。

2. 入科当日带教工作流程。

（1）接待护理实习生并做好自我介绍，核对本批次PACU护理实习生人员名单。

（2）发放工作服、帽子、口罩及鞋柜、更衣柜钥匙。

（3）讲解PACU医护人员着装要求，指导护理实习生规范穿戴工作服、帽子、口罩。

（4）介绍PACU环境及要求：包括生活区（更衣室及餐厅）、工作区（病区、治疗室、处置室、血气分析室）等各个区域的环境质量要求。

（5）讲解PACU护理实习生的劳动纪律要求、请假制度与PACU基本工作制度。

（6）模拟示教接收患者流程、心电监护流程、转送患者流程，让护理实习生反复练习操作，老师现场指导。

（7）安排一对一带教老师，并将护理实习生分配给带教老师。

3. 临床实践过程中的带教流程。

（1）每天安排护理实习生跟随带教老师实施PACU常规护理工作。

（2）实习中期带教。①安排小讲课与座谈，讲课内容包括PACU的岗位工作流程、患者呼吸与生命体征的观察、拔除气管导管的指征、患者出室标准、简易呼吸器操作流程；收集护理实习生对教学的反馈意见。②实习中期教与学互评：总带教收集各带教老师对护理实习生的评价及护理实习生对科室和带教老师的意见反馈。

（3）根据护理实习生的实际情况实时调整带教计划与方法。

（4）考核与指导：按照实习大纲要求选择技能操作考核一项，并及时点评与指导，对实习时间大于3周的护理实习生组织一次护理教学查房。

（5）终期评价教与学的效果：一对一带教老师对护理实习生进行日常工作及基本素质的评价，进行理论知识考试与操作技能考核；护理实习生进行自评与对带教方面进行评价。

4. 离开科室前的工作流程。

（1）填写实习手册相应栏目内容：护理实习生填写手册内容，写好实习自我总结，带教老师书写实习情况总体评价，由总带教老师、科室护士长分别在实习手册上相应栏目内对护理实习生进行客观评价，提出相应的指导建议，签名并盖科室印章。

（2）出科时，将工作服及衣柜、鞋柜钥匙等用物交还带教老师。

（3）总结本批次"教"与"学"的情况，整理资料。

护理实习生带教流程图

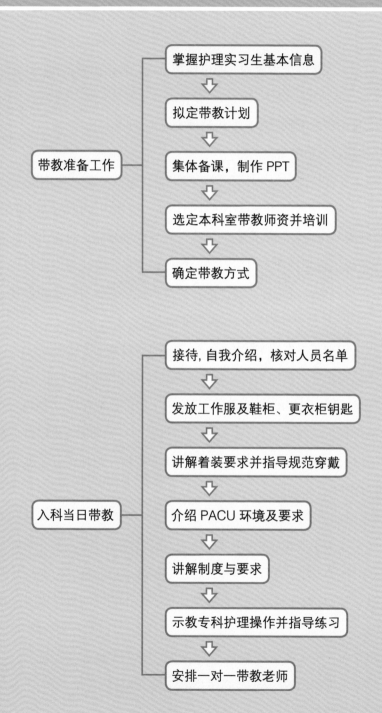

带教准备工作
- 掌握护理实习生基本信息
- 拟定带教计划
- 集体备课，制作PPT
- 选定本科室带教师资并培训
- 确定带教方式

入科当日带教
- 接待，自我介绍，核对人员名单
- 发放工作服及鞋柜、更衣柜钥匙
- 讲解着装要求并指导规范穿戴
- 介绍PACU环境及要求
- 讲解制度与要求
- 示教专科护理操作并指导练习
- 安排一对一带教老师

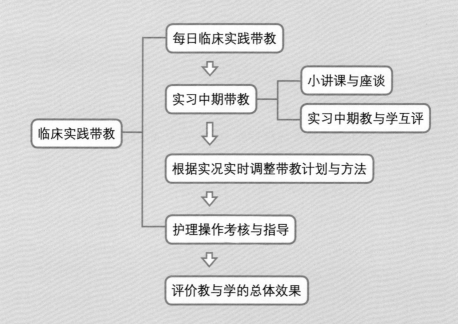

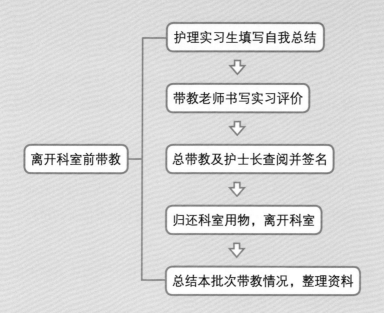

一 转运护工工作流程

（一）工作流程

1. 接收护送患者的任务。麻醉医生评估患者达到离开PACU标准时，责任护士通知转运护工，护工接收任务后进行手卫生，洗手或使用免洗手消毒剂进行手消毒后，等待患者。

2. 当责任护士将患者推送至PACU出口时需要了解的基本信息。①转运患者基本信息包括患者的病室、床号、姓名等。②了解护送患者的医护人员（医生、护士）及特殊患者（儿童、躁动）的家属。③查看PACU病床周边的引流管路及床（转运床）护栏情况。④检查患者的用物。

3. 安全护送。护工重点负责平稳推送转运床，医生与护士主要观察患者，协助推床。

4. 协助患者过床。将转运床与病房的病床平行放置，踩好刹车，协助医生与护士将患者平稳移动至病床，必要时可使用过床易转移者。

5. 清理交接物品。将患者的病历、药品、影像资料（种类与数量）、衣物等放置于床旁椅，由护士面交病房责任护士，并在患者转运交接单上签名确认。

6. 携带PACU物品返回。将转运床、被子、氧气袋、呼吸球囊等转运物品一并带回PACU。

7. 消毒、整理床单元。

（1）拆除使用过的床单、被套及枕套，将重复使用的置入清洗回收袋，一次性使用的置入医疗废物袋，清洁或消毒床表面，洗手或卫生手消毒后更换清洁床单、被套及枕套。

（2）对于感染性疾病、传染性疾病手术患者，如梅毒、多重耐药细菌感染等，则按照隔离技术要求进行床单元的消毒与清洁。

（二）注意事项

1. 转运途中的速度宜为相对匀速，勿碰撞墙角、门栏、电梯门等处，应让患者感觉舒适。

2. 护送团队人员分工协作，护工主要负责推动转运床，保障转运安全。

3. 患者过床时应先踩床刹车，固定好床后再过床，保障过床时的安全。

4. 确保转运床功能完整，避免意外来件。

5. 做好手卫生，避免交叉感染。

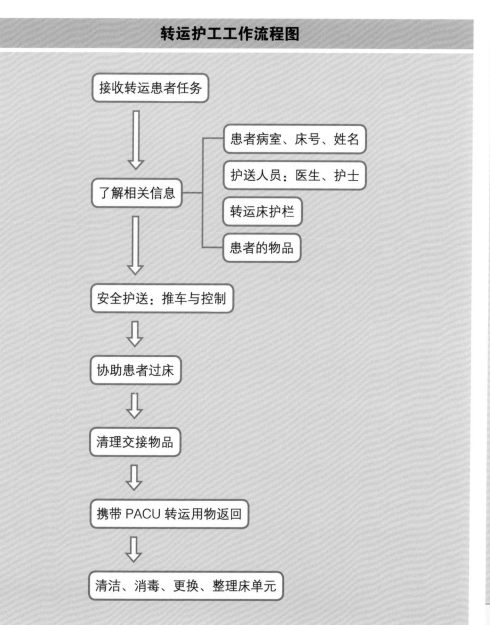

转运护工工作流程图

接收转运患者任务

了解相关信息
- 患者病室、床号、姓名
- 护送人员：医生、护士
- 转运床护栏
- 患者的物品

安全护送：推车与控制

协助患者过床

清理交接物品

携带 PACU 转运用物返回

清洁、消毒、更换、整理床单元

（一）工作流程

1. 早班（7:00—15:00）。

（1）换取清洁卫生工具：将已使用的抹布与地巾送去医院卫生工具洗涤中心，领回适当数量的清洁抹布与地巾。

（2）清洁平面：使用清洁抹布擦拭PACU区域内所有物体表面。

（3）配置250～500 mg/L含氯消毒剂，用于接收被患者血液、体液污染的重复使用约束带等物的预处理。

（4）准备当日所需的医疗废物袋及锐器盒。

（5）清理转出患者的呼吸回路、负压吸引装置及医疗废物，更换医疗废物袋。

（6）清洁转出患者床单元地面。

（7）放置、处理患者冲洗液回收装置。

（8）打包处置室内的医疗废物，并与医疗废物回收人员进行交接。

2. 晚班（15:00—23:00）。

（1）清理转出患者的呼吸回路、负压吸引装置及医疗废物，更换医疗废物袋。

（2）清洁转出患者床单元地面。

（3）放置、处理患者冲洗液回收装置。

（4）终末清洁与消毒：①清洁消毒床单位、仪器设备物体表面及导联线、PACU所有的床表面。②清理床单元所有医疗废物与生活垃圾，清洁消毒医疗废物桶，重新套上清洁医疗废物袋。③彻底清洁地面。④整理PACU所有物品，定位放置。⑤将抹布与地巾装入回收箱，放置于固定位置。

（5）打包处置室内的医疗废物。

（二）注意事项

1. 必须使用清洁消毒后的卫生工具实施环境清洁工作，分区域使用，使用时注意及时更换抹布，避免产生交叉污染。

2. 擦拭病床表面时应按照一定的顺序，从上到下，从清洁区到污染区，至少一床一抹布。

3. 医疗废物分类收集，使用鹅颈式规范打包。

4. 严格执行手卫生。

内勤护工工作流程图

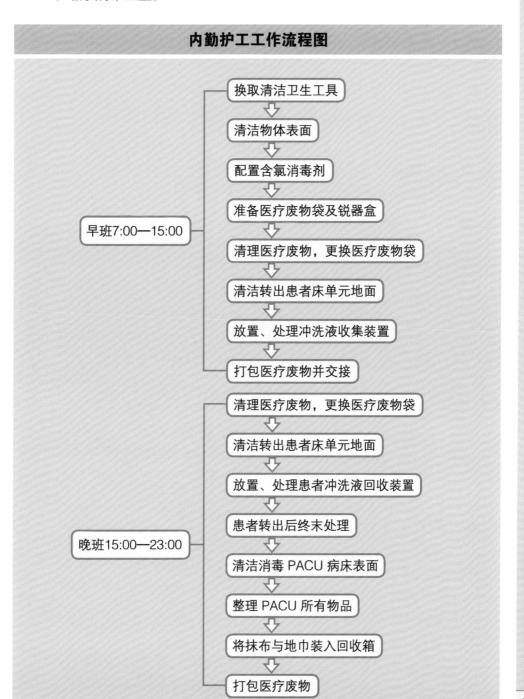

早班7:00—15:00

换取清洁卫生工具
↓
清洁物体表面
↓
配置含氯消毒剂
↓
准备医疗废物袋及锐器盒
↓
清理医疗废物，更换医疗废物袋
↓
清洁转出患者床单元地面
↓
放置、处理冲洗液收集装置
↓
打包医疗废物并交接

晚班15:00—23:00

清理医疗废物，更换医疗废物袋
↓
清洁转出患者床单元地面
↓
放置、处理患者冲洗液回收装置
↓
患者转出后终末处理
↓
清洁消毒 PACU 病床表面
↓
整理 PACU 所有物品
↓
将抹布与地巾装入回收箱
↓
打包医疗废物

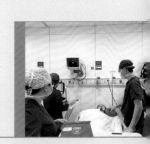

麻醉后监护室护理工作流程

护士岗位工作流程

专科手术患者麻醉恢复期护理工作流程

麻醉后监护室负责接收麻醉手术后的患者，其特点为多专科手术、多病种及多年龄阶段，包含全身麻醉与非全身麻醉患者，需要短时间监护治疗。由于患者处于麻醉手术后的应急状态，期间的护理工作非常重要。合理的护理岗位设置与规范的工作流程，完善的专科特殊手术患者麻醉恢复期的专科护理规范，可指导护士高质量完成护理工作，保障患者安全，促进患者快速康复。

第一节 护士岗位工作流程

PACU护理工作岗位的设置应以满足各医院收治麻醉手术后患者的监测与治疗为原则，根据收治的数量及手术类别确定具体的岗位工作。

一 预备护士工作流程

（一）工作流程

1.检查用物。

（1）检查PACU用物并记录，包括仪器、设备、病床、被褥等。

（2）检查PACU普通药品及急救药物，检查冰箱温度并记录（图2-1-1），发现异常情况及时报告护士长并处理。

（3）检查清洁的床单元用物，如被褥、被套、一次性床单的准备情况及供应

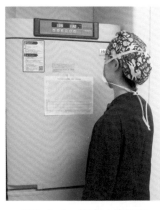

图2-1-1 检查冰箱温度

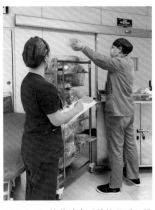

图2-1-2 接收消毒后的简易呼吸器

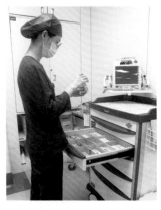

图2-1-3 补充抢救车内药品与物品

图解麻醉后监护室标准工作流程

室配送消毒灭菌后物品情况。

（4）接收消毒供应中心消毒后的简易呼吸器等可重复使用的物品（图2-1-2）。

（5）检查抢救车：①每日查看抢救车锁牌，若已打开使用，则检查并补充已使用的抢救药品与物品。②每月最后1个工作日彻底清查、补充抢救车内药物与物品（图2-1-3）。

2. 配置药物。

（1）洗手或卫生手消毒。

（2）用消毒湿巾擦拭治疗室平面、治疗盘，保持治疗室清洁。

（3）铺置无菌盘，右上角标注铺盘时间，有效时间为4小时。

（4）通过人脸识别或指纹进入智能药柜领取药物，根据患者情况与医嘱配制药物，如麻醉拮抗药物、镇静镇痛药、抗心律失常药、升压药或降压药等，粘贴药品名称、剂量及配药时间标识，双人核对后放置于治疗盘。

（5）每4小时更换治疗盘内一次性无菌巾。

3. 请领低值、高值无菌物品。

（1）请领低值无菌物品：①查看科室常规备用的低值无菌物品，评估需要补充的物品品目与数量（通常为2～3天使用量）。②登录电脑医疗耗材物流管理系统（SPD），按照请领流程逐项选择低值无菌物品品目与数量（图2-1-4）。③核对、检查、接收SPD配送的请领低值无菌物品。

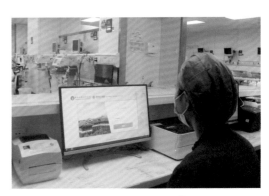

图2-1-4 请领低值无菌物品

（2）请领高值无菌物品：①查看当日手术安排系统，了解当日手术患者备注栏中的特殊说明，了解患者麻醉恢复期可能所需的高值耗品。②登录SPD，发送需要请领的高值耗品，SPD人员备货后送至PACU或放入智能柜内。③核对、检查、接收SPD发送的高值耗品的数量与质量。

（3）请领普通药品与静脉液体：①评估需要请领的普通药品及静脉液体数量（每日基数与余量之差）。②登录电脑药品管理门户系统，按流程请领所需的普通药品及静脉液体。

4.统计药品使用数据。在手术麻醉临床信息系统中统计当日患者的药物使用数据，与配置药物进行对照，评估药物领取数与使用数是否一致。

5.交接用物。

（1）交接用物：包括仪器、设备、床、被褥、高值耗材等，提示将未使用的高值耗材退回耗材库智能柜。

（2）交接药品：包括已配好的药品的品目、数量和有效时间。

（3）交接无菌盘铺置时间。

（二）注意事项

1.遵守无菌技术操作与药物查对原则。

2.按要求配置药物的品目与数量，既要保障患者的需求，又要避免药物浪费。

3.加强高值耗材的管理，交接清楚，末班应将每日未用高值耗材按时归还智能柜。

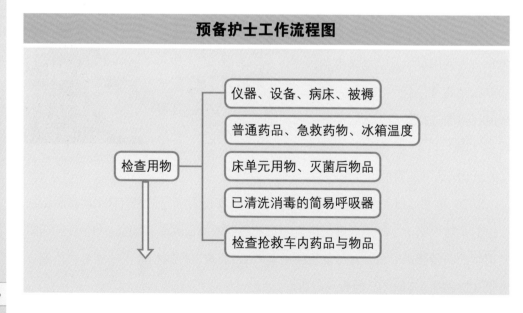

图解麻醉后监护室标准工作流程

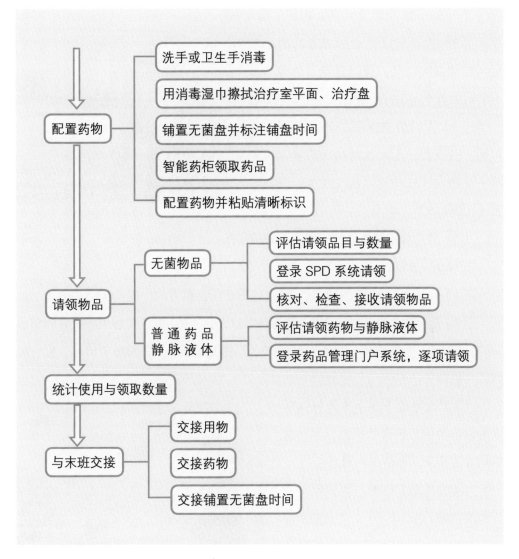

二 责任组长工作流程

各医院应根据PACU收治患者的情况及护理工作量思考，设置责任组长及人数，根据实际情况拟定符合本PACU需求的责任组长工作流程。

（一）工作流程

1. 9:00—11:00。

（1）查看患者生命体征中央监控系统，了解所管区域患者基本病情动态。

（2）检查并补充分管区域急救物品，包括简易呼吸球囊、输氧管、面罩、气管导管、可视气管插管喉镜等，保证其功能完好。

（3）检查责任护士对患者的治疗与护理落实情况，及时督导、落实麻醉后的监护与治疗护理常规。

（4）实时督查医嘱的规范执行情况，若责任护士未及时执行医嘱，则主动协助实施并提醒其按时执行医嘱（图2-1-5）。

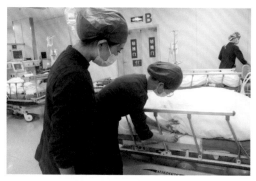

图2-1-5　督查执行医嘱

（5）检查并指导责任护士的各项护理操作。

2. 11:00—15:00。

（1）安排本组护士交替吃饭，兼管该护士所管患者的护理、治疗工作。

（2）巡视本区域患者，对苏醒时间超过1.5小时或上呼吸机辅助呼吸时间超过1小时的患者，及时将信息反馈至麻醉医生，督促责任护士查看患者情况，配合麻醉医生处理。

（3）指导危重症手术及特殊要求的麻醉手术后患者的护理，参与麻醉后并发症及意外情况的紧急处理。

（4）督促责任护士落实预防低体温的措施（图2-1-6），注意隐私保护，为患者提供健康指导与舒适护理。

（5）协助接收麻醉手术后患者，督查患者交接规范的落实情况。

（6）督查责任护士实施Steward苏醒/改良Aldrete评分、疼痛评分、谵妄评分等评估麻醉恢复后患者的工作，协助责任护士转送患者。

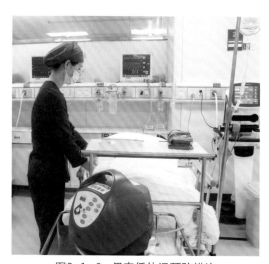

图2-1-6　督查低体温预防措施

（7）评估区域内患者病情，协调各区域的床位调整，便于接收新患者。

3. 15:00—18:00。

（1）督查手术麻醉临床信息系统中护理书写完成情况。

（2）检查床单元管理情况与基础护理质量：使用后的吸痰管、吸氧管、注射器、监护仪导联线等物品及时清理，保证床单元的清洁度，保持床单元整洁干净（图2-1-7），检查患者皮肤清洁度、有无压力性损伤等。

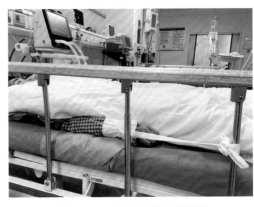

图2-1-7 检查床单元的管理

（3）17:00时安排15:00以后上班的护士轮流吃晚饭，此时段接管该护士的护理工作。

（4）下班前提示责任护士完成特殊护理及未实施的医嘱与护理措施。

4. 督查感染性疾病患者的护理。

（1）督导护士了解特殊感染、经血液传播疾病及多重耐药菌感染者。

（2）检查是否悬挂感染性疾病病原体提示标牌。

（3）检查责任护士隔离工作落实情况。

（4）指导责任护士及护工落实感染性疾病患者离室后床单元的终末处理。

责任组长工作流程

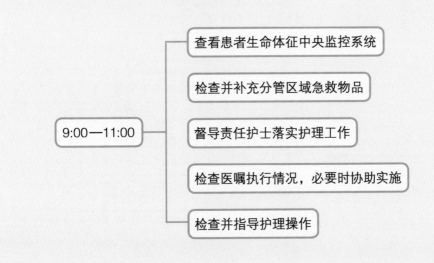

9:00—11:00

- 查看患者生命体征中央监控系统
- 检查并补充分管区域急救物品
- 督导责任护士落实护理工作
- 检查医嘱执行情况，必要时协助实施
- 检查并指导护理操作

11:00—15:00
- 安排护士交替吃午饭，接管患者的护理
- 巡视本区域患者，及时反馈苏醒延迟者
- 指导并参与危重症患者护理及意外紧急处理
- 督促责任护士落实预防患者低体温的措施
- 督查接收患者交接规范的落实情况
- 督查护士对患者病情相关指标的评估
- 协助转送患者

15:00—18:00
- 督查麻醉恢复期护理书写
- 检查床单元管理及基础护理
- 安排护士轮流吃晚饭，接管患者的护理
- 提醒护士完成特殊护理、未实施医嘱与护理
- 督查感染性疾病患者的护理

督查感染性疾病护理
- 督导护士了解患者的感染源，确定隔离措施
- 检查是否悬挂感染性疾病病原体提示标牌
- 检查责任护士隔离工作落实情况
- 指导落实感染性疾病患者的终末处理

三 责任护士工作流程

（一）工作流程

1. 准备并检查必需的用物与设备设施，包括床旁配备的呼吸机、监护仪、负压吸引器、吸痰管、输氧管及约束带等，使其处于备用状态（图2-1-8）。

2. 交接患者。

（1）已入室患者PACU护士之间交接班。①交接患者的相关信息：包括基本信息、循环系统、呼吸系统、神经系统实时监测情况，静脉输液、输血通畅度，输注速度及穿刺部位局部情况，使用的药物及效果，特殊监护项目及各种引流管的引流情况等（图2-1-9）。②交接患者伤口敷料及全身皮肤状况。③交接患者的物品。

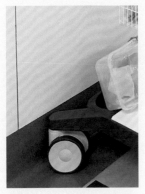

图2-1-8 检查床旁设备

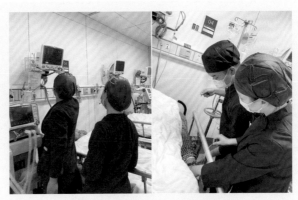

图2-1-9 交接患者的相关信息

（2）新入室患者手术护士与PACU护士的交接：按全身麻醉患者的接收工作流程，包括设置呼吸机参数、连接呼吸机及监护仪、与手术护士及麻醉医生规范交接流程接收新入室患者。

3. 实施护理。

（1）密切观察病情。①观察多参数监护仪上各种监测数据与波形，包括血压、心电图、血氧饱和度、呼吸频率、体温、呼末二氧化碳、中心静脉压等。②观察呼吸机上的参数，如潮气量、氧气浓度、呼吸频率、吸呼比、气道峰压等。③观察患者神志、瞳孔。④观察患者末梢循环。⑤发现异常情况及时报告麻醉医生。

（2）执行医嘱。①遵医嘱输液与用药，给药时遵循"三查八对一注意"原则。②遵医嘱执行输液加温及体表加温。③遵医嘱建立各种特殊监测，如有创动脉压、中心静脉、动脉血气分析等。④及时复测生命体征，判断处理后的效果，将给药后监测的数据及血气分析等检验的结果反馈给麻醉医生。

（3）实施呼吸道护理：保持呼吸道通畅，及时清理呼吸道分泌物、渗血，拔除气管导管后注意观察患者是否有上呼吸道梗阻或呼吸遗忘等情况，遵医嘱使用麻醉拮抗药物，或放置鼻咽通气道、口咽通气道，或使用面罩给氧。

（4）管理输液通路。①保持输液通畅，需要时增加输液通路。②根据病情及时调整输液、输血速度。③定时查看穿刺部位情况，观察局部是否红肿和静脉炎。

（5）观察引流情况。①观察引流装置放置位置及引流是否通畅。②查看引流液的量、颜色等。③查看引流管皮肤出口处敷料。④观察专科特殊引流管：如胸腔引流瓶水柱波动及引流量（图2-1-10）、脑室引流装置位置与零点（图2-1-11）。

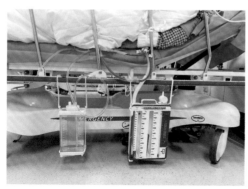 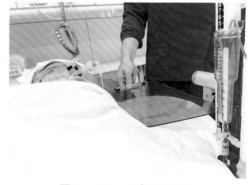

图2-1-10　观察胸腔引流　　　　　　　图2-1-11　观察脑室引流

（6）伤口护理。①检查伤口敷料是否被血液、体液浸湿。②观察介入治疗患者穿刺部位是否留有穿刺器外鞘，穿刺动脉是否有出血，穿刺部位压迫力度是否适宜。

（7）观察并评估患者的拔管指征：观察患者神志状态、自主呼吸恢复、运动恢复、血压、心率与血氧饱和度等情况。

（8）体温护理。①监测体温。②根据体温监测情况实施保温措施预防低体温，或高热时采取降温措施。

（9）患者的舒适护理：调整合适的体位，评估患者急性疼痛程度及口渴情况，选择多模式的止痛方式，给予温开水湿润口腔或使用吸管少量吸水等处理。

（10）心理护理：拔管后对清醒患者予以心理安抚，同时进行适当的健康宣教。

（11）皮肤护理与压疮预防：定时观察术中手术体位受压部位及麻醉恢复期患者受压部位皮肤状况，保持床单整洁、无其他杂物，苏醒时间长、年老瘦弱等高风险压力性损伤者宜至少每2小时翻身1次。

（12）护理记录：在手术麻醉临床信息系统中的麻醉后监护室记录单上录入相关事件与信息，包括使用的药物、动态监测的生命体征、体温、瞳孔、引流液（血液、体液、脑脊液、尿量）、麻醉恢复期的各种事件等。

（13）确定患者去向：麻醉医生评估患者病情确定去向，即回病房或重症监护病室，根据患者去向准备相应的转运工具与设施。

（14）准备转运。①完善护理记录并打印、签名。②撤除各种监护仪导联线，整理各种管路与床单元。

（15）转运患者：护送患者至病房或重症监护病室。

4. 终末处理。

（1）按照医疗废物分类目录分类处理各种一次性使用物品，清洁、消毒监护仪导联线、输氧装置、负压吸引装置及呼吸机、监护仪等床旁设备表面。

（2）感染性疾病患者按照规范进行终末处理。

（3）将物品及床单元整理归位。

（二）注意事项

1. 护士应提前15分钟交接分管床位的患者，强调护士面对面、逐个全面交接病情。

2. 准备完善各种急救物品、药品、设施，保持功能完整。

3. 密切观察，及时发现病情变化并报告麻醉医生，迅速、准确执行医嘱。

4. 注意患者的保温及隐私保护。

5. 关注患者的舒适度。

责任护士工作流程图

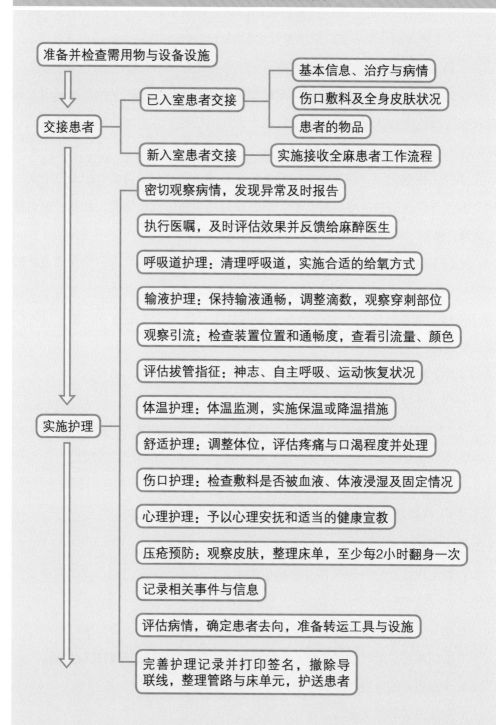

准备并检查需用物与设备设施

↓

交接患者
- 已入室患者交接
  - 基本信息、治疗与病情
  - 伤口敷料及全身皮肤状况
  - 患者的物品
- 新入室患者交接
  - 实施接收全麻患者工作流程

实施护理
- 密切观察病情，发现异常及时报告
- 执行医嘱，及时评估效果并反馈给麻醉医生
- 呼吸道护理：清理呼吸道，实施合适的给氧方式
- 输液护理：保持输液通畅，调整滴数，观察穿刺部位
- 观察引流：检查装置位置和通畅度，查看引流量、颜色
- 评估拔管指征：神志、自主呼吸、运动恢复状况
- 体温护理：体温监测，实施保温或降温措施
- 舒适护理：调整体位，评估疼痛与口渴程度并处理
- 伤口护理：检查敷料是否被血液、体液浸湿及固定情况
- 心理护理：予以心理安抚和适当的健康宣教
- 压疮预防：观察皮肤，整理床单，至少每2小时翻身一次
- 记录相关事件与信息
- 评估病情，确定患者去向，准备转运工具与设施
- 完善护理记录并打印签名，撤除导联线，整理管路与床单元，护送患者

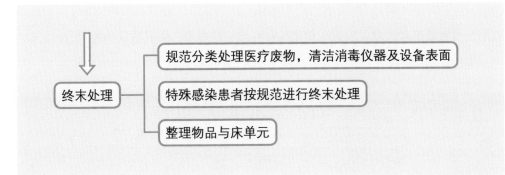

规范分类处理医疗废物，清洁消毒仪器及设备表面

终末处理 —— 特殊感染患者按规范进行终末处理

整理物品与床单元

四 护理记录工作流程

由于各医院的信息化程度不同，有的医院手术麻醉临床信息系统与医院信息系统（HIS）和实验室信息系统（LIS）全部联网，有的未与LIS系统联网，护理记录的流程不一致。以下为全部联网的护理记录工作流程。

（一）工作流程

1. 手术护理记录单、麻醉记录单及转科患者转交单上签名：完成所有交接工作后，核对手术护理记录单、转科患者转交单、麻醉监测记录等记录单与患者病历信息及腕带信息一致，则在上述记录单接班者处签名。

2. 登录手术麻醉临床信息系统，点击麻醉后监护室管理工作站主页面，录入相关信息（图2-1-12）。

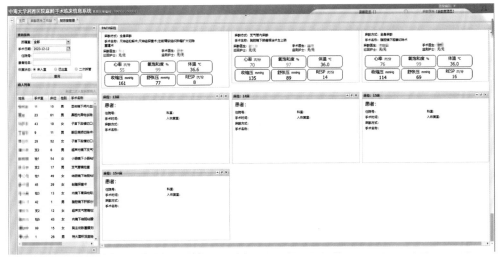

图2-1-12　进入麻醉后监护室管理主页面

（1）接收麻醉手术后患者：点击当日"恢复状态"为"未入室"的患者列表，查询到接收的患者信息，将鼠标单击并点住接收的患者，将其拖动到PACU相应床位上，弹出确认对话框，点击确认，该患者加入当前PACU的床位（图2-1-13）。

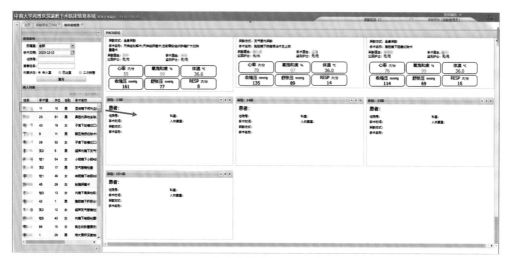

图2-1-13　将患者信息拖入PACU相应床位

（2）点击患者"记录单标识"，进入护理记录单页面（图2-1-14）。

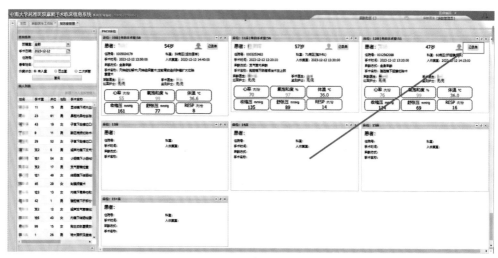

图2-1-14　进入护理记录单页面

（3）查对患者信息：点击"记录单"，弹出患者信息栏对话框，核对、修改、补充患者信息，包括患者科室、床号、姓名、年龄、身高、体重、住院号、术前诊断、ASA分级、麻醉方法、实施手术、术中体位及进入麻醉后监护室的时间（图2-1-15）。

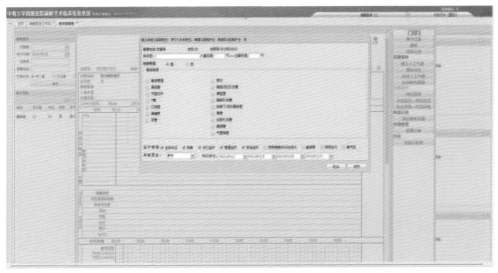

图2-1-15 核对、修改补充患者信息

（4）点击"FiO_2"，录入患者用氧浓度（图2-1-16）。

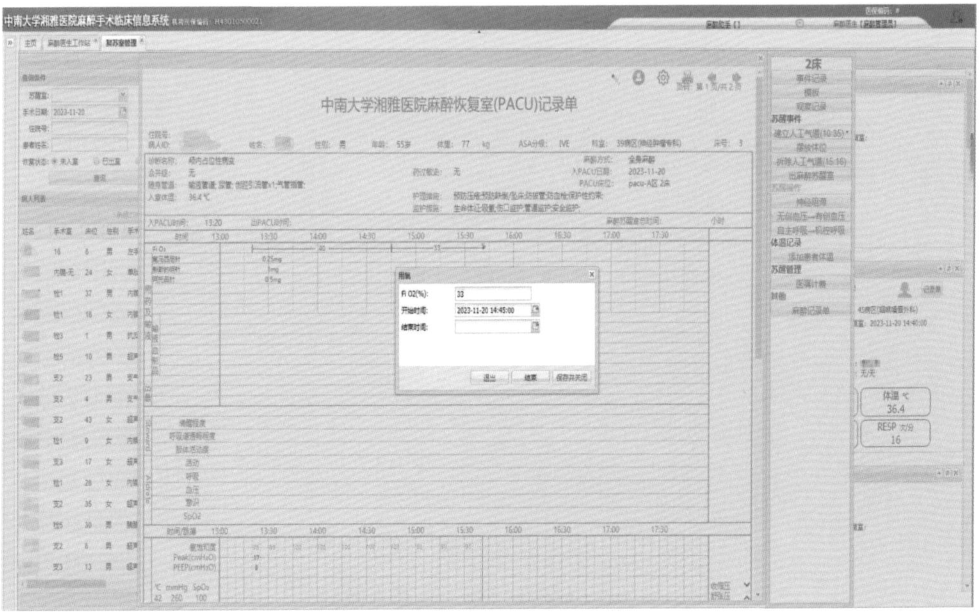

图2-1-16 录入患者用氧浓度

（5）点击"用药记录"，录入所用药物及剂量（图2-1-17）。

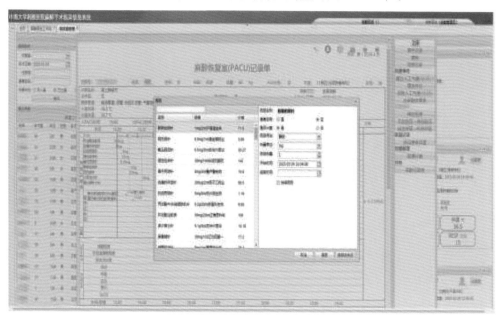

图2-1-17　录入所用药物及剂量

（6）点击"输液及输血"，选定输入液体、血液制品及留置针穿刺部位，录入输液输血量，点击保持并关闭（图2-1-18）。

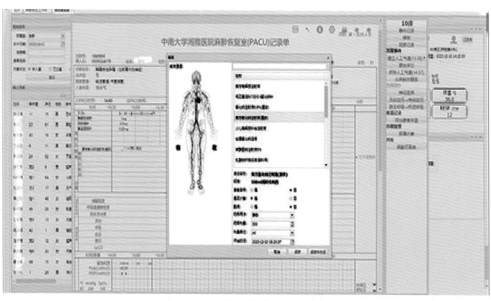

图2-1-18　录入输液及输血数据

（7）点击"出量"，勾选引流项、尿量等，录入引流液、尿液的量与性质，点击"保存"并关闭（图2-1-19）。

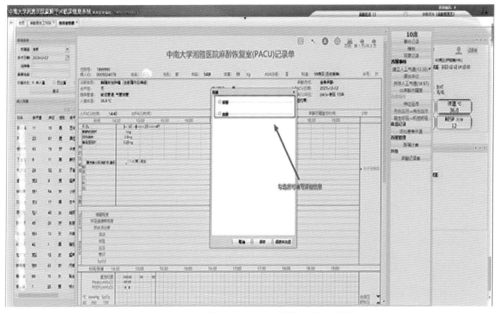

图2-1-19　录入引流液、尿液的量与性质

（8）点击"事件记录"，选定事件名称，录入事件信息（图2-1-20）。

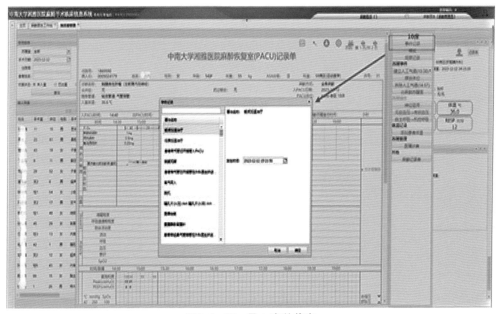

图2-1-20　录入事件信息

（9）点击"苏醒事件"，录入带入气管导管的相关信息（图2-1-21）。

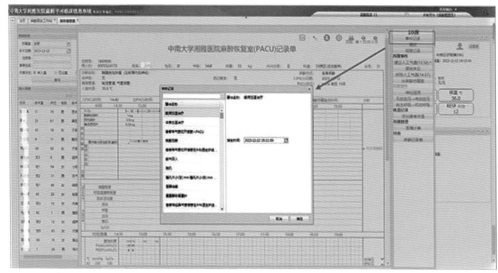

图2-1-21　录入带入气管导管的相关信息

（10）查看系统自动采集生命体征及血气分析结果与监测是否一致（图2-1-22），若血气分析机未接入手术麻醉临床信息系统，手动录入血气分析结果，点击记录单"血气"，出现血气分析相关监测项目，将血气分析结果录入相应栏目，点击保存（图2-1-23）。

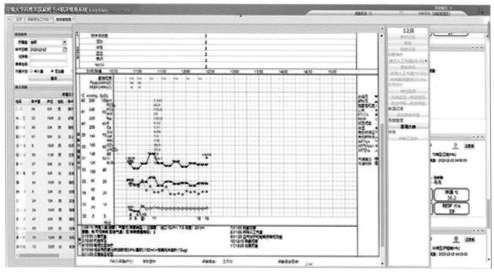

图2-1-22　查看采集的生命体征与血气分析结果

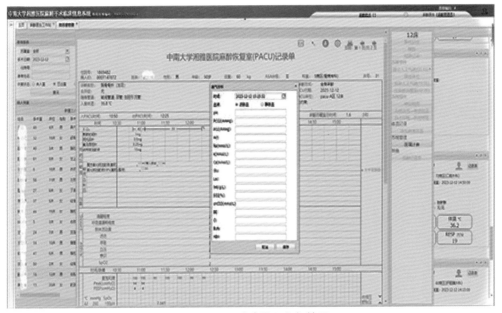

图2-1-23　手动录入血气结果

（11）在患者离开麻醉后监护室前，点击Steward苏醒/改良Aldrete评分，在相应评分栏录入评估数据，点击保存（图2-1-24）。

（12）点击"护理措施"，录入麻醉后监护及治疗采取的相应护理措施。

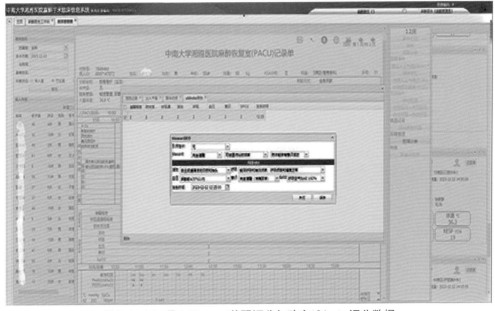

图2-1-24　录入Steward苏醒评分与改良Aldrete评分数据

（13）点击"交接内容栏"，录入交接相关内容（图2-1-25）。

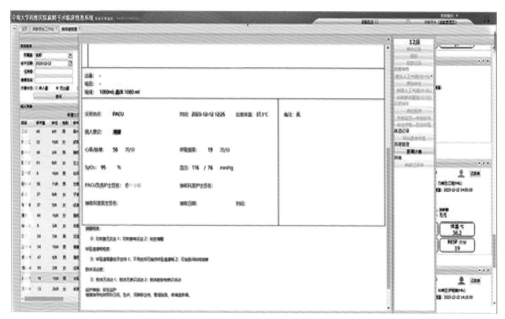

图2-1-25　录入交接内容

（14）点击记录单上"打印"标识，打印纸质记录单，并手写签名或电子签名。

3.填写患者转交卡上需要交接的相关信息，在交班者处签名。

（二）注意事项

1.若为手写记录单，宜使用蓝黑墨水、碳素墨水笔书写，需复写的病历资料可以使用蓝色或黑色油性笔，字迹材料的耐久性宜符合DA/T 16—1995标准。

2.使用规范的医学术语记录患者一般资料、使用药物、事件等，做到填写规范，不遗漏，表述清楚。

3.及时做好护理记录，若遇麻醉手术后意外事件的紧急抢救，待病情平稳后及时补录相关信息。

4.护理记录录入的信息包括数据和事件等，应真实、客观、可信，不得涂改。

5.麻醉监测记录若自动采集监护仪上数据，注意检查采集数据的准确性。

图解麻醉后监护室标准工作流程

护理记录工作流程图

手术护理记录单、患者转科交接单上接班者签名

↓

登录手术麻醉临床信息系统

↓

点击麻醉后监护室管理工作站主页面

- 点击"未入室"患者列表→查询患者→单击鼠标并点住患者→拖至PACU床位，弹出对话框，点击"确认"
- 点击"记录单标识"，进入"记录单"页面
- 点击"记录单"核对、修改、补充信息
- 点击"FiO_2"，录入患者用氧浓度
- 点击"用药记录"，录入所用药物及剂量
- 点击"输液及输血"，选定输入液体、血液制品及留置针穿刺部位，录入输液、输血量
- 点击"出量"，勾选引流项，录入引流量、尿量与性质
- 点击"事件记录"，选定事件名称，录入事件信息
- 点击"苏醒事件"，录入带入气管导管的相关信息
- 查看系统自动采集生命体征及血气结果与监测是否一致
- 点击Steward苏醒/改良Aldrete评分，录入评分数据
- 点击"护理措施"，录入实施的护理措施
- 点击"交接内容栏"，录入交接相关内容
- 点击"打印"标识，打印纸质记录单，并签名

↓

填写转科交接单上需要交接的相关信息，在交班者处签名

（一）工作流程

1. 全身麻醉术后患者的评估。麻醉苏醒拔除气管导管后观察约60分钟，综合评估患者病情，达到离室标准后方可离开PACU。其评估内容如下。

（1）评估中枢神经系统。①患者神志清醒，定向能力恢复，能完成指令性动作，能辨认时间和地点，术前昏迷、神志不清或精神疾病、部分颅脑手术等特殊患者除外。②肌力恢复，能自主活动四肢与抬头。③神经外科手术患者，双侧瞳孔对称，大小与对光反射正常。

（2）评估呼吸系统：呼吸道通畅，通气功能正常，可正常呼吸，呼吸频率为12～30次/min，保护性吞咽、咳嗽反射恢复，可自行咳嗽，排除呼吸道分泌物，吸入空气时血氧饱和度（SpO_2）>95%或达到术前水平，二氧化碳分压在正常范围（35～45 mmHg）。

（3）评估循环系统：循环稳定，血压和心率变化与术前相比波动在20%以内，心电图正常，无心律失常和ST-T改变，体温在正常范围。

（4）评估无麻醉、手术急性并发症，如气胸、气道水肿、神经损伤、活动性出血、剧烈恶心呕吐等。

（5）评估麻醉性镇痛或者镇静药使用时间，给药后观察时间超过30分钟无异常反应。

（6）患者Steward苏醒评分≥4分，改良Aldrete评分≥9分（表2-1-1、表2-1-2）。

（7）经PACU麻醉医生对患者再评估，确认患者达到离室标准，转回病房。

2. 椎管内麻醉患者评估。

（1）评估阻滞平面：阻滞平面在预定上限以下，无呼吸抑制现象，阻滞的感觉及运动神经出现恢复征象，肌肉张力恢复正常，交感神经阻滞体征已消除。

（2）循环系统稳定，不需要药物支持。

（3）因为疼痛或躁动等原因给患者使用过麻醉性镇痛或镇静药后，在PACU观察时间应超过30分钟，防止再度发生呼吸和神志抑制。

（二）注意事项

1. 患者转出PACU前应全面评估，达到规定的离室标准：包括评估肢体活动度、呼吸、循环、意识及氧饱和度等生命体征和活动，还应包括对疼痛、恶心呕吐和手术部位是否有活动性出血等进行评估，要求Steward苏醒评分≥4分，改良Aldrete评分≥9分。

2. 患者术后经PACU监测治疗，绝大多数被送回原普通病房，接受一般护理和监测，但部分患者经过较长时间恢复，生命体征仍不平稳或有严重并发症，需要联系重症监护室继续接受更高级、严密的治疗和监护，以确保患者的安全。

表2-1-1　Steward苏醒评分

	清醒程度	呼吸道通畅程度	肢体活动度
2	完全苏醒	可按医生吩咐咳嗽	肢体有意识活动
1	对刺激有反应	不用支持可以维持呼吸道通畅	肢体有无意识活动
0	对刺激无反应	呼吸道需要予以支持	肢体无活动
评分在 4 分以上方能离开PACU			

表2-1-2　改良Aldrete评分

	呼吸标准	SpO$_2$标准	意识状态标准	血压标准	活动标准
2	能够进行深呼吸和有效咳嗽，频率和幅度正常	呼吸空气SpO$_2$≥92%	完全清醒（准确回答）	麻醉前±20%以内	自主或遵嘱活动四肢、抬头
1	呼吸困难和（或）受限，但有浅而慢的自主呼吸，可用口咽通气道	呼吸氧气SpO$_2$≥92%	可唤醒、嗜睡	麻醉前±20%～49%	自主或遵嘱活动二肢和有限制地抬头
0	呼吸暂停或微弱呼吸，需要呼吸器治疗或辅助呼吸	呼吸氧气SpO$_2$<92%	无反应	麻醉前±50%以上	不能活动肢体或抬头
评分在9分以上方能离开PACU					

患者离室评估工作流程图

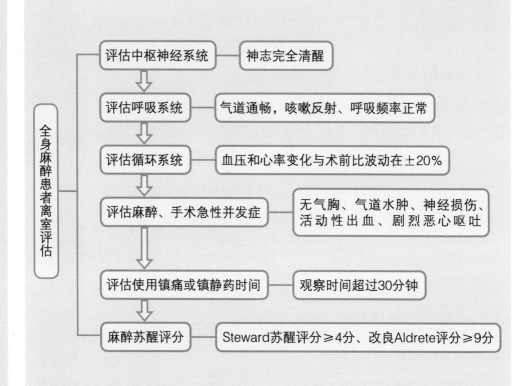

全身麻醉患者离室评估

评估中枢神经系统 → 神志完全清醒

评估呼吸系统 → 气道通畅，咳嗽反射、呼吸频率正常

评估循环系统 → 血压和心率变化与术前比波动在±20%

评估麻醉、手术急性并发症 → 无气胸、气道水肿、神经损伤、活动性出血、剧烈恶心呕吐

评估使用镇痛或镇静药时间 → 观察时间超过30分钟

麻醉苏醒评分 → Steward苏醒评分≥4分、改良Aldrete评分≥9分

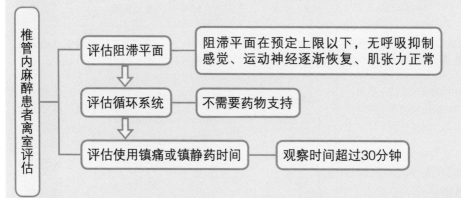

椎管内麻醉患者离室评估

评估阻滞平面 → 阻滞平面在预定上限以下，无呼吸抑制感觉、运动神经逐渐恢复、肌张力正常

评估循环系统 → 不需要药物支持

评估使用镇痛或镇静药时间 → 观察时间超过30分钟

（一）工作流程

1. 一般患者转运流程。

（1）责任护士用Steward苏醒/改良Aldrete麻醉后恢复评分标准评估患者达到离室标准，将评估结果反馈给PACU麻醉医生。

（2）PACU麻醉医生再次评估患者，确认病情达到离室评分标准后下达离室转病房医嘱。

（3）责任护士与患者交流，告知麻醉恢复情况及可以转回病房的信息，舒缓患者情绪，然后电话通知病房管床医生及家属准备接收患者。

（4）完成书写：责任护士完善麻醉后监护室记录单并打印，纸质版签名后放置于病历夹内，填写患者交接单内需交接的内容。

（5）整理好病历及患者用物。

（6）再次查看监护仪上监测波形与数据，撤除多参数监护仪、加温设施等各种导联线。

（7）整理各种管路，包括输液管路、引流管路与冲洗管路等。

（8）PACU麻醉医生向病房管床医生交接患者病情、注意事项。

（9）转运患者：PACU护士、管床医生及护工护送患者返回病房。

（10）医护共同将患者平移至病床，整理各种管路，检查输液通路。

（11）与病房护士交接：PACU护士与病房责任护士交接患者病情、输液、药物、引流、镇痛泵、皮肤及用物等信息。

2. 重症患者转运流程。

（1）评估患者生命体征：PACU麻醉医生评估患者生命体征及氧合情况后，确定为重症患者，立即联系手术医生，协商术后处理方案，下达转入ICU的医嘱。

（2）PACU麻醉医生或手术医生立即联系ICU医生，简述患者病情及治疗情况，确定接收床位。

（3）PACU护士电话联络ICU护士，简述患者病情及所需监测与治疗设备，确认床位及准备设备所需的时间，约定转送患者的具体时间。

（4）准备转送途中需要携带的仪器设备和抢救用

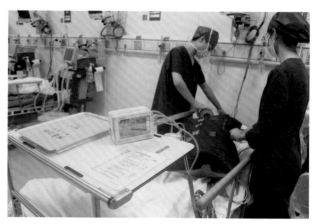

图2-1-26 准备便携式仪器设备和抢救用物

物，如便携式监护仪、氧气瓶/氧气袋、简易呼吸器/转运呼吸机及吸痰用品（吸痰管、50 mL注射器）等（图2-1-26）。

（5）完善并打印麻醉后监护室记录单，签名，夹入病历，填写患者交接单，整理好病历及用物。

（6）整理各种管路，包括输液通路（静脉输液、静脉注射泵）、有创动脉压监测、中心静脉压、气管导管与螺纹管、手术部位引流管、导尿管等。

（7）若需要电梯转运则电话通知司梯员，要求电梯在PACU楼层电梯口处等待。

（8）撤除原有监护仪，连接便携式监护仪，放置于患者头端，连接简易呼吸器或转运呼吸机等设备。

（9）麻醉医生站在患者头侧，外科医生站在左侧，PACU护士站在右侧，护工靠近床尾，共同转运患者至重症监护室（图2-1-27）。

（10）麻醉医生即刻评估患者生命体征指示后方可

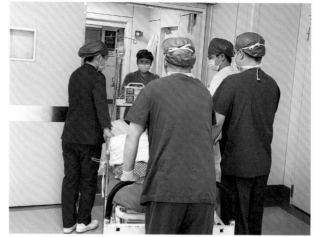

图2-1-27 危重症患者转运

图解麻醉后监护室标准工作流程

过床，团队人员共同将患者平稳转移至ICU病床。

（11）转运医务人员协助ICU医务人员建立各种监测，观察患者生命体征。

（12）交接病情及用物：连接好呼吸机及各种监测后，详细交接患者病情，包括术中及麻醉恢复期的情况，交接输液与药物、各种引流管及皮肤情况，交接病历及患者用物。

（二）注意事项

1.转运前的注意事项。

（1）充分评估患者病情，苏醒达标后方可转运。

（2）重症患者转运前应准备完善便携式监护仪、给氧设施及吸痰用品等，做好缩短转运时间的各项准备工作。

2.转运过程中的注意事项。

（1）转运护士宜站在患者右侧，便于协助麻醉医生观察与处理患者。

（2）护送途中密切观察患者面色、呼吸等生命体征，及时发现病情变化，注意预防与处理躁动、恶心呕吐、意外坠床、管道脱落等异常情况。

（3）平稳推送转运床，避免震动，尤其在转运床转弯时，给予患者安全感，如遇坡道应该保证头处于高位，以免出现恶心呕吐等不适感。

（4）转运中宜与患者进行适当交流，分散部分注意力，提高舒适感。

（5）注意保暖和保护患者隐私。

3.转运后的注意事项。

（1）平稳过床：过床时应该由3～4人负责移动患者，其中1人负责头颈部；2人负责躯干部，各站于两侧，一手放于腰部，另一手放于臀部；剩下一人负责抬起小腿，动作协调一致，把患者平稳移至病床，或规范使用过床易挪动患者。

（2）按照交接流程详细交接患者病情及物品。

4.制定完善的患者转运应急预案以应对突发紧急情况，如电梯停电、转运仪器故障、途中急救等。

患者安全转运工作流程图

一般患者转运

使用Steward苏醒/改良Aldrete评估表评估患者

⇩

反馈评估结果给麻醉医生

⇩

麻醉医生再次评估患者，下达离室医嘱

⇩

通知病房管床医生及家属，准备接收患者

⇩

完善护理记录并打印，签名后入病历夹

⇩

填写患者转科交接单上相关内容

⇩

整理好病历及用物

⇩

再次查看监测波形与数据，撤除各种导联线

⇩

整理各种管路

⇩

麻醉医生向病房管床医生交接患者

⇩

安全转运患者

⇩

平稳过床

⇩

交接患者病情、治疗与护理情况和用物

重
症
患
者
转
运

麻醉医生评估病情，下达转入ICU的医嘱

⬇

联系ICU医生，简述病情，准备床位

⬇

联系ICU护士，简述病情、治疗与监测，约定转送时间

⬇

准备转送途中所需要转运设备和抢救用物

⬇

完善并打印麻醉后监护室记录单并签名

⬇

填写患者转科交接单上相关内容

⬇

整理好病历及患者用物

⬇

整理各种管路

⬇

通知司梯员将电梯运行至PACU楼层等候

⬇

麻醉医生向病房管床医生交接患者

⬇

安全转运患者

⬇

麻醉医生即刻评估患者生命体征后平稳过床

⬇

迅速连接各种监护与治疗设备

⬇

交接患者病情、治疗与护理情况和用物

第二节 专科手术患者麻醉恢复期护理工作流程

一 麻醉恢复期患者一般护理工作流程

（一）接收患者

1.接收全身麻醉患者流程。

（1）开启呼吸机及监护仪，设置报警参数、级别及适宜报警音，然后将其调整为待机状态备用（图2-2-1）。

（2）患者入PACU时立即咨询麻醉医生患者的体重、身高、术中的潮气量及呼吸频率等信息。

（3）根据患者相关信息迅速设置通气模式和呼吸机参数（图2-2-2）：麻醉恢复期患者通常选用SIMV模式，潮气量成人为6～8 mL/kg，儿童为8～10 mL/kg；呼吸频率为成人10～16次/min，儿童16～20次/min，吸气时间为1.1～1.4秒；吸呼比为1:1.5～1:2；氧气浓度为40%～60%。

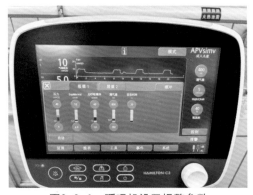
图2-2-1　呼吸机设置报警参数

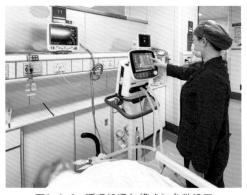
图2-2-2　呼吸机通气模式与参数设置

（4）开启通气，将呼吸螺纹管连接呼吸机与患者气管插管。

（5）检查气管插管与气道。①检查气管插管的深度及导管固定状况，必要时听诊患者双肺呼吸音，了解气管导管的深度及气道通畅情况。②询问麻醉医生患者是否有困难气道、牙齿松动等特殊情况。

（6）建立监护。①将血氧饱和度夹夹住患者手指/足趾/耳垂（图2-2-3），观察患者血氧饱和度的监测数据。②连接心电监护导联线，观察心电图波形及心率（图2-2-4）。③监测血压：使用袖带无创测压或实施动脉穿刺进行有创动脉压监测（图2-2-5），观察患者血压情况。④监测体温：连接鼻咽温/皮温探头（图2-2-6）或使用体温计监测患者的体温。⑤根据患者情况进行呼末二氧化碳分压（图2-2-7）、中心静脉压监测。

（7）约束肢体：使用约束带将患者的上肢约束于床栏，避免患者意外拔管，必要时约束下肢或躯干，避免意外伤害（图2-2-8）。

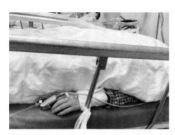
图2-2-3　夹血氧饱和度夹

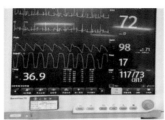
图2-2-4　建立心电监护

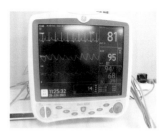
图2-2-5　有创动脉压监测

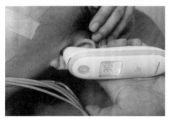
图2-2-6　体温监测

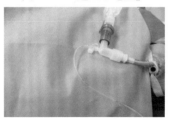
图2-2-7　监测呼末二氧化碳

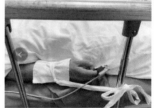
图2-2-8　约束上肢

（8）接收手术护士交接患者的相关信息。①基本信息：病室、床号、姓名、年龄、疾病诊断、用药史、过敏史，是否有传染性疾病与感染性疾病。②术中信息：手术方式、手术体位、术中输液和输血量、尿量、失血量及术中特殊情况等。

（9）手术护士现场交接各种管路。①交接静脉输液通路：检查穿刺部位局部情况，观察输液通畅度及输液速度，交接输注液体、药物名称及剂量与注意事项等；中心静脉导管（CVC）及经外周静脉穿刺的中心静脉导管（PICC）应查看置管的深度及管路标识。②动脉测压系统：包括动脉留置针穿刺部位、测压装置的密闭性、冲管用肝素液等。③交接手术部位各种引流管：包括引流管口敷料、管道固定、管道标识、引流装置通畅度、引流液性质及引流量。④交接导尿管、胃管等自然腔道引流管。

（10）交接患者皮肤情况，包括患者全身皮肤情况及手术体位受压部位局部皮肤情况，老年人、肥胖、消瘦、手术时长≥3小时、失血量多、术中控制性降压患者应重点交接，观察皮肤弹性、有无水肿、发红、损伤及皮疹等，发现异常情况应在交接单上备注，以便及时采取有效的干预与处理措施。

（11）交接患者用物：包括病历、影像资料、病服等。

（12）床旁悬挂动脉留置针、困难插管、牙松、高龄及传染性疾病患者的传染源等相关提示牌（图2-2-9）。

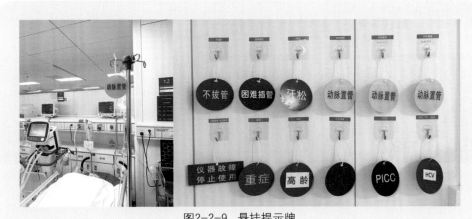

图2-2-9　悬挂提示牌

（13）记录。①在患者交接单、手术护理记录单上签接班者姓名。②在手术麻醉临床信息系统中与PACU护理记录中录入相关信息。

2.注意事项。

（1）了解设置呼吸机参数必需的相关信息，设置符合患者需求的呼吸参数。

（2）注意呼吸道的通畅度，发现气道压力高时应及时清理呼吸道分泌物。

（3）密切观察患者入PACU后的相关监测数据，及时处理异常情况。

（4）按照患者交接规范详细交接，流程清晰，内容全面，掌握患者麻醉手术中的情况，拟定护理措施。

（5）连接有创血压监测时应注意调整测压零点，当改变体位时应及时重新调整零点。

（二）监测与护理

1. 观察病情，及时发现异常情况并反馈给麻醉医生，遵医嘱处理。

（1）观察监测数据及波形。①循环系统：观察心率、心律、血压（无创血压、有创血压），必要时监测中心静脉压。②呼吸系统：观察呼吸机参数与气道压力、血氧饱和度，呼吸波形，必要时监测呼末二氧化碳。③连续监测体温或单次监测。

（2）观察瞳孔，包括瞳孔的大小、形状、对称性与对光反射。

（3）观察末梢循环情况，包括嘴唇、面部与肢端颜色。

2. 观察全身麻醉拔管指征。

（1）神志：呼叫能应，能遵医嘱睁开眼睛、抬头、活动肢体等。

（2）呼吸：自主呼吸恢复，潮气量及呼吸频率基本正常，吸室内空气时血氧饱和度大于95％或达到术前水平，血气分析结果基本正常。

（3）循环：循环功能稳定。

（4）活动：咳嗽反射、吞咽反射恢复，能自主抬头、抬高肢体、握手。

3. 呼吸道护理。

（1）观察气道压力，听诊肺呼吸音，评估气道通畅度，必要时清理呼吸道。

（2）观察拔管后有无舌后坠，气道是否通畅，必要时置入口咽或鼻咽通气道。

4. 给氧与体位。

（1）给氧：协助麻醉医生拔管，进行鼻导管给氧，流量为2～4L/min，必要时面罩给氧。

（2）体位：拔除气管导管后根据患者手术情况，调整体位，抬高床头30°或床整体调至头高足低15°～30°，有利于呼吸与引流，提高舒适度。

5.输液管理与给药：遵医嘱给予输注液体及药物，根据病情及输注液体种类调整输液速度。

6.体温护理。

（1）体温监测：根据病情选择连续监测或单次监测体温。

（2）处理异常体温。①低体温的干预：采用综合性保温措施预防低体温，如输液加温、体表加温、环境温度调节、减少暴露等。②高热的处理：首选物理降温，必要时给予药物降温。

7.引流管护理。

（1）引流管与引流装置：引流装置放置位置妥当，固定牢固，引流管皮肤出口处敷料干燥。

（2）引流液观察：包括引流液量、颜色、有无血块等。

8.麻醉并发症护理：包括低氧血症、低血压、高血压、舌后坠、寒战、恶心呕吐等的护理。

9.血气分析检查。

（1）抽取动脉血。①留有动脉留置针的患者，用注射器从动脉留置针的三通或正压接头处直接抽取。②动脉穿刺抽取：选择动脉，消毒皮肤后用注射器直接穿刺动脉抽取。

（2）做血气分析：根据血气分析机操作流程进行操作，打印血气分析结果，或联网状态下直接在护理记录单上查看。

10.舒适护理与心理护理：调整舒适体位，口渴与疼痛护理，宣教与心理疏导等。

11.评估病情，确定离室时间，使用Steward苏醒/改良Aldrete评分标准进行评估，分别在4分和9分以上为离室标准。

12.完成护理记录。

13.拆除监护，转送患者。

麻醉恢复期患者一般护理工作流程图

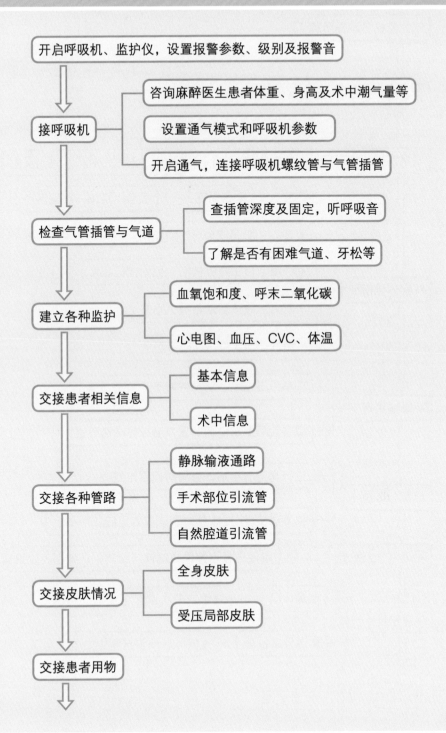

开启呼吸机、监护仪，设置报警参数、级别及报警音

接呼吸机
- 咨询麻醉医生患者体重、身高及术中潮气量等
- 设置通气模式和呼吸机参数
- 开启通气，连接呼吸机螺纹管与气管插管

检查气管插管与气道
- 查插管深度及固定，听呼吸音
- 了解是否有困难气道、牙松等

建立各种监护
- 血氧饱和度、呼末二氧化碳
- 心电图、血压、CVC、体温

交接患者相关信息
- 基本信息
- 术中信息

交接各种管路
- 静脉输液通路
- 手术部位引流管
- 自然腔道引流管

交接皮肤情况
- 全身皮肤
- 受压局部皮肤

交接患者用物

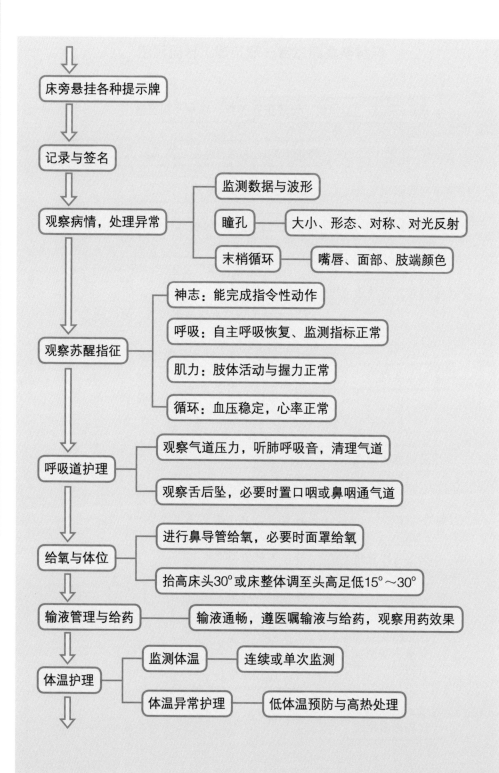

床旁悬挂各种提示牌

记录与签名

观察病情，处理异常 ── 监测数据与波形

瞳孔 ── 大小、形态、对称、对光反射

末梢循环 ── 嘴唇、面部、肢端颜色

观察苏醒指征 ── 神志：能完成指令性动作

呼吸：自主呼吸恢复、监测指标正常

肌力：肢体活动与握力正常

循环：血压稳定，心率正常

呼吸道护理 ── 观察气道压力，听肺呼吸音，清理气道

观察舌后坠，必要时置口咽或鼻咽通气道

给氧与体位 ── 进行鼻导管给氧，必要时面罩给氧

抬高床头30°或床整体调至头高足低15°～30°

输液管理与给药 ── 输液通畅，遵医嘱输液与给药，观察用药效果

体温护理 ── 监测体温 ── 连续或单次监测

体温异常护理 ── 低体温预防与高热处理

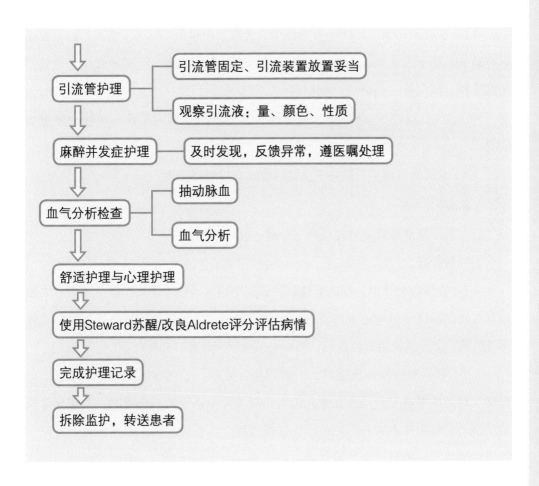

颅内肿瘤手术患者麻醉恢复期护理工作流程

（一）接收患者

1. 按照"麻醉恢复期患者接收一般工作流程"接收患者。

2. 交接专科内容。

（1）头部引流管：手术医生交接引流管部位及引流装置放置的位置，应有清楚的管路标识，如头皮引流管、硬膜外引流管、硬膜下引流管、脑室引流管、尿管等。

（2）交接并查看患者瞳孔大小、形状、对称性及对光反射。

（3）交接术前情况：包括术前神志、瞳孔、肢体活动情况。

（4）交接术中情况。①全身麻醉中是否有术中唤醒。②手术方式：如显微镜下行幕上、幕下、小脑、侧脑室、脑干等部位肿瘤切除术。③手术体位与皮肤：如仰卧位、侧卧位、俯卧位、侧俯卧位，受压部位的皮肤情况。④术中病情与治疗：呼吸及循环状况、输液量、输血量、术中用药、颅内压及出血量、尿量等情况。

（5）交接输液速度、药物有无特殊要求及穿刺部位皮肤。

（二）监测与护理

1. 实施"麻醉恢复期患者监测与护理一般工作流程"。

2. 专科护理。

（1）连续监测体温，预防低体温，关注中枢性高热。①若出现低体温，则使用充气式加温仪给患者进行体表加温，使用输液加温仪进行输注液体加温等系列保温措施。②若出现中枢性高热，则首先采取物理降温，必要时辅以药物降温。

（2）密切观察颅高压症状，有效预防与处理。①观察瞳孔大小、形状、对称性及对光反射情况，是否有瞳孔扩大、双侧大小不等的异常情况，发现异常及时汇报。②观察神志状态，清醒、昏迷或清醒后再昏迷，与术前状况进行对照。③预防颅高压：维持正常二氧化碳分压，通过血气分析检测，及时发现低氧血症和高碳酸血症，及时调整呼吸参数，预防高二氧化碳分压引起的颅高压；观察早期的恶心呕吐症状，遵医嘱给予药物预防和处理，避免增加颅高压的风险；遵医嘱调整输液速度和给予药物预防。④处理颅高压：遵医嘱使用甘露醇、呋塞米、地塞米松等药物降低颅内压；若为颅内血肿，则立即做好CT检查准备，配合转送患者进行检查，由神经外科医生评估颅内血肿大小，如果需血肿清除，则迅速做好术前准备。

（3）密切观察呼吸状况，预防低氧血症。①拔管前，应调节好呼吸参数，进行呼末二氧化碳监测，动态观察氧合情况。②拔管后，应特别关注呼吸运动、频率，是否有呼吸遗忘，必要时遵医嘱给予麻醉拮抗药物。③及时清理呼吸道，保持呼吸道通畅。④备好紧急处理低氧血症物品，如呼吸球囊、加压面罩、气管插管箱、口咽及鼻咽通气道、吸引装置等。

（4）抬高床头30°或将床整体调至头高足低15°～30°,有利于呼吸及头部静脉血液回流，减少出血。

（5）引流管护理。①引流装置应置于适宜位置：头皮引流管可放于头部，高度低于创腔；硬脑膜外引流装置须低于头部20 cm；硬脑膜下引流管引流装置须低于创腔30 cm；脑室引流装置出液口需要高出侧脑室平面（相当于外耳道水平）15～20 cm，以维持正常的引流（图2-2-10）；尿管引流装置放在床下方，低于身体30 cm左右。②观察各种引流液的量及颜色。③观察尿量，关注排尿速度、颜色及比重，正确评估是否有少尿或尿崩的情况。

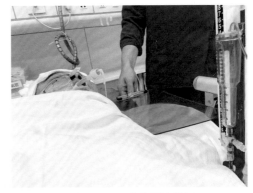

图2-2-10 脑室引流装置

（6）评估病情，反馈给麻醉医生，由其评估确定患者去向，根据医嘱转送患者。①Steward苏醒/改良Aldrete评分达到离室标准，则将患者送回病房。②病情不稳定需延长监护时间，则由麻醉医生或手术医生联系相关重症监护病房；责任护士准备转运呼吸机、简易呼吸球囊、氧气瓶/氧气袋、面罩及便携式监护仪，医护人员共同将患者送入NICU、ICU或AICU继续治疗。

（三）注意事项

1. 患者如出现意识恢复又逐渐变差甚至昏迷，一侧或双侧瞳孔大于5 mm，两侧瞳孔不等大，常提示颅内出血或脑水肿所致颅内高压，应立即报告麻醉医生及手术医生，尽早处理。

2. 患者述头痛且烦躁不安时应报告麻醉医生查明原因，遵医嘱使用止痛药或镇静药。

3. 拔除气管导管后若患者呕吐，则将头偏向一侧，头侧放置呕吐物接收器，并及时清理呕吐物，预防误吸，呕吐严重时报告麻醉医生，遵医嘱处理。

4. 对于颅后窝部位肿瘤开颅手术的患者要特别注意观察呼吸频率、节律、深度及是否有呼吸遗忘与抑制。

5.下丘脑部位肿瘤手术患者应特别关注体温变化，术后早期发热应考虑为下丘脑损伤致中枢性高热，应采取物理降温为主、药物降温为辅的处理原则。

6.脑室引流管装置出液口应固定于高出侧脑室平面15～20 cm处，告知患者勿调动其位置，以免影响正常的引流，从而导致低颅内压或高颅内压。

7.维持血压在正常范围，避免血压升高增加颅内出血的风险。

颅内肿瘤手术患者麻醉恢复期护理工作流程图

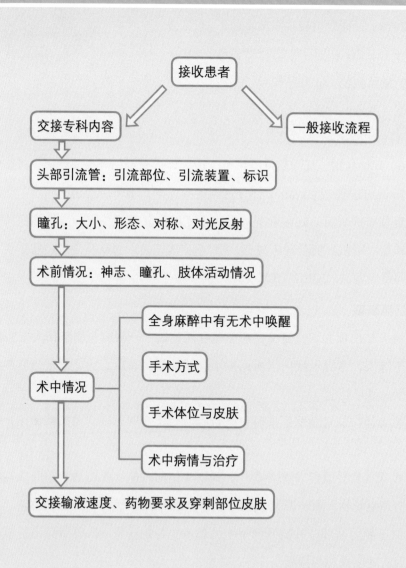

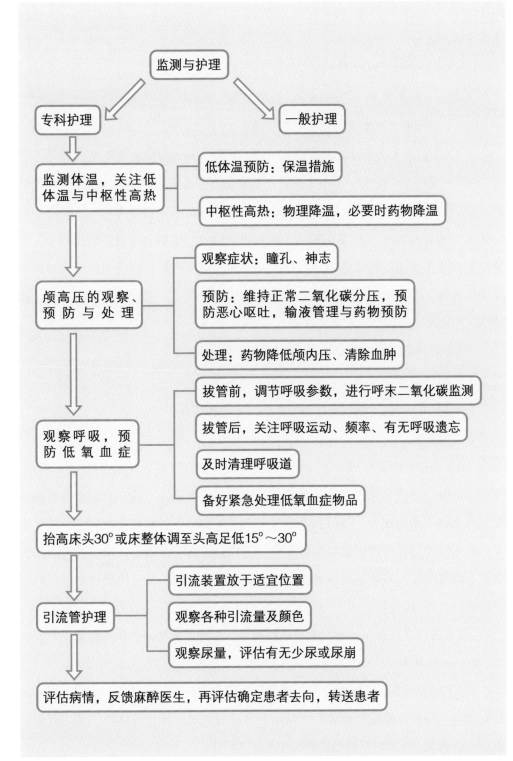

监测与护理

专科护理　　　　一般护理

监测体温，关注低体温与中枢性高热

低体温预防：保温措施

中枢性高热：物理降温，必要时药物降温

颅高压的观察、预防与处理

观察症状：瞳孔、神志

预防：维持正常二氧化碳分压，预防恶心呕吐，输液管理与药物预防

处理：药物降低颅内压、清除血肿

观察呼吸，预防低氧血症

拔管前，调节呼吸参数，进行呼末二氧化碳监测

拔管后，关注呼吸运动、频率、有无呼吸遗忘

及时清理呼吸道

备好紧急处理低氧血症物品

抬高床头30°或床整体调至头高足低15°～30°

引流管护理

引流装置放于适宜位置

观察各种引流量及颜色

观察尿量，评估有无少尿或尿崩

评估病情，反馈麻醉医生，再评估确定患者去向，转送患者

（一）接收患者

1. 按照"麻醉恢复期患者接收一般工作流程"接收患者。

2. 交接专科内容。

（1）交接患者鼻腔填塞物、气囊引流管情况。

（2）交接患者离开手术间时瞳孔大小、形态、对光反射及对称性。

（3）交接术中情况。①手术方式：如经鼻显微镜下鞍区肿物切除术、鼻内镜鞍区肿物切除术、经鼻颅底肿瘤切除术＋咽鼓管切除术＋鼓室置管术、颅底肿瘤切除术＋经鼻眶减压术＋鼻内镜下全组鼻窦开放术。②是否进行控制性降压，术中控制性降压使用的降压药物、血压控制范围、降压药停止时间及出手术室前血压的情况等。③是否进行自体血液回收及自体血回收量。④交接输液与治疗：输液量、输血量、药物、出血量及尿量。

（4）交接患者术前意识状态、视力、四肢活动状态。

（二）监测与护理

1. 实施"麻醉恢复期患者监测与护理一般工作流程"。

2. 专科护理。

（1）实施呼吸道护理。①气管导管拔除前：检查气管导管气囊内压力，防止鼻腔内血液、分泌物流入气管；观察气道内压力，听诊肺呼吸音，必要时清理呼吸道分泌物。②清醒后，询问患者咽喉部有无异物感，若有异物及时吞下或吐出来，必要时使用负压吸引抽出咽喉部及气道内分泌物、血液等；指导患者勿用力咳嗽，将鼻腔流入口咽部的液体抿出来，必要时实施负压抽吸协助排出，保持呼吸道通畅。

（2）密切观察血压，若术中持续性降压，麻醉苏醒期间血压受影响，需及时反馈血压和尿量情况，根据医嘱调节输液速度或使用药物，维持血压稳定。

（3）脑脊液鼻漏的护理：观察鼻腔填充物及引流液的颜色和引流量，评估是否有出血及脑脊液鼻漏；若鼻部引流出较多淡红色或鲜红色液体时，考虑有出血或脑脊液鼻漏，应及时反馈给麻醉医生与手术医生。

（4）调整合适体位：当患者苏醒后应将病床调整为头高足低30°～45°，利用颅内脑组织重力作用对鞍底压迫，减轻手术部位渗血，利于伤口愈合和患者呼吸。

（5）观察患者的视力、视野等情况，评估是否有视神经损伤。

（6）给氧护理。①经口腔给氧，其流量为3～5 L/min，提醒患者勿咬给氧管，保持输氧管通畅。②观察血氧饱和度，实时进行血气分析，评估氧合情况，必要时使用面罩给氧。

（7）观察尿量及排尿速度的变化，如有短时内尿量迅速增加、颜色及比重改变等异常时，应及时告知麻醉医生与外科医生，可能发生尿崩症，配合医生进行处理。

（8）观察患者有无瞳孔改变、头痛、恶心呕吐及颈项强直等颅内高压症状，一旦发现应立即汇报医生，遵医嘱给予甘露醇等药物降低颅内压。

（9）再次评估患者拔管后吞咽反射完全恢复情况，按照Steward苏醒/改良Aldrete评分标准评估患者，评分分别大于4分和9分即达到离室标准，按照标准转运流程将患者送回病房。

（三）注意事项

1.密切观察术后并发症。

（1）颅内血肿：如果患者术前清醒，术后麻醉苏醒过程中长时间不醒，或者清醒后又出现意识变化，瞳孔不等大，立即报告手术医生，紧急行CT检查。

（2）手术部位出血：观察鼻部引流物的性质和量，判断有无活动性出血，少量血性引流液可不予处理，较多时反馈手术医生重新加压填塞。

（3）脑脊液鼻漏：密切观察患者鼻腔是否有液体渗出，渗出液若为无色无味的透明液体，则考虑脑脊液鼻漏的可能，应立即报告手术医生进行降颅内压和抗感染治疗，严重者需进行脑脊液鼻漏修补术。

（4）尿崩症：严密观察患者尿量和电解质情况，尿液的颜色改变能直观反映尿比重，具有观察方便的特点。当尿量＞200 mL/h，且连续2小时以上，尿比重＜1.005，尿颜色逐渐变浅时，提示尿崩症。

2.防止鼻腔填充物松动、脱落，对于躁动、不配合的患者，适当进行保护性约束。

3.关注口腔给氧注意事项，及时发现患者咬管、氧气管脱出情况。若咬管则叫醒患者用口呼吸，提示勿咬管；若氧气管脱出口腔，应及时进行调整。

4.做好适当的宣教。

（1）告知清醒患者严禁过度喷嚏、咳嗽，以免增加出血风险。

（2）强调鼻腔填充物、气囊引流管不能擅自移位、拉出，注意保持管腔无菌。

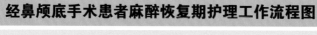

经鼻颅底手术患者麻醉恢复期护理工作流程图

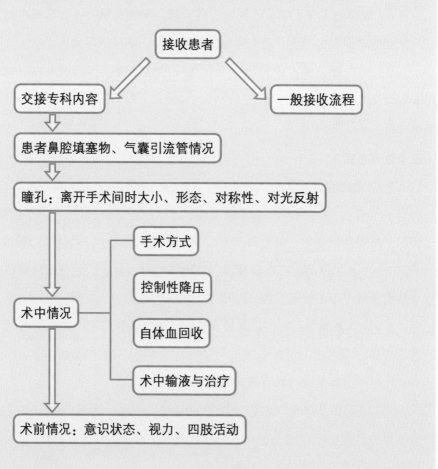

接收患者

交接专科内容

一般接收流程

患者鼻腔填塞物、气囊引流管情况

瞳孔：离开手术间时大小、形态、对称性、对光反射

术中情况

手术方式

控制性降压

自体血回收

术中输液与治疗

术前情况：意识状态、视力、四肢活动

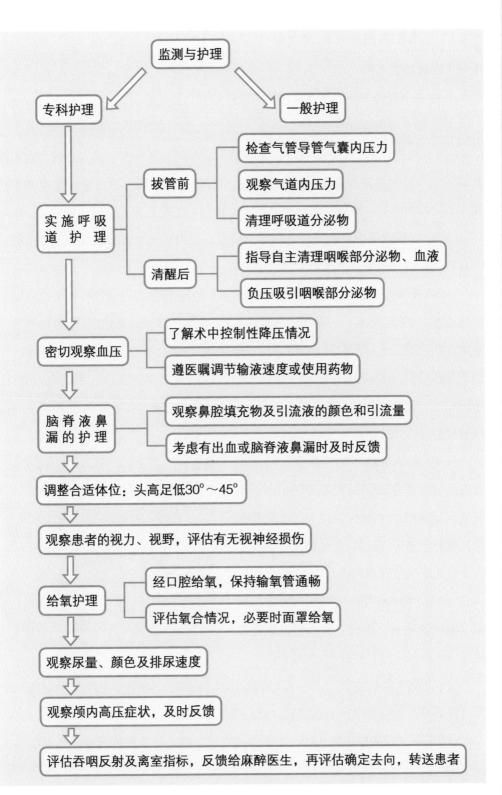

监测与护理

专科护理　　　　　　　　　一般护理

实施呼吸道护理
拔管前
- 检查气管导管气囊内压力
- 观察气道内压力
- 清理呼吸道分泌物

清醒后
- 指导自主清理咽喉部分泌物、血液
- 负压吸引咽喉部分泌物

密切观察血压
- 了解术中控制性降压情况
- 遵医嘱调节输液速度或使用药物

脑脊液鼻漏的护理
- 观察鼻腔填充物及引流液的颜色和引流量
- 考虑有出血或脑脊液鼻漏时及时反馈

调整合适体位：头高足低30°～45°

观察患者的视力、视野，评估有无视神经损伤

给氧护理
- 经口腔给氧，保持输氧管通畅
- 评估氧合情况，必要时面罩给氧

观察尿量、颜色及排尿速度

观察颅内高压症状，及时反馈

评估吞咽反射及离室指标，反馈给麻醉医生，再评估确定去向，转送患者

（一）接收患者

1.按照"麻醉恢复期患者接收一般工作流程"接收患者。

2.交接专科内容。

（1）气管导管。①经鼻插管：交接插入的深度及通畅度、固定方式为胶布或缝线、是否需要延期拔管等。②气管切开：交接插管深度、固定带松紧度和牢固性（以一指为宜），查看气管切口处是否有渗血。③是否为困难气道插管。

（2）口腔内情况：交接患者的牙齿情况，口内有无填塞纱布或纱垫等敷料，若有应交接填充数量及取出的时间。

（3）手术方式：如舌颌颈联合根治术+颈淋巴结清扫术，单侧+带蒂肌皮瓣切取移植术+气管切开术，舌颌颈联合根治术+带蒂肌皮瓣切取移植术+气管切开术，舌颌颈联合根治术+颈淋巴结清扫术，双侧+股前外侧皮瓣移植术+气管切开术，牙龈颌颈联合根治术+游离皮瓣切取移植术+气管切开术，颊颌颈联合根治术+颈淋巴结清扫术，单侧+股前外侧皮瓣移植术+下颌骨部分切除术，查看各手术部位的伤口敷料情况。

（4）引流管路。①交接伤口负压引流盒装置是否完好，是否妥善固定以及引流液的量和颜色（图2-2-11）。②胃管插管长度45～55 cm，尿管通畅情况。③各引流管有无明确的管路标识。

（5）术中病情：呼吸、循环、体温、输液、输血、用药、失血量及尿量等信息。

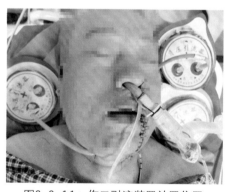

图2-2-11　伤口引流装置放置位置

（6）受压部位皮肤：术中长时间强迫体位，应检查交接受压部位皮肤的情况，评估是否发生术中压力性损伤，提示受压部位减压。

（7）下肢深静脉血栓（DVT）：评估双下肢的大小及浅静脉状况，判断是否发生DVT。

（8）镇痛泵：交接镇痛泵的类型，检查标识是否规范（患者基本信息、药物名称及剂量、镇痛的方式、给药速度及配置时间等）。

（二）监测与护理

1. 实施"麻醉恢复期患者监测与护理一般工作流程"。

2. 专科护理。

（1）密切观察生命体征：包括多参数监护仪及呼吸机上的监测数值、体温、瞳孔，发现异常情况及时告知麻醉医生。

（2）维持呼吸道通畅。①保持气管导管气囊内正常的压力，防止口腔内血液流入气管。②关注气道内压力，及时清理呼吸道分泌物。

（3）预防低体温：由于手术及麻醉原因，低体温风险高，应采取有效的保温措施预防或处理低体温，避免低体温的危害，有利于颈部皮瓣的血液供应。

（4）观察脱机及拔管指征。①麻醉医生评估患者符合脱离呼吸机的标准，则撤除呼吸机，使用鼻导管给氧，观察呼吸、循环、神志。②常规拔管指征：神志完全清醒且无残留肌松作用［四个成串刺激（TOF）的T4/T1大于90%］，潮气量、每分钟通气量正常，经皮血氧饱和度维持在95%以上，循环稳定，各种反射恢复；手术部位影响气道通畅度的因素很少，综合评估确定拔管。③延时拔管：若患者因手术存在困难气道与出血风险确认需要延期拔管者，则带管回病房观察约24小时后再拔管。

（5）拔除气管导管的护理。①拔管前准备困难气道管理物品：如呼吸球囊、加压面罩、纤支镜、一次性气管插管导丝或气道交换导管（AEC）、鼻咽通气道、气管插管箱等，准备好适宜的气管导管。②调整拔管时体位：选择头高位或半卧位，有利于气道管理与监测。③增加氧储备：拔管前将呼吸机调整为吸纯氧，增加肺氧储备，提高拔管后的缺氧耐受性。④吸引分泌物：充分吸尽呼吸道内分泌物及血液，抽吸胃内容物。⑤协助拔管：打开适宜大小的一次性插管导丝，麻醉医生将其插入气管导管后将气管导管缓慢拔出，导丝在气管内保留约30分钟，观察患者呼吸及循环稳定后再拔出，以备拔管后呼吸困难需要再次插管时使用。

（6）拔管后呼吸管理。①给氧：鼻导管给氧，必要时进行面罩给氧。②密切观察有无呼吸困难及低氧血症。③观察并处理上呼吸道梗阻：舌后坠时可用舌钳将舌牵出并用缝线固定；喉水肿或喉痉挛时遵医嘱进行加压给氧及药物（地塞米松）处理。④及时清理口腔及呼吸道分泌物，保持气道通畅。

（7）及时执行医嘱：包括静脉输液和输血，储备处理各种异常情况的药物，如麻醉拮抗药物，处理血压与心率、心律异常的药物。执行相关操作，如动脉血气分析、吸痰、中心静脉压监测等。

（8）观察伤口及皮瓣。①口腔内有无活动性出血，口腔内纱布或纱垫是否被移出，颌面部肿胀是否发生变化。②口腔外手术部位有无肿胀。③下肢取皮瓣处伤口渗血情况。④观察颈部皮瓣的颜色、皮温、毛细血管充盈反应情况，如皮瓣颜色变暗、变紫，提示静脉淤血；颜色变灰白，提示动脉缺血，及早发现皮瓣危象，及时汇报手术医生处理。

（9）急性疼痛护理。①使用疼痛评分尺评估急性疼痛程度。②遵医嘱使用静脉镇痛泵，必要时给予羟考酮等止痛药。③提供心理护理。

（10）预防压力性损伤：因手术复杂致长时间的强迫体位，可能导致受压部位组织缺血、缺氧及皮肤微环境改变，麻醉恢复期应及时变换体位，同时使用各种软垫分散术中体位受压部位压力，维持正常体温，降低压力性损伤的风险。

（11）预防下肢深静脉血栓：双下肢垫上软枕，保温，必要时穿弹力袜。

（12）评估苏醒程度，确定患者去向，转运患者。

（三）注意事项

1.密切观察伤口有无活动性出血以及舌体、口底、颈部肿胀情况。

2.严密观察呼吸，及时发现呼吸困难与低氧血症，定时清除口腔及气管内分泌物、血液，保持气道通畅。

3.拔除气管导管前应准备完善困难气道管理用物，以备紧急处理气道梗阻。

4.保护皮瓣，严密观察皮瓣的颜色、温度、毛细血管充盈情况，预防低体温。

5.做好患者急性疼痛护理，良好的术后镇痛可以降低创面应激反应及对免疫功能的抑制，促进恢复。

6. 做好舒适护理与心理护理。①保证床单元整洁舒适，及时清洁面部存留的血液及分泌物。②舒适体位。③因是口腔内手术，在麻醉苏醒后无法清晰表达自己的需求，又因在陌生的环境下，患者易出现恐惧、焦虑等负面情绪，故护理人员应提供书写板了解需求，针对性做好患者的舒适护理与心理护理。

口腔恶性肿瘤手术患者麻醉恢复期护理工作流程图

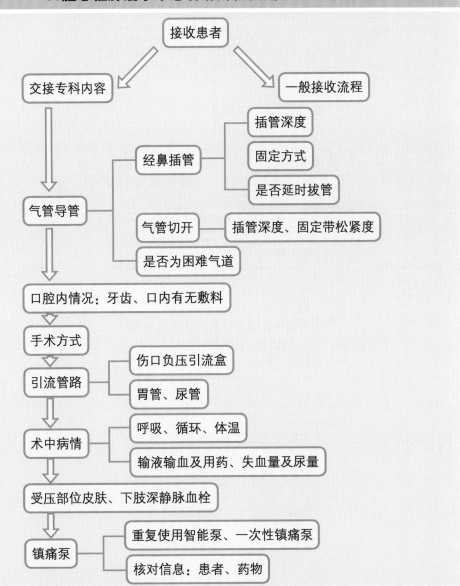

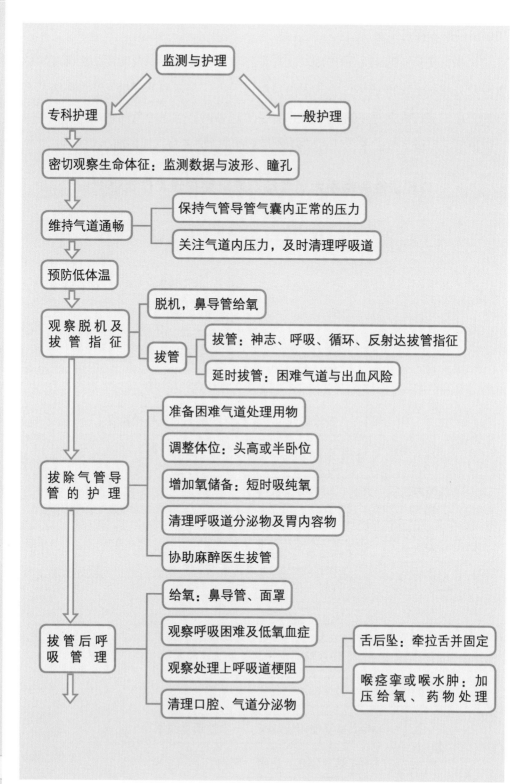

監測與護理

專科護理 　　　　　一般護理

密切觀察生命體征：監測數據與波形、瞳孔

維持氣道通暢 —— 保持氣管導管氣囊內正常的壓力

關注氣道內壓力，及時清理呼吸道

預防低體溫

觀察脫機及拔管指征 —— 脫機，鼻導管給氧

拔管 —— 拔管：神志、呼吸、循環、反射達拔管指征

延時拔管：困難氣道與出血風險

拔除氣管導管的護理 —— 準備困難氣道處理用物

調整體位：頭高或半臥位

增加氧儲備：短時吸純氧

清理呼吸道分泌物及胃內容物

協助麻醉醫生拔管

拔管後呼吸管理 —— 給氧：鼻導管、面罩

觀察呼吸困難及低氧血症

觀察處理上呼吸道梗阻 —— 舌後墜：牽拉舌並固定

喉痙攣或喉水腫：加壓給氧、藥物處理

清理口腔、氣道分泌物

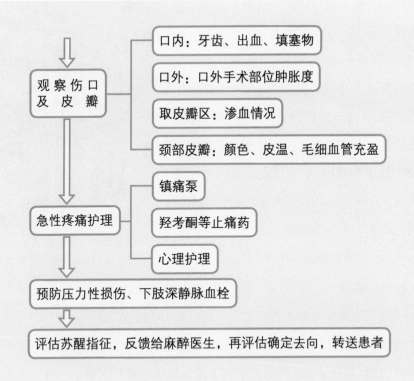

观察伤口及皮瓣
- 口内：牙齿、出血、填塞物
- 口外：口外手术部位肿胀度
- 取皮瓣区：渗血情况
- 颈部皮瓣：颜色、皮温、毛细血管充盈

急性疼痛护理
- 镇痛泵
- 羟考酮等止痛药
- 心理护理

预防压力性损伤、下肢深静脉血栓

评估苏醒指征，反馈给麻醉医生，再评估确定去向，转送患者

五 肺癌手术患者麻醉恢复期护理工作流程

（一）接收患者

1.按照"麻醉恢复期患者接收一般工作流程"接收患者。

2.交接专科内容。

（1）手术方式：胸腔镜下肺癌根治，开胸探查＋肺叶切除，机器人辅助下肺癌根治等。

（2）气管导管：交接气管导管插入的深度，术毕更换单腔气管导管的过程是否顺利；听诊双肺呼吸音，评估手术侧肺膨胀情况及肺部是否有分泌物；交接术中气道内压力及氧分压、二氧化碳分压。

（3）手术体位：交接并检查侧卧位时患者健侧上肢是否有受压，有无静脉回流受阻等。

（4）术中情况。①监测：有创动脉压、中心静脉压。②单肺通气时是否出现低氧血症。③输入液体种类及总量、术中出血量及尿量。

（5）胸腔引流。①引流管位置：引流气体通常选择锁骨中线外侧第2肋间，引流液体通常选择腋中线与腋后线之间第6～7肋间。②引流装置：引流管未受压、折曲，无滑脱，引流装置低于胸膜腔50 cm以上，其内水柱波动范围为2～4 cm，表示引流通畅，引流液的量及颜色正常（图2-2-12）。

（6）术前患者肺功能情况。

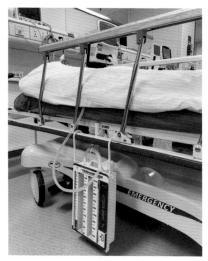

图2-2-12　胸腔引流装置位置

（二）监测与护理

1. 实施"麻醉恢复期患者监测与护理一般工作流程"。

2. 专科护理。

（1）观察生命体征：观察监护仪上监测数据与波形、神志、体温，重点关注血氧饱和度、血压、心率，必要时监测呼末二氧化碳，评估血容量、低氧及高碳酸情况，及时发现异常情况报告麻醉医生，遵医嘱处理。

（2）呼吸道护理。①评估气道内压力，及时清理呼吸道分泌物；观察肺呼吸及氧合。②观察肺呼吸运动，包括呼吸形态（胸式呼吸、腹式呼吸、胸腹式呼吸）、深度（胸廓起伏情况）、节律（正常为节律匀齐）、频率（正常为12～20次/min）情况。③听诊双肺呼吸音：正常呼吸音包括肺泡呼吸音、支气管肺泡呼吸音、支气管呼吸音，听诊有无湿啰音、哮鸣音、痰鸣音等异常呼吸音、评估肺复张。④指导患者深呼吸与咳嗽：由于呼吸时会加剧伤口疼痛，患者不敢正常呼吸，应讲解深呼吸和咳嗽的方法及重要性，指导并示范深呼吸动作，鼓励患者进行有效呼吸，必要时翻身拍背，促进有效咳嗽排痰或给患者行吸痰护理。

（3）给氧：拔管后立即行鼻导管给氧，其流量为2～4 L/min，密切观察患者血氧饱和度的情况，必要时放置鼻咽通气道或面罩给氧。

（4）胸腔引流护理。①将引流装置放置于合适的位置，水封瓶液面应低于引流管胸膜腔平面50 cm以上。②观察并准确记录胸腔引流液量、颜色、性状、伤口敷料情况；若连续2小时胸腔引流量超过200 mL/h或突然引流大量血液，超过500 mL，可考虑为大出血，则立即反馈手术医生，做好开胸探查止血的准备。

（5）输液管理：根据切除肺组织情况，适当控制输液速度，保持最低限度的体液平衡，减少术后复张性肺水肿。

（6）疼痛护理。①评估疼痛程度，询问疼痛性质。②反馈疼痛评估情况。③遵医嘱采取多模式镇痛措施，如静脉自控镇痛、硬膜外自控镇痛、椎旁神经或肋间神经阻滞、单次给予止痛药（如羟考酮、喷他佐辛、酮咯酸氨丁三醇等）进行止痛。

（7）血气分析：遵医嘱抽取动脉血进行血气分析，了解呼吸、循环、酸碱代谢、电解质及血红蛋白等情况，将血气结果反馈给麻醉医生，遵医嘱处理异常状况，如氧分压低、二氧化碳分压高，指导患者有效咳嗽与深呼吸。

（8）调整体位：抬高床头予以半卧位，以利呼吸和引流。

（9）氧分压、二氧化碳分压基本正常，Steward苏醒/改良Aldrete评分达到离室标准，麻醉医生再评估确定离室时间，完善各种记录后按照标准转运流程将患者送回病房。

（三）注意事项

1. 胸腔引流装置使用注意事项。

（1）确保引流管通畅：防止引流管打折、受压，定时（30～60分钟）挤压引流管。

（2）观察记录引流液的颜色、质、量，评估胸腔内是否有活动性出血情况，大出血则需进行再次手术止血，少量出血则可使用药物止血，没有出血则可以拔出引流管。

（3）观察引流装置内是否有气泡，确定胸腔内的气体是否排干净，评估支气管残端是否有漏气。

（4）转运时的管理：妥善固定胸腔引流管，转运患者前使用管道钳或管道夹夹闭引流管，过床后将引流装置悬挂于床旁，松开管道钳或管道夹。

（5）胸腔引流管意外脱管的应急处理。①立即使用无菌纱布堵住胸壁切口。②迅速通知手术医生。③准备无菌胸腔引流装置、引流管、换药包，由手术医生重新置入胸腔引流管。

2.密切观察患者的呼吸，嘱患者咳嗽，有效排痰，必要时进行拍背或使用负压吸引清理呼吸道，保持呼吸道通畅，降低肺部感染。

3.术后按时抽取动脉血进行血气分析，关注二氧化碳分压、氧分压、酸碱平衡、电解质等情况。

4.及时评估并处理患者的急性疼痛，降低疼痛对患者呼吸的影响。

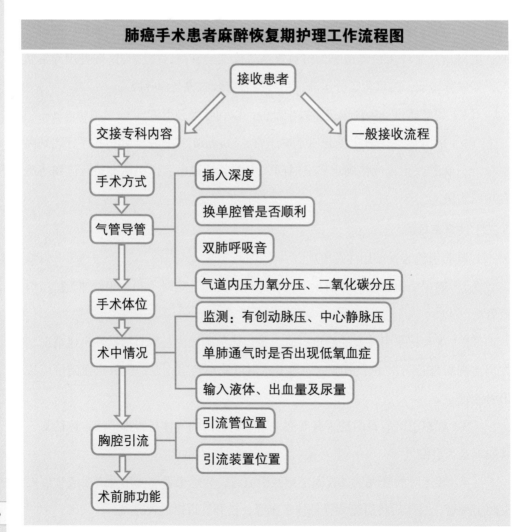

肺癌手术患者麻醉恢复期护理工作流程图

接收患者

交接专科内容　　　　　　一般接收流程

手术方式 —— 插入深度

气管导管 —— 换单腔管是否顺利

　　　　　　双肺呼吸音

　　　　　　气道内压力氧分压、二氧化碳分压

手术体位

　　　　　　监测：有创动脉压、中心静脉压

术中情况 —— 单肺通气时是否出现低氧血症

　　　　　　输入液体、出血量及尿量

胸腔引流 —— 引流管位置

　　　　　　引流装置位置

术前肺功能

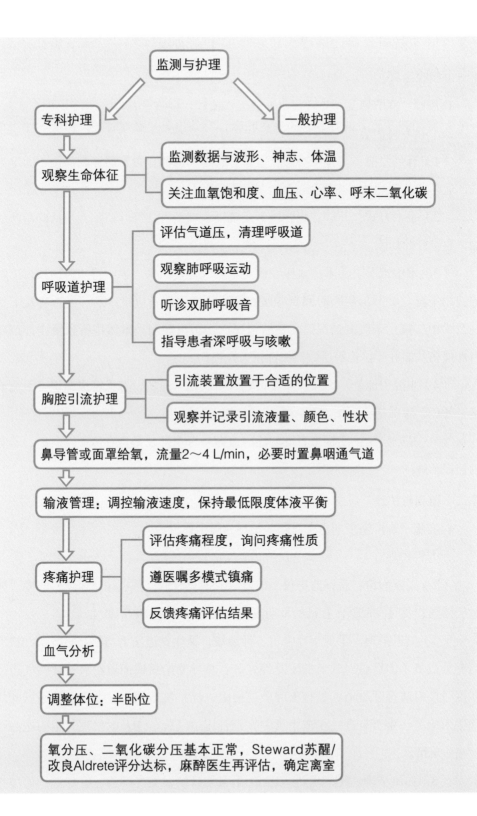

监测与护理

专科护理 ⟶ 一般护理

观察生命体征
- 监测数据与波形、神志、体温
- 关注血氧饱和度、血压、心率、呼末二氧化碳

呼吸道护理
- 评估气道压,清理呼吸道
- 观察肺呼吸运动
- 听诊双肺呼吸音
- 指导患者深呼吸与咳嗽

胸腔引流护理
- 引流装置放置于合适的位置
- 观察并记录引流液量、颜色、性状

鼻导管或面罩给氧,流量2～4 L/min,必要时置鼻咽通气道

输液管理:调控输液速度,保持最低限度体液平衡

疼痛护理
- 评估疼痛程度,询问疼痛性质
- 遵医嘱多模式镇痛
- 反馈疼痛评估结果

血气分析

调整体位:半卧位

氧分压、二氧化碳分压基本正常,Steward苏醒/改良Aldrete评分达标,麻醉医生再评估,确定离室

（一）接收患者

1. 按照"麻醉恢复期患者接收一般工作流程"接收患者。

2. 交接专科内容。

（1）有创监测：交接中心静脉置管、有创动脉测压置管的穿刺部位、固定方式、通畅度及穿刺处渗血等情况。

（2）手术方式：开放式腹腔镜下或机器人辅助方式肝叶切除，包括肝左叶切除，右半肝叶切除。

（3）术中情况。①术中血压、体温、血气分析结果、术中特殊药物如多巴胺的使用情况。②肝门阻断时间。③腹腔镜下实施手术者应检查颈部是否有皮下气肿及术中二氧化碳监测情况。④皮肤情况：是否出现因手术体位所致受压部位压力性损伤及如肝叶拉钩等所致器械性压力性损伤。

（4）腹腔引流管：交接引流管位置，引流是否通畅，有无管道标识，引流液量、颜色，腹部是否膨隆。

（5）基础疾病：交接患者肝功能、血糖是否正常及是否有传染性疾病，若有则挂提示牌。

（二）监测与护理

1. 实施"麻醉恢复期患者监测与护理一般工作流程"。

2. 专科护理。

（1）观察病情：观察监护仪上的监测数据与波形，重点注意血压、心率、尿量、体温，及时发现低血容量的早期改变并反馈，遵医嘱防治低血压。

（2）气道护理。①观察呼吸机各种参数，关注气道压力与氧合指数。②拔管后充分供氧（因肝脏对缺氧的耐受性差）：鼻导管给氧或面罩给氧；评估气道通畅度，及时清理呼吸道，处理上呼吸道梗阻，保持气道通畅。③腹腔镜下肝叶切除手术应关注是否有进一步皮下气肿，是否压迫气管。④及时发现气道问题并迅速报告麻醉医生。

（3）体温护理。①患者进入PACU后常规持续监测鼻咽温。②加温：使用充气式加温仪进行体表加温，输液加温仪进行输液、输血加温，因肝脏手术患者为术中低体温的高风险人群。

（4）输液管理。①及时将血压、中心静脉压、腹腔引流液量及性质反馈给麻醉医生。②遵医嘱进行输液、输血，调整速度，观察反应并记录。

（5）疼痛护理。①评估疼痛：询问患者疼痛部位、性质、疼痛的持续时间，使用疼痛评估尺评估疼痛的程度。②反馈疼痛信息给麻醉医生。③遵医嘱采取多模式止痛措施：使用智能镇痛泵连续给予止痛药物，单次给予羟考酮等或丙泊酚等镇静药物，必要时配合麻醉医生进行腹横肌平面阻滞（TAP阻滞）等。④评估镇痛效果。

（6）血气分析。①遵医嘱抽取动脉血进行血气分析，了解呼吸指标、酸碱代谢、电解质、血红蛋白及血糖等情况。②反馈血气血析结果给麻醉医生，决定是否需要输注成分血纠正贫血与凝血功能，必要时抽取静脉血监测凝血功能；关注血糖、电解质及pH值，确定输注液体的种类；关注氧分压、二氧化碳分压，指导患者呼吸、咳嗽，调节氧浓度。

（7）引流管护理。①观察腹壁引流管口敷料，查看引流管内是否有血块，检查引流收集装置的位置，评估引流液量、颜色及性质，及时评估腹腔内是否有活动性出血，必要时协助麻醉医生进行床旁腹部彩超，评估腹腔内情况。②观察尿量：关注其颜色及量，反映肝脏与肾脏功能，评估是否出现肝肾综合征。

（8）预防压力性损伤。①评估为压力性损伤高风险：因肝叶切除，肝功能受影响，对麻醉药物的代谢能力降低，麻醉后苏醒时间延长，增加压力性损伤的风险。②预防措施：定时改变患者体位，使用枕头或软垫减轻受压部位组织局部压力，实施保温措施。

（9）舒适护理。①鼓励患者表达自身感受，耐心答疑解惑。②口渴护理，定时湿润口腔。③病情允许则调整相对舒适体位。④评估患者精神、心理状况，向患者进行适当的心理安抚和健康宣教。

（10）评估苏醒程度，Steward苏醒评分达到4分以上或改良Aldrete评分达9分以上，遵医嘱护送患者回病房。

（三）注意事项

1.关注腹腔引流管，准确评估腹腔内情况。①妥善固定，预防脱管，避免打折、受压。②引流装置低于腹腔水平，利于引流，不能倒置，避免感染。③定时挤捏引流管，30～60分钟挤压1次，保持引流通畅。④观察并记录引流液的颜色、性质和量，评估腹腔内是否有活动性出血。⑤建立意外脱管的应急预案，掌握脱管后的紧急处理方法。

2.观察患者术后躁动情况，分析躁动的原因：麻醉后并发症和/或肝性脑病等原因，遵医嘱及时处理。

3.观察生命体征，关注血压，因肝脏对低血压及缺氧的耐受性差，应充分给氧和防治低血压。

4.由于手术和复苏时间相对较长，应定时翻身或垫软枕，避免局部长时间受压，造成压力性损伤。

5.关注患者的神志和尿液的量、颜色，警惕肝肾综合征的发生。

肝叶切除手术患者麻醉恢复期护理工作流程图

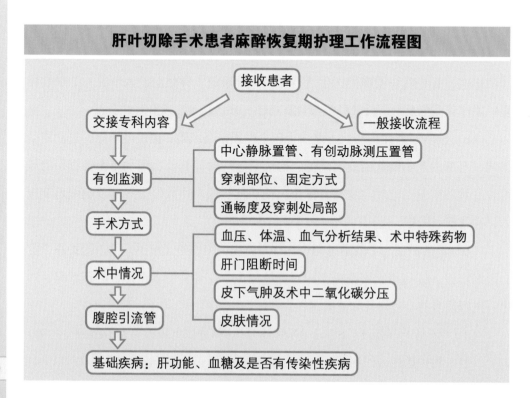

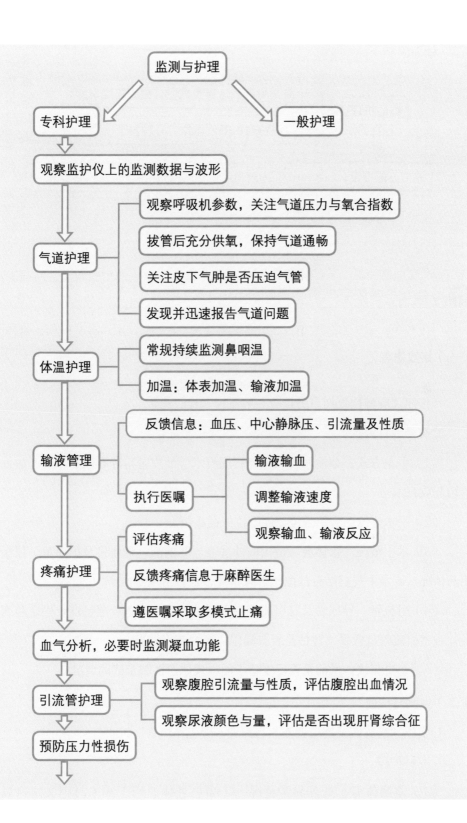

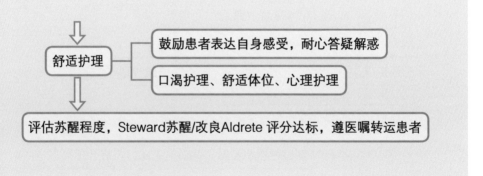

七 肾结石手术患者麻醉恢复期护理工作流程

（一）接收患者

1.按照"麻醉恢复期患者接收一般流程"接收患者。

2.交接专科内容。

（1）手术方式：如输尿管软镜碎石取石术、经皮肾镜碎石取石术、开放性手术切开取石术。

（2）手术体位：为俯卧位、侧卧位或截石位。

（3）术中情况。①体温及使用的冲洗液。②输液、输血量及出血量、尿量与用药情况。③术中观察结石部位是否有脓液，是否出现低血压。

（4）引流管：导尿管及肾引流管中引流液的量、颜色、通畅度，固定是否稳妥，观察引流管口敷料，评估是否有漏尿、血液渗出情况。

（5）病史交接：术前是否反复感染而出现尿源性脓毒症的情况。

（二）监测与护理

1.实施"麻醉恢复期患者监测与护理一般工作流程"。

2.专科护理。

（1）监测体温，处理异常情况。①当患者体温低于36℃时则实施保温措施，使用充气式加温仪给患者进行体表加温，使用输液加温仪进行输液加温。②当患者体温升高出现发热时则应视情况采取相应的降温措施。

（2）循环和呼吸的观察与护理。①观察监护仪上循环系统的监测数据，呼吸机各种参数，重点关注血氧饱和度、血压与体温，及时发现异常情况并报告麻醉医生。②充分给氧。

（3）导尿管与肾引流管护理。①密切观察留置导尿管及肾引流管的通畅情况。②观察尿液的性质、颜色、量：注意尿色是否为血尿、脓性尿，尿量是否正常，准确记录尿量及其颜色。③观察引流管口：观察肾引流管口处敷料是否被尿液、血液浸湿，评估是否有出血与尿漏。

（4）遵医嘱抽取动脉血进行血气分析，了解呼吸、循环、酸碱代谢、电解质及血红蛋白等情况。将血气分析结果反馈给麻醉医生，评估检测结果，决定异常状况处理方法，及时执行相应医嘱。

（5）尿源性脓毒症的观察与处理。①观察：密切关注体温、血压、心率、血氧饱和度、神志变化，若患者出现嗜睡、烦躁、意识障碍，心率加快，平均动脉压小于65 mmHg需要血管活性药物维持，血氧饱和度与氧分压下降，尿液浑浊，应高度警惕尿源性脓毒症的发生。②处理：按照30 mL/kg（3小时内）补充液体，建议选择复方氯化钠由外周静脉输入，好转后继续补液，适当补充白蛋白，必要时给予去甲肾上腺素升高血压。

（6）管理输液通路，根据尿量、血压及患者的肾功能情况决定输液速度。

（7）舒适护理与宣教。①调整适宜的环境温度，适当覆盖。②患者口渴且观察无恶心呕吐情况时，可给予少量温开水。③鼓励患者表达自身感受，耐心答疑解惑。④指导患者卧床休息，勿乱动，避免肾脏内出血。⑤解释留置导尿管的需求及拔除导尿管的时机，帮助患者适应留置尿管的刺激反应，若尿管引起严重的膀胱刺激征时，反馈给麻醉医生，遵医嘱给予酮咯酸氨丁三醇等药物缓解症状。

（8）抽取动脉血复查血气，评估血气分析结果，若存在异常情况则遵医嘱及时处理；若血气结果正常，则拔除动脉留置针，使用干棉签按压穿刺部位约10分钟。

（9）评估患者苏醒情况，Steward苏醒/改良Aldrete评分达到离室标准，遵医嘱转送患者。

（三）注意事项

1. 肾引流管与导尿管护理。①妥善固定，避免意外拔管。②观察引流液的颜色与引流量，因术后出血是肾结石手术患者最常见并发症，轻微出血或血尿是引流管、支架管刺激或手术碎石损伤黏膜所致；出血多时主要表现为低血压，脉搏快，肾引流管引流出红色血液且量多，应及时反馈手术医生及麻醉医生。③密切观察生命体征变化的同时做好再次手术止血的准备，必要时可夹闭造瘘管，使血液在肾、输尿管内压力升高，形成压迫止血状态，达到止血目的。

2. 关注电解质：术后及时对患者进行血气分析检查，密切观察患者钠、钾、氯等电解质指标，评估是否有电解质及酸碱紊乱，综合尿量的变化，决定处理措施。

3. 预防尿源性脓毒症：因结石导致尿路梗阻，内镜手术时较高水压的冲洗，使肾盂内的压力增加，容易使细菌通过肾小管、肾静脉、肾窦与淋巴管进入血液循环，引起尿源性脓毒症，因此应密切观察神志、体温、血压与尿液，尽早发现尿源性脓毒症早期症状，当发现患者的血压、血氧饱和度、氧分压、意识改变等出现异常时，及时反馈给麻醉医生。

4. 保持留置导尿管及造瘘管的通畅，及时挤压引流管，防止血块及碎石堵塞，以保证尿液的引流通畅和碎石块的排出，避免膀胱过度充盈导致尿液反流引起感染。

5. 正确处理引流管堵塞：导尿管阻塞时给予生理盐水冲洗，肾造瘘管阻塞时应严格实施无菌操作，低压状态下冲洗，防止引流液倒流。

肾结石手术患者麻醉恢复期护理工作流程图

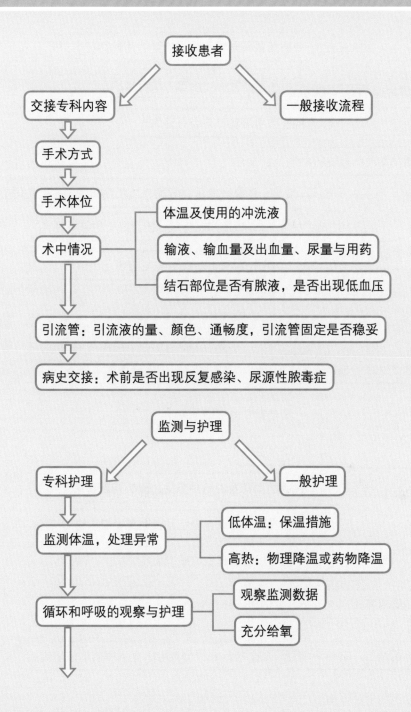

接收患者

交接专科内容 → 一般接收流程

交接专科内容 → 手术方式 → 手术体位 → 术中情况

术中情况:
- 体温及使用的冲洗液
- 输液、输血量及出血量、尿量与用药
- 结石部位是否有脓液,是否出现低血压

引流管:引流液的量、颜色、通畅度,引流管固定是否稳妥

病史交接:术前是否出现反复感染、尿源性脓毒症

监测与护理

专科护理 → 一般护理

监测体温,处理异常:
- 低体温:保温措施
- 高热:物理降温或药物降温

循环和呼吸的观察与护理:
- 观察监测数据
- 充分给氧

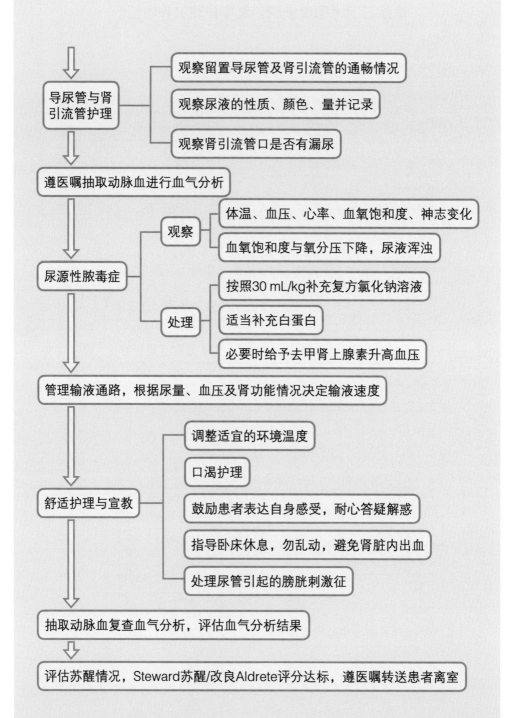

导尿管与肾引流管护理
- 观察留置导尿管及肾引流管的通畅情况
- 观察尿液的性质、颜色、量并记录
- 观察肾引流管口是否有漏尿

遵医嘱抽取动脉血进行血气分析

尿源性脓毒症
- 观察
  - 体温、血压、心率、血氧饱和度、神志变化
  - 血氧饱和度与氧分压下降，尿液浑浊
- 处理
  - 按照30 mL/kg补充复方氯化钠溶液
  - 适当补充白蛋白
  - 必要时给予去甲肾上腺素升高血压

管理输液通路，根据尿量、血压及肾功能情况决定输液速度

舒适护理与宣教
- 调整适宜的环境温度
- 口渴护理
- 鼓励患者表达自身感受，耐心答疑解惑
- 指导卧床休息，勿乱动，避免肾脏内出血
- 处理尿管引起的膀胱刺激征

抽取动脉血复查血气分析，评估血气分析结果

评估苏醒情况，Steward苏醒/改良Aldrete评分达标，遵医嘱转送患者离室

（一）接收患者

1. 按照"麻醉恢复期患者接收一般流程"接收患者。

2. 交接专科内容。

（1）手术方式。①开放式手术：耻骨上经膀胱前列腺切除、耻骨后前列腺切除。②微创式手术：经尿道前列腺电切术（TURP）、经尿道前列腺剜除术。

（2）三腔气囊导尿管：固定及通畅度。

（3）膀胱冲洗。术中使用的冲洗液为5％甘露醇、生理盐水，冲洗液为35℃～37℃或低于体温的液体。

（4）术中情况。①术中生命体征、体温，体位改变后血压情况。②输液及输血量、药物、出血量、尿量。③水、电解质、酸碱平衡及TURP综合征症状。

（二）监测与护理

1. 实施"麻醉恢复期患者监测与护理一般工作流程"。

2. 专科护理。

（1）严密观察生命体征：观察监护仪上循环系统的监测数据与波形，重点注意血压、心率、心律、体温及神志，及时发现循环系统与中枢神经系统的早期改变，及时报告与处理异常。

（2）观察呼吸。①拔管前：观察呼吸机参数、气道内压力及氧合情况。②拔管后：立即行鼻导管给氧，其流量为2～4 L/min，观察呼吸频率、深度、节律及注血氧饱和度，及时发现异常情况，报告麻醉医生。

（3）体温护理：常规监测体温，使用充气式加温仪给患者进行体表加温，使用输液加温仪进行输液加温，必要时对冲洗液进行加温。

（4）膀胱冲洗的护理。①选择冲洗液：术后通常选择生理盐水进行膀胱冲洗，以接近人体体温的冲洗液温度为宜。②调节冲洗速度：冲洗液高度为高于膀胱60～100 cm（图2-2-13），根据尿管排出的冲洗液颜色进行调整，一般速度为80～100滴/min。③观察冲洗情况：观察冲洗速度与引流出液的速度两者是否一致，若速度有差异，则立即监测膀胱充盈度；观察引流液的颜色及是否有小血块，若出现鲜红色并有小血块，加快冲洗速度后无改变，应马上报告手术医生处理。④及时更换冲洗液，避免空气进入膀胱。

（5）TURP综合征护理。①预防措施：满足膀胱有效冲洗的前提下尽量放低冲洗液高度，

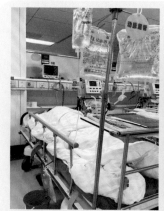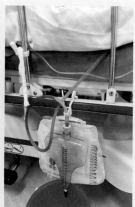

图2-2-13 膀胱冲洗及引流

即低压冲洗；及时抽取动脉血进行血气分析，了解血钠情况，早发现早处理。②观察临床表现：气管、肺和脑水肿的症状，有烦躁不安、焦虑、恶心呕吐、头痛、定向力障碍等；循环系统早期表现为血压高、中心静脉压高、心动过缓，后期为血压下降、心电图改变、胸痛、发绀、心律失常等；呼吸系统表现为肺淤血与肺水肿，如呼吸困难、发绀；肾水肿表现为少尿或无尿；关注低钠血症，当血钠低于120 mmol/L时表现为烦躁和神志恍惚，低于110 mmol/L时可发生抽搐、知觉丧失、休克，甚至心跳骤停，应密切观察，及早发现，及时报告麻醉医生。③护理措施：遵医嘱选择给氧方式，充分供氧；避免低氧血症；遵医嘱纠正低钠血症，肾功能正常时静脉输注3%～5%高渗盐水，输注速度小于100 mL/h，静脉注射呋塞米纠正水潴留。肾功能不全时立即进行透析。

（6）膀胱痉挛的护理。①观察早期症状，轻度时给予解释与安慰。②主诉有较严重的膀胱刺激征，则立即反馈给麻醉医生，使用镇痛药或骶管神经阻滞处理。

（7）三腔导尿管护理。①预防移位：嘱患者勿大幅度活动下肢，不应屈膝屈髋。②预防堵塞：观察引流液流出速度，保障冲洗液不间断。③发现异常则及时反馈给手术医生。

（8）预防深静脉血栓：给患者穿弹力袜，适当抬高下肢，观察下肢是否有肿胀、疼痛等症状，必要时抽血检测D-二聚体，评估是否有深静脉血栓。

（9）调整体位为头高足低15°～30°的仰卧位。

（10）复查动脉血气分析，评估低血钠改善情况。

（11）评估苏醒程度，Steward苏醒评分达到4分以上或改良Aldrete评分达9分以上，遵医嘱护送患者回病房。

（三）注意事项

1. 由于前列腺增生患者多为60岁以上的老年男性，常合并有基础疾病，如高血压、糖尿病、脑血管疾病等，应密切观察患者生命体征。

2. 术后持续膀胱冲洗应注意冲洗液温度、冲洗速度，根据引流液的颜色调整冲洗速度，且应定时挤捏引流管，可有效保证管路通畅及防止血块堵管，同时应观察膀胱及盆腔是否膨隆。

3. 持续膀胱冲洗时应密切观察呼吸、心率、血压、神志等变化，及时做血气分析，及早发现TURP综合征，及时处理，避免出现严重的脑水肿等。

4. 实施下肢深静脉血栓（DVT）的干预措施，观察双下肢的静脉回流情况，必要时做DVT的相关检查，及时发现，尽快处理，快速康复。

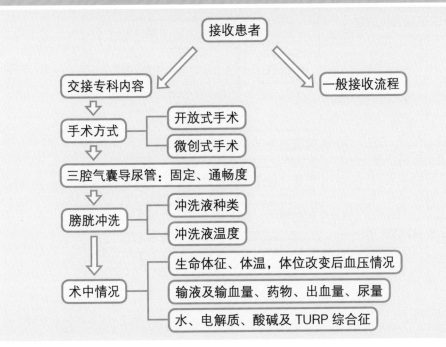

前列腺增生手术患者麻醉恢复期护理工作流程图

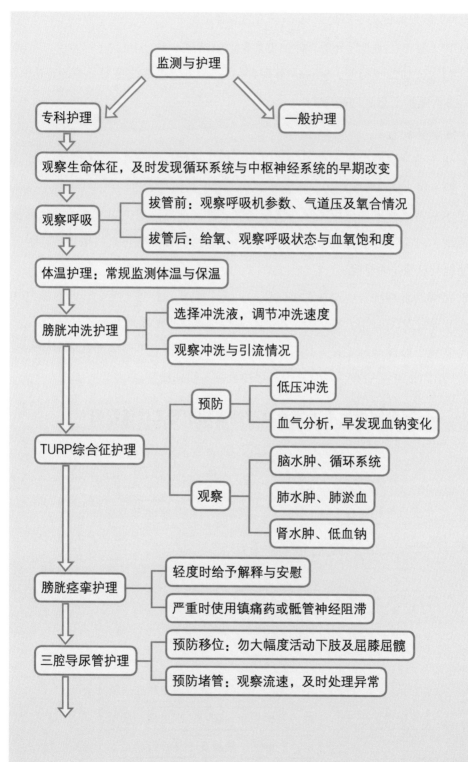

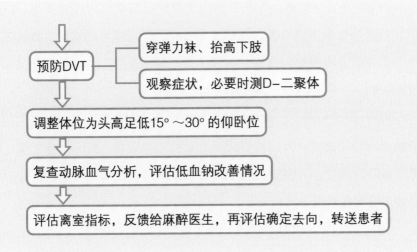

预防DVT ── 穿弹力袜、抬高下肢

预防DVT ── 观察症状，必要时测D-二聚体

调整体位为头高足低15°～30°的仰卧位

复查动脉血气分析，评估低血钠改善情况

评估离室指标，反馈给麻醉医生，再评估确定去向，转送患者

九 凶险性前置胎盘手术患者麻醉恢复期护理工作流程

（一）接收患者

1. 按照"麻醉恢复期患者接收一般流程"接收患者。

2. 交接专科内容。

（1）手术方式：血管介入+子宫下段剖宫产术、子宫下段剖宫产术+宫腔填塞、子宫下段剖宫产术+子宫全切、输尿管支架植入+子宫下段剖宫产术。

（2）交接术中情况。①输液速度，药物（缩宫素、血管活性药物、钙剂），穿刺部位。②术中失血量、输液及输血量和尿量。③术中是否有输血反应、羊水栓塞症状及子宫填塞。④新生儿的情况。⑤镇痛泵、腹腔引流管及导尿管等。

（3）子宫底的高度、阴道流血情况。

（二）监测与护理

1. 实施"麻醉恢复期患者监测与护理一般工作流程"。

2. 专科护理。

（1）监测与观察循环状况，预防低血压。①观察监测数据，重点注意血压、心率、体温，及时发现低血容量的早期改变，预防低血压。②观察末梢循环，包括面色、肢端颜色与温度。

（2）呼吸道管理与给氧。①拔管前应调节呼吸参数，清理呼吸道，保障供氧。②拔管后鼻导管或面罩给氧，保障正常呼吸。③观察呼吸监护，如血氧饱和度、呼末二氧化碳监测数据与波形，氧分压与二氧化碳分压，评估氧合情况，及时反馈观察结果。

（3）输液与给药护理。①输液与输血：麻醉医生根据监测与血红蛋白的结果下达输液种类与输注速度，及时执行医嘱。②滴注缩宫素：500 mL复方氯化钠加入10 U缩宫素静脉滴注，调整输注速度，通常以子宫收缩情况为依据。③观察输液、输血效果与不良反应。

（4）观察子宫。①子宫复旧情况：查看患者腹部是否膨隆，监测宫底高度，观察阴道流血情况。②有宫腔填塞的患者应观察阴道口的长纱条是否被脱出。

（5）观察尿液，评估有无输尿管与膀胱损伤：尿量少，尿液颜色为红色，肾区如有肿胀，可能有输尿管或膀胱损伤，应及时反馈给手术医生。

（6）羊水栓塞后麻醉恢复期的观察与护理：观察血压与血氧饱和度，充分给氧，遵医嘱给予药物处理。

（7）观察介入穿刺动脉及并发症：观察穿刺部位是否有肿胀、出血，患者清醒后应叮嘱穿刺侧肢体制动，观察下肢是否有肿胀，触摸足背动脉搏动，评估下肢动脉、静脉有无栓塞。

（8）监测体温与保温：因术中输液、输血、体腔暴露及失血等因素，麻醉恢复期应连续体温监测，延续保温措施，使用充气式加温仪给患者进行体表加温，使用输液加温仪进行输液加温，体温正常、病情稳定后撤离加温设施。

（9）遵医嘱抽取动脉血进行血气分析，了解呼吸、酸碱代谢、电解质及血红蛋白等情况，将血气分析结果反馈给麻醉医生，评估检测结果，决定是否需要输注库存血及其他异常状况处理，及时执行医嘱。

（10）心理护理，降低心理应急反应：告知患者手术已结束，麻醉已清醒，指导其进行有效呼吸与咳嗽，告知其新生儿情况，回答提问，进行适当的心理护理。

（11）按照Steward苏醒/改良Aldrete评分标准评估患者清醒程度，达到离室标准后转送患者。

（三）注意事项

1. 全程关注患者的循环、呼吸监测指标，及其面色、末梢循环情况，关注低血压、氧合状况、失血量及血红蛋白情况，调整输液速度及输注液体种类，保障有效循环血量与正常血氧饱和度。

2. 观察子宫复旧及阴道出血情况，评估宫收缩，调整缩宫素的输注速度。

3. 观察尿量及颜色，及时反馈异常情况，判断是否有泌尿系统损伤。

4. 患者麻醉苏醒后应注意心理护理，降低心理因素对循环的影响。

凶险性前置胎盘手术患者麻醉恢复期护理工作流程图

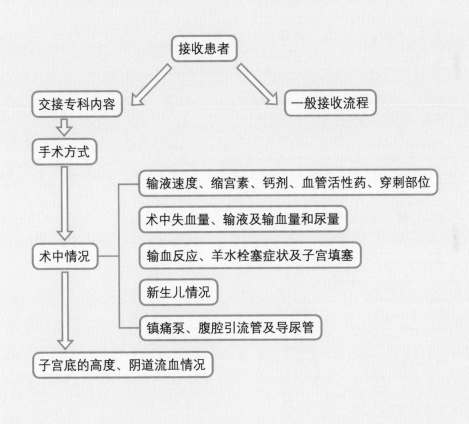

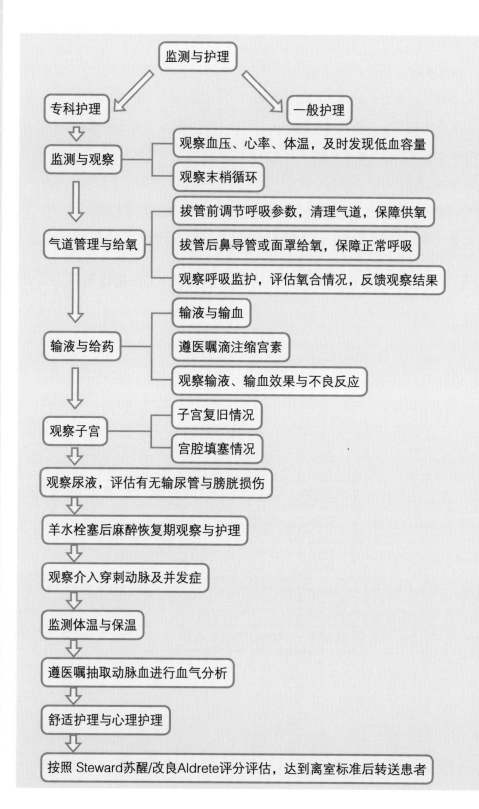

监测与护理

专科护理　　　　　　　　　　　　一般护理

监测与观察 ── 观察血压、心率、体温，及时发现低血容量

　　　　　 └─ 观察末梢循环

气道管理与给氧 ── 拔管前调节呼吸参数，清理气道，保障供氧

　　　　　　　 ├─ 拔管后鼻导管或面罩给氧，保障正常呼吸

　　　　　　　 └─ 观察呼吸监护，评估氧合情况，反馈观察结果

输液与给药 ── 输液与输血

　　　　　 ├─ 遵医嘱滴注缩宫素

　　　　　 └─ 观察输液、输血效果与不良反应

观察子宫 ── 子宫复旧情况

　　　　 └─ 宫腔填塞情况

观察尿液，评估有无输尿管与膀胱损伤

羊水栓塞后麻醉恢复期观察与护理

观察介入穿刺动脉及并发症

监测体温与保温

遵医嘱抽取动脉血进行血气分析

舒适护理与心理护理

按照 Steward苏醒/改良Aldrete评分评估，达到离室标准后转送患者

（一）工作流程

1. 按照"麻醉恢复期患者接收一般流程"接收患者。

2. 交接专科内容。

（1）患者病情：交接受累椎骨数量、肺功能、术前血气分析、心脏超声、心电图、颈部活动度等异常情况。

（2）手术方式、体位与手术时长。

（3）术中情况。①术中监测：血流动力学监测包括有创动脉压、中心静脉压、肺动脉导管（Swan-Ganz导管）、血气分析、尿量、体温、血红蛋白。②控制性降压时长，控制血压情况。③术中血液稀释，自体血回收量、回输血量。④静脉空气栓塞：因大量骨组织暴露，加之手术部位高于心脏水平，气体进入静脉血管，表现为无法解释的低血压、血氧饱和度与呼末二氧化碳水平降低。⑤术中输液输血量及有无出现输血反应，术中失血量。⑥交接受压部位皮肤状况，是否出现压力性损伤。

（二）监测与护理

1. 实施"麻醉恢复期患者监测与护理一般工作流程"。

2. 专科护理。

（1）多参数监测。①监测循环系统、呼末二氧化碳与体温，观察监测数据及波形，特别关注血压，由于手术切口大，术后渗血较多，易出现血容量不足，甚至低血容量性休克，需及时发现低血容量休克的早期改变，预防低血压。②观察呼吸相关参数，重点关注血氧饱和度及呼末二氧化碳监测数据与波形，及时发现异常情况，报告麻醉医生并处理。

（2）呼吸管理：由于脊柱侧弯疾病导致肺功能下降及麻醉与手术的影响，极易出现低氧血症，因此需做好呼吸管理。①拔管前：设置呼吸参数时应考虑肺功能问题，潮气量相对小，呼吸频率适当增加，维持每分钟通气量，保持气管导管通畅，保障足够氧供。②完全清醒后再拔管，避免全身麻醉后呼吸道并发症。③拔管后：密切观察患者呼吸状态，包括节律、频率、深度，及时清理呼吸道分泌物，鼻导管给氧或面罩给氧，足够氧浓度，指导有效咳嗽、深呼吸。

（3）预防低体温：因长时间手术、大切口暴露、输液与输血、麻醉等因素，患者极易出现低体温，需采取监测体温、输液加温与体表加温等综合保温措施。

（4）输液护理：保持输液通畅，保障输注速度的需求，及时输注术中回收的自体血液，麻醉医生根据患者血压、血红蛋白、电解质及心肺功能确定输液种类及输注速度，护士规范执行医嘱。

（5）疼痛护理：由于手术大、切口长，术后急性疼痛严重，需多模式镇痛，缓解疼痛。①实时评估疼痛的程度与已使用的止痛方法，将评估结果反馈给麻醉医生，调整镇痛泵或采用联合止痛、适当镇静方法。②使用疼痛评分尺评估镇痛效果。③使用Ramsay镇静评分方法评估镇静程度：1分，烦躁不安；2分，清醒，安静合作；3分，嗜睡，对指令反应敏捷；4分，浅睡眠状态，可迅速唤醒；5分，入睡，对呼叫反应迟钝；6分，深睡，对呼叫无反应。④观察并处理镇痛药物的副作用，如恶心呕吐。

（6）引流管与伤口护理：定时检查引流管的通畅度，勿扭曲、受压阻碍引流；查看引流液量并记录，观察伤口敷料有无渗血，出现异常应及时报告手术医生。

（7）观察术后并发症早期症状：患者清醒后，应对术后早期并发症进行体格检查，评估是否发生术后并发症，及时反馈异常情况，遵医嘱处理。①脊髓受损：监测神经功能的变化，包括感知觉及双下肢活动，如屈膝及屈趾运动，及时发现出血引起血肿及组织水肿导致脊髓受损的早期症状。②手术体位并发症：因长时间的俯卧位、术中操作的外加压力、麻醉药物及疾病因素，增加了体位并发症的风险，应仔细观察并做好相应体格检查，进行评估；观察双下肢静脉回流、肿胀情况，评估是否因较长时间屈髋可能产生股静脉栓塞、深静脉血栓而引起下肢股静脉、深静脉栓塞；检查股外侧区域皮肤的感知觉，评估是否因术中俯卧位髂峰受压引起股外侧皮神经损伤；询问患者的视觉情况，评估是否因体位至眼部受压而导致眼部并发症；检查手部感觉及手指能否内收和外展的情况，评估术中是否因肘关节屈曲大于130°增加肘管内压力，而引起尺神经损伤；观察皮肤完整性，评估是否有压力性损伤。③观察大量输血后的并发症，如凝血功能、电解质及酸碱平衡情况。

（8）血气检查：须遵医嘱抽取动脉血进行血气分析，重点关注氧分压、二氧化碳分压、pH值、血清钾离子与钙离子，将血气分析结果反馈给麻醉医生，评估检测结果，及时执行医嘱。

（9）术中静脉空气栓塞的后续护理：观察血压、二氧化碳分压及瞳孔，将软垫置于右侧胸背部，适当调整为左侧卧位，加强输液管理，保障足够血容量。

（10）舒适护理与心理安抚：告知患者手术已结束，麻醉已清醒，现正在麻醉后监护室进行观察，鼓励其表述感受与需求，并给予解答与帮助；做好口渴护理与体位护理。

（11）观察患者的麻醉苏醒程度，Steward苏醒/改良Aldrete评分达到标准，遵医嘱护送患者回病房。

（三）注意事项

1. 降低心理应激反应。脊柱侧弯多见于青少年，由于脊柱侧弯使形象受损造成自卑心理，以及对手术复杂、创伤大、出血多等认识不足，加上术后急性疼痛等因素，存在严重的心理问题。因此，在术前做好心理护理与宣教，麻醉恢复期也应关注心理状态，做好心理护理，降低心理因素对循环系统的应激反应。

2. 术后转运患者时，过床应平抬平放，动作一致，应采取轴线翻身的方式变更体位，保持脊柱水平位，不能扭转、屈伸。

3. 加强监测。①多参数监测，因患者的心肺功能差，需要连续监测各种生命指标，密切观察及时发现异常情况并处理。②血气分析：了解呼吸状况、电解质、酸碱平衡及血红蛋白，指导氧疗与输液治疗。

4. 关注术后镇痛护理。该类手术患者多为青少年，疼痛阈值相对较低，手术创伤大，术后有严重急性疼痛，应采取综合止痛措施，同时注意观察镇痛、镇静效果及不良反应，如恶心呕吐等，促进术后康复。

5. 预防压力性损伤。术后较长时间的卧床，为高风险压力性损伤人群，应采取减压与分压、规避摩擦、预防低体温、增加营养等综合措施，预防压力性损伤。

脊柱侧弯手术患者麻醉恢复期护理工作流程图

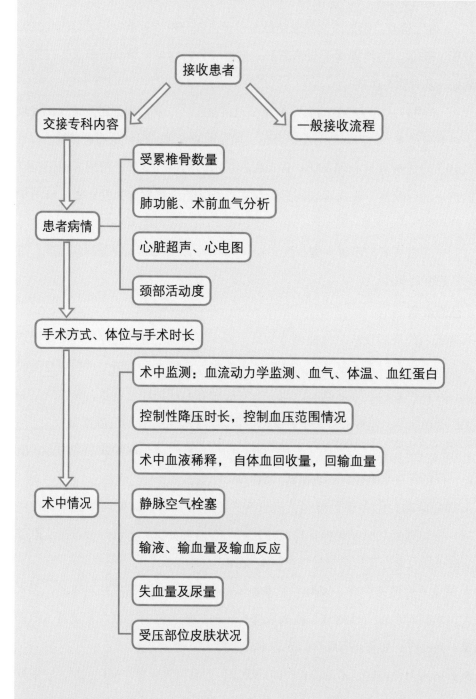

接收患者

交接专科内容

一般接收流程

患者病情
- 受累椎骨数量
- 肺功能、术前血气分析
- 心脏超声、心电图
- 颈部活动度

手术方式、体位与手术时长

术中情况
- 术中监测：血流动力学监测、血气、体温、血红蛋白
- 控制性降压时长，控制血压范围情况
- 术中血液稀释，自体血回收量，回输血量
- 静脉空气栓塞
- 输液、输血量及输血反应
- 失血量及尿量
- 受压部位皮肤状况

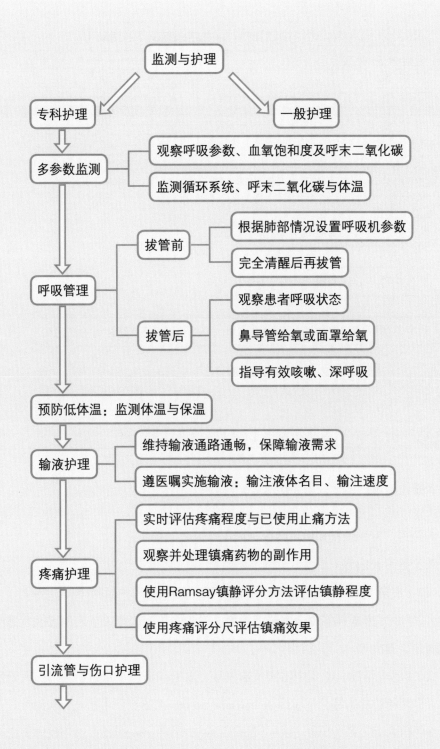

监测与护理

专科护理　　　　　　　　　　　　　一般护理

多参数监测　—— 观察呼吸参数、血氧饱和度及呼末二氧化碳

　　　　　　—— 监测循环系统、呼末二氧化碳与体温

呼吸管理

拔管前 —— 根据肺部情况设置呼吸机参数

　　　　—— 完全清醒后再拔管

拔管后 —— 观察患者呼吸状态

　　　　—— 鼻导管给氧或面罩给氧

　　　　—— 指导有效咳嗽、深呼吸

预防低体温：监测体温与保温

输液护理 —— 维持输液通路通畅，保障输液需求

　　　　　—— 遵医嘱实施输液：输注液体名目、输注速度

疼痛护理 —— 实时评估疼痛程度与已使用止痛方法

　　　　　—— 观察并处理镇痛药物的副作用

　　　　　—— 使用Ramsay镇静评分方法评估镇静程度

　　　　　—— 使用疼痛评分尺评估镇痛效果

引流管与伤口护理

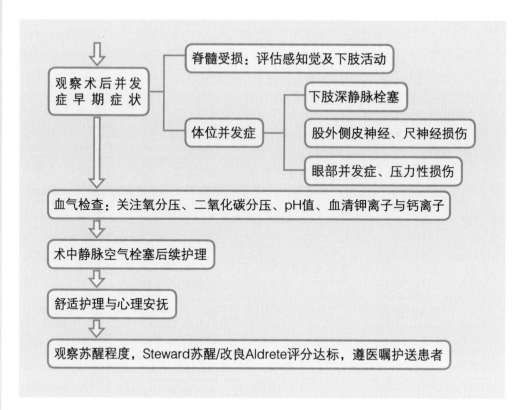

（一）接收患者

1. 按照"麻醉恢复期患者接收一般工作流程"接收患者。

2. 交接专科内容。

（1）麻醉方式：行全身麻醉（气管导管、喉罩）、神经阻滞+全身麻醉。

（2）手术方式：实施全髋关节置换、股骨头置换、膝关节表面置换或髁间置换、肩关节置换等。

（3）术中情况。①术中输液及输血量、血糖、出血量及尿量。②扩大骨髓腔后是否出现脂肪栓塞综合征（fat embolism syndrome,FES）。③置入骨水泥时是否出现骨水泥植入综合征（bone cement implantation syndrome,BCIS）。④肢体长度有无异常。

（4）合并症：交接患者疾病合并症，如心脑血管病、糖尿病、下肢深静脉血栓、合并外伤部位等。

（二）监测与护理

1. 实施"麻醉恢复期患者监测与护理一般工作流程"。

2. 专科护理。

（1）建立循环与呼吸系统监测。①监测生命体征、血流动力学、体温。②监测血氧饱和度、呼末二氧化碳分压等。

（2）观察监测指标。①观察有无脂肪栓塞综合征表现，如血压、血氧饱和度、呼末二氧化碳分压明显下降等情况。②观察有无骨水泥植入综合征表现，如低血压、心律失常、严重低氧血症、心肌梗死、肺动脉压升高等情况。

（3）观察与评估血压，及时处理异常状况。①观察血压：血压若较基础血压升高20％则为急性术后高血压，降低20％则为低血压。②及时处理异常血压：低血压时根据医嘱给予麻黄碱等升压药物，高血压时给予硝酸甘油等降压药。

（4）手术侧肢体护理。①放置位置：肩关节置换后使用上肢外展支架固定及肩关节带固定；肘关节置换后用软枕抬高患肢，肘关节呈屈曲功能位；全髋关节置换后，下肢呈外展中立位；膝关节术后用软枕抬高下肢的中立位。②观察肢体血运：包括肢端皮温、肤色、动脉搏动及静脉回流等情况。③及时反馈异常情况。

（5）预防低氧血症。①保持呼吸道通畅：及时处理上呼吸道梗阻，清理呼吸道分泌物。②充足氧供：鼻导管或面罩给氧，适宜的氧浓度。③指导患者有效咳嗽、深呼吸与心理安抚。

（6）遵医嘱抽取动脉血进行血气分析，了解呼吸、循环、酸碱代谢、电解质及血红蛋白等情况，及时将异常血气结果反馈给麻醉医生，执行相应医嘱。

（7）观察伤口引流情况：膝关节置换术因术中使用止血带，术后易导致血管反应而出血，因此密切观察伤口敷料渗血情况与引流液性状与量，引流量较多时及时反馈给手术医生。

（8）疼痛护理。①镇痛：关节置换术后有较严重的急性疼痛，膝关节置换术后疼痛最严重，因此，常采用区域神经阻滞、智能镇痛泵等多模式镇痛方法。②评估效果，调整方案：在治疗过程中应及时评估镇痛效果，调整镇痛泵或增加药物镇痛，减轻疼痛，降低疼痛不适引起的血流动力学改变，如血压升高、心率加快、心律失常、心肌缺血。③观察镇痛药物引起的不良反应。

（9）抽取动脉血复查血气，若存在异常情况则遵医嘱及时处理。

（10）按照Steward苏醒/改良Aldrete评分达到离室标准，麻醉医生再评估后，遵医嘱转送患者。

（二）注意事项

1.因关节退行性病变、外伤而进行关节置换者大多为老年人，在麻醉恢复期应特别关注以下几个问题。

（1）预防缺氧，因患者肺功能减退，储氧能力差，应保障足够的氧供。

（2）维持正常血压，因患者心血管功能减退，代偿能力下降，需密切观察并及时处理异常血压情况。

（3）使用镇痛泵（PCA）的患者若出现恶心呕吐、尿潴留等情况，可遵医嘱暂时关闭PCA，待缓解后可重新使用。

（4）由于对疾病知识缺乏，担心手术安全，出现紧张、焦虑、恐惧感，苏醒后应给予心理安抚和关爱。

2.预防深静脉血栓及肺栓塞。注意观察深静脉血栓的临床表现，如肢体有无肿胀、肢端皮肤颜色、温度、感觉有无异常，有无胸闷、呼吸困难，发现以上情况应警惕下肢深静脉血栓形成或继发肺栓塞。

3.注意观察神经损伤的临床表现，及早做好干预与处理；术后要密切观察患肢肢端感觉及自主活动等情况，一旦出现神经损伤症状，应立即反馈手术医生及时处理。

4.保持伤口敷料清洁干燥与引流管通畅，预防手术部位感染。

5.保持手术侧肢体的正确位置。

关节置换手术患者麻醉恢复期护理工作流程图

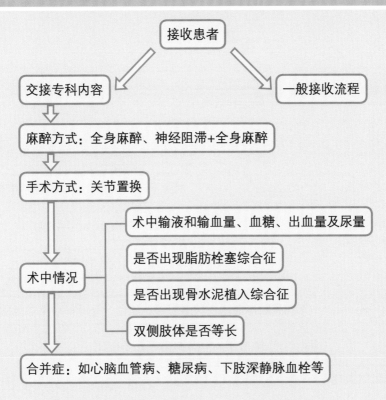

接收患者

交接专科内容 　　　一般接收流程

麻醉方式：全身麻醉、神经阻滞+全身麻醉

手术方式：关节置换

术中情况
- 术中输液和输血量、血糖、出血量及尿量
- 是否出现脂肪栓塞综合征
- 是否出现骨水泥植入综合征
- 双侧肢体是否等长

合并症：如心脑血管病、糖尿病、下肢深静脉血栓等

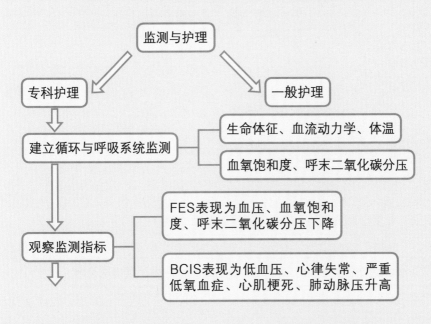

监测与护理

专科护理 　　　一般护理

建立循环与呼吸系统监测
- 生命体征、血流动力学、体温
- 血氧饱和度、呼末二氧化碳分压

观察监测指标
- FES表现为血压、血氧饱和度、呼末二氧化碳分压下降
- BCIS表现为低血压、心律失常、严重低氧血症、心肌梗死、肺动脉压升高

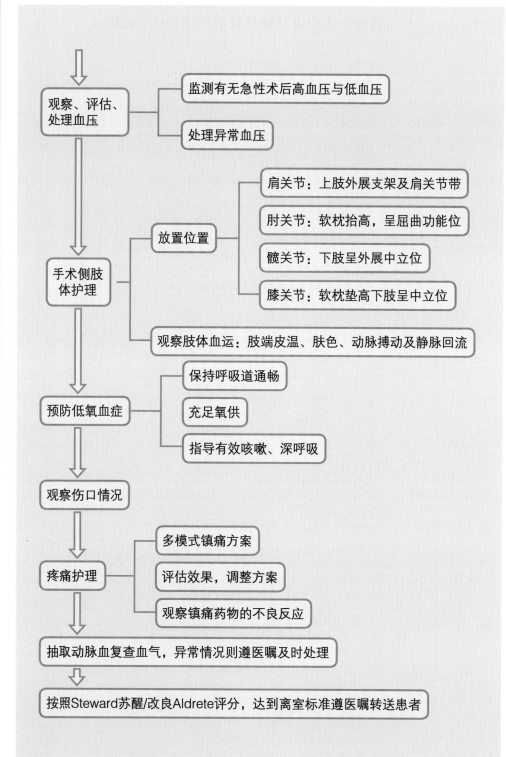

观察、评估、处理血压 ── 监测有无急性术后高血压与低血压

　　　　　　　　　── 处理异常血压

手术侧肢体护理 ── 放置位置 ── 肩关节：上肢外展支架及肩关节带

　　　　　　　　　　　　　　── 肘关节：软枕抬高，呈屈曲功能位

　　　　　　　　　　　　　　── 髋关节：下肢呈外展中立位

　　　　　　　　　　　　　　── 膝关节：软枕垫高下肢呈中立位

　　　　　　　── 观察肢体血运：肢端皮温、肤色、动脉搏动及静脉回流

预防低氧血症 ── 保持呼吸道通畅

　　　　　　　── 充足氧供

　　　　　　　── 指导有效咳嗽、深呼吸

观察伤口情况

疼痛护理 ── 多模式镇痛方案

　　　　　── 评估效果，调整方案

　　　　　── 观察镇痛药物的不良反应

抽取动脉血复查血气，异常情况则遵医嘱及时处理

按照Steward苏醒/改良Aldrete评分，达到离室标准遵医嘱转送患者

（一）接收患者

1. 按照"麻醉恢复期患者接收一般流程"接收患者。

2. 交接专科内容。

（1）介入血管：颅内动脉、颈动脉、胸主动脉、心脏冠状动脉、腹主动脉、内脏动脉、下肢动脉等。

（2）穿刺血管：常用穿刺血管如股动脉、肱动脉、桡动脉等，交接穿刺血管是否留有穿刺针外鞘及局部压迫情况（图2-2-14）。

（3）术中使用药物。①肝素：剂量，使用时间，是否使用鱼精蛋白中和。②造影剂：名称、剂量、输注时间及不良反应。③使用抗血栓形成药物，如盐酸替罗非班的使用方法、剂量等。④血管活性药物：降压药如硝酸甘油，升压药如麻黄碱等。

（4）术中输液及输血量、出血量及尿量。

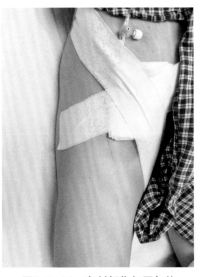

图2-2-14 穿刺部位加压包扎

（二）监测与护理

1. 实施"麻醉恢复期患者监测与护理一般工作流程"。

2. 专科护理。

（1）观察循环与呼吸。①监护仪上循环系统的监测数据，重点关注血压、心率、体温，严格控制血压，必要时遵医嘱单次静脉注射或使用注射泵小剂量连续注射降压药，使血压控制在正常范围。②由于介入手术患者大部分为老年人，拔管前应密切观察呼吸机各种参数，拔管后应保障充分氧供，观察呼吸状态，指导其进行有效呼吸，关注血氧饱和度，及时发现异常情况，报告麻醉医生。

（2）心脏及颅内血管介入手术：应根据医嘱静脉泵入抗血栓形成药物，如盐酸替罗非班氯化钠注射液等控制血小板聚集的药物，预防小血管闭塞而引起心肌及脑缺血。

（3）密切观察肢体末梢血运情况，包括皮肤色泽、皮温及肢体远端动脉搏动，如足背动脉、桡动脉搏动等情况，警惕动脉血栓形成或动脉栓塞发生。

（4）输液管理：遵医嘱输注液体，调控输液速度，促进造影剂的排泄。

（5）预防穿刺部位出血。①定时观察穿刺部位有无渗血及血肿形成，留有穿刺针外鞘时应注意其套帽是否覆盖紧实，定时观察；无外鞘时遵医嘱给予局部压迫止血（加压包扎、沙袋加压）。②取合适的体位：患者为平卧位，穿刺部位肢体保持伸直状态且制动。③宣教：给患者讲述肢体制动是为了预防穿刺部位出血，有需要时，务必呼叫责任护士协助。

（6）观察造影剂的不良反应。①药物本身不良反应，如恶心呕吐、过敏反应等。②造影剂、麻醉药物及其他治疗药之间的相互作用，可能影响肝肾功能，应注意观察。

（7）观察导尿管通畅度及尿液的颜色与量，评估造影剂的排出情况。

（8）遵医嘱抽取动脉血进行血气分析，了解呼吸、循环、酸碱代谢、电解质及血红蛋白等情况。将血气分析结果反馈给麻醉后监护室医生，评估检测结果，及时执行相应医嘱。

（9）按照Steward苏醒/改良Aldrete评分标准评估，Steward苏醒评分达4分以上或改良Aldrete评分大于9分，则按照标准转运流程将患者送回病房。

（二）注意事项

1. 全程关注患者的循环及呼吸指标，手术结束后一定要严格控制血压，使血压保持在正常的水平，从而最大限度避免出现脑血管痉挛、动脉瘤破裂等并发症。

2. 正确使用盐酸替罗非班氯化钠注射液。

3. 注意记录患者尿量，促进造影剂的排出。

4. 麻醉苏醒后患者应做好心理护理，规避心理因素对血压的影响。

血管介入患者的麻醉恢复期护理工作流程图

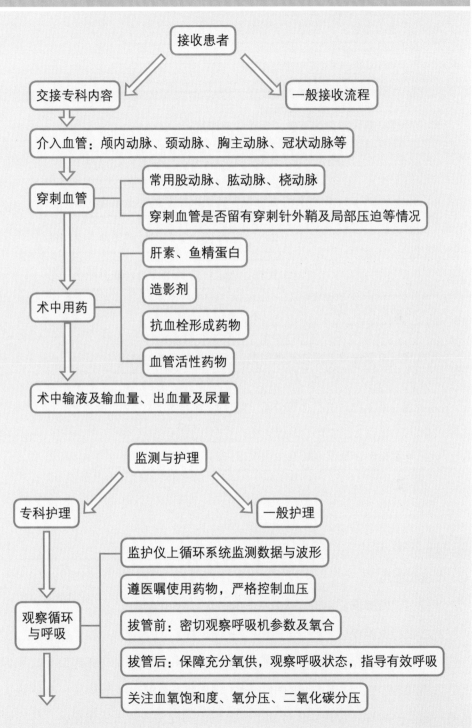

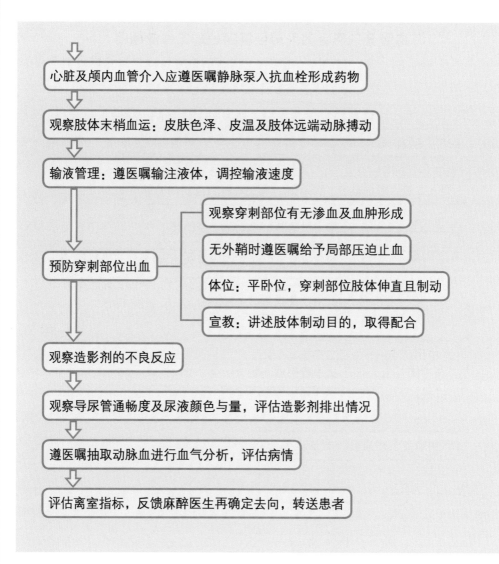

心脏及颅内血管介入应遵医嘱静脉泵入抗血栓形成药物

观察肢体末梢血运：皮肤色泽、皮温及肢体远端动脉搏动

输液管理：遵医嘱输注液体，调控输液速度

预防穿刺部位出血
- 观察穿刺部位有无渗血及血肿形成
- 无外鞘时遵医嘱给予局部压迫止血
- 体位：平卧位，穿刺部位肢体伸直且制动
- 宣教：讲述肢体制动目的，取得配合

观察造影剂的不良反应

观察导尿管通畅度及尿液颜色与量，评估造影剂排出情况

遵医嘱抽取动脉血进行血气分析，评估病情

评估离室指标，反馈麻醉医生再确定去向，转送患者

十三 婴幼儿手术麻醉恢复期护理工作流程

（一）接收患儿

1. 按照"麻醉恢复期患者接收一般流程"接收患儿。

2. 接收特殊流程。

（1）接收前准备。①手术结束前约10分钟由主麻医生、麻醉助手或手术护士电话通知PACU，报告患儿的相关信息。②准备监测设备与物品：准备适于患儿的心电监护附件，包括血压计袖带、血氧饱和度夹，呼末二氧化碳、体温监测导联线；准备小儿呼吸球囊、气管导管、听诊器、输氧装置、吸痰管等急救物品，放置于适宜的位置。③开启呼吸机，根据患儿信息设置呼吸机参数及报警值，使其处于备用状态。④准备负压吸引系统，检查吸引装置的完整性及负压状态。⑤准备合适的约束物件及保暖设施，如约束带、布单及垫衬，保暖用的小棉被、充气式加温毯等。⑥调节室内温湿度：室温宜为24℃～26℃，相对湿度为50%～60%。

（2）交接及评估专科情况。①气管导管的型号、插管深度及固定可靠性，观察口腔内有无分泌物。②听诊患儿双肺部呼吸音，评估气管导管位置及肺部情况，若有痰鸣音则及时清理呼吸道。③观察血氧饱和度、呼末二氧化碳数值与波形。④交接术中输液、药物、穿刺部位、引流管的固定、伤口情况及尿量等。⑤手术方式、麻醉方法、术中氧合情况。⑥术中体温与保温措施、体位与皮肤。

（二）监测与护理

1. 实施"麻醉恢复期患者监测与护理一般工作流程"。

2. 专科护理。

（1）监测呼吸循环与体温，密切观察监测数据与波形，重点关注心率、血氧饱和度、呼末二氧化碳、体温，发现异常立即报告麻醉医生。

（2）呼吸道护理。①拔管前护理：观察气管导管的深度，防止因体位改变所致气管导管滑脱；观察气道内是否有分泌物，选用适宜大小的吸痰管，规范地进行吸痰；适当约束肢体和/或躯干，预防意外拔管。②拔管后护理：观察呼吸形态、深度、节律、频率及氧合状态，及时清理呼吸道，保持气道通畅。

（3）拔管护理。①拔管前准备：物品准备包括紧急气道处理的相关物品，如小儿简易呼吸器、气管插管物品、吸痰管等；人员准备包括上级麻醉医生、低年资医生及责任护士；充分清理呼吸道。②拔管时护理：患儿完全清醒后，由麻醉医生拔管，拔管后迅速将患儿头偏向一侧或取侧卧位，鼻导管经口或鼻给氧，进行拍背排痰，必要时再次清理呼吸道；密切观察患儿血氧饱和度及口唇颜色。

（4）并发症护理。①舌后坠：密切观察患儿呼吸，发现舌后坠则立即使用软垫将患儿肩部垫高并使头偏向一侧，有利于解除梗阻并使分泌物流出，或将患儿置于侧卧位，必要时采用推举下颌法开放气道，置入口咽通气道。②急性喉痉挛：首先，采取一些干预措施避免缺氧和二氧化碳蓄积，拔管前充分清理呼吸道分泌物，可遵医嘱静脉注射2%利多卡因1～2 mg/kg；完全清醒后拔管；拔管时动作轻柔，减少刺激。第二，观察临床症状，包括呼吸困难、吸气性喉鸣、呼气呈断续的犬吠声，严重时出现三凹征及重度发绀。第三，出现轻度喉痉挛应托起下颌，给予面罩加压纯氧通气；若面罩不能改善缺氧，则重新给予麻醉药物，迅速气管插管。③呕吐反流及误吸：密切观察患儿面部表情及吞咽动作，询问患儿是否有恶心呕吐的感觉，若有迅速调整体位，头偏向一侧或侧卧位，必要时头低足高位，有误吸则立即报告麻醉医生，迅速清除呼吸道及口咽部呕吐物与分泌物。

（5）体温护理：由于患儿体温调节机制发育不全，全身麻醉可导致体温降低，应采用连续监测或定时单次监测核心体温，及时发现异常体温；选择合适的小被子覆盖，注意保暖，必要时给患儿加盖舒适柔软的体表加温保暖被等措施预防低体温，发热时采用物理降温处理。

（6）管理输液通路，确保静脉输注通畅，遵医嘱输液、调节滴速，控制液体的入量。

（7）疼痛护理：选用合适的疼痛评估量表（Wong-Baker或FLACC）评估患儿术后疼痛，遵医嘱采用多模式镇痛治疗，避免因疼痛影响呼吸及哭闹增加氧耗。

（8）引流管护理：妥善固定引流管，看护患儿，预防意外拔管，若患儿吵闹

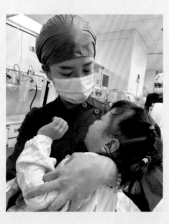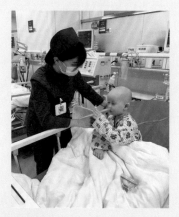

图2-2-15　安抚拔管后患儿

不停，可遵医嘱给予适量镇静药物，病情稳定时可酌情呼叫家属陪伴。

（9）做好患儿的心理安抚，利用语言、触摸、玩具、动画片等措施安抚患儿（图2-2-15），避免或减少哭闹。

（10）密切观察患儿的麻醉苏醒程度，遵医嘱转送患儿。

（三）注意事项

（1）预防缺氧：患儿入PACU前调整好呼吸参数，入室后立即连接呼吸机支持呼吸，缩短转运途中的脱机时间；拔管后若患儿不接受经鼻给氧，则可改为经口腔给氧，避免氧气对鼻黏膜的刺激。

（2）做好充分的应急预案：因患儿生理及心理特点，身体的耐受力及代偿能力较差，病情变化快且术后复苏并发症多，语言沟通困难，遵医嘱能力差，麻醉恢复期应做好充分的应急处理准备，包括物品、仪器设备及人力。

（3）密切关注患儿生命体征的变化，及早发现病情变化，特别关注患儿麻醉后气道并发症，如舌后坠、喉痉挛等。对于扁桃体及腺样体肥大患儿（儿童鼾症），术前有阻塞性睡眠呼吸暂停，手术切除扁桃体及腺样体，虽解除了机械梗阻，但仍然有可能受中枢呼吸暂停记忆的影响而出现呼吸暂停，所以应高度警惕，密切关注呼吸监测，及时采取干预与处理措施。

（4）由于患儿气管相对短且细小，气管导管容易滑脱及堵管，必须妥善固定，适当约束肢体，严密看护，预防意外拔管导致缺氧及气道、咽喉部损伤；加强气道管理，及时清理呼吸道分泌物，保持气道通畅。

（5）规范操作，有效吸痰：吸痰时选择适宜大小的吸痰管，调节40 kPa以下吸引负压，按序抽吸口腔、气管内分泌物，必要时进行拍背排痰，操作时动作轻柔，避免损伤呼吸道黏膜，每次吸引时间控制在15秒内，注意观察血氧饱和度与面色，避免缺氧。

（6）由于婴幼儿中枢神经系统相对未成熟，应减少或避免使用镇静药物，防止加重呼吸抑制；如需复合给药应分次、小剂量，严格控制滴注速度与用药间隔时间。

（7）根据患儿的年龄、性别、性格等，给予多种形式的心理安抚。

婴幼儿手术麻醉恢复期护理工作流程图

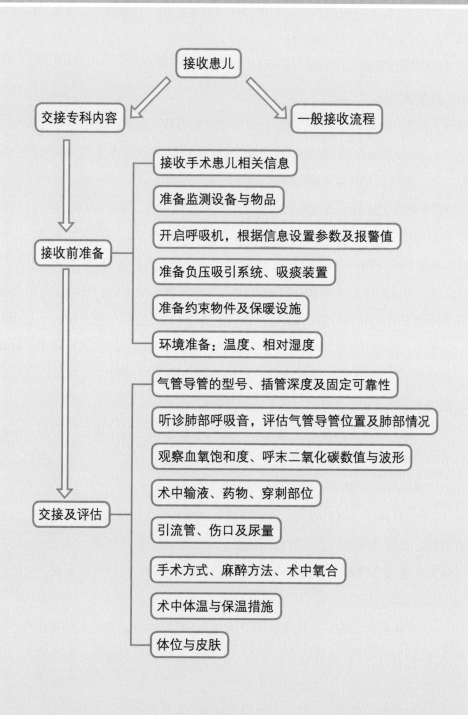

接收患儿

交接专科内容　　　　　　　　　　　　一般接收流程

接收前准备

- 接收手术患儿相关信息
- 准备监测设备与物品
- 开启呼吸机，根据信息设置参数及报警值
- 准备负压吸引系统、吸痰装置
- 准备约束物件及保暖设施
- 环境准备：温度、相对湿度

交接及评估

- 气管导管的型号、插管深度及固定可靠性
- 听诊肺部呼吸音，评估气管导管位置及肺部情况
- 观察血氧饱和度、呼末二氧化碳数值与波形
- 术中输液、药物、穿刺部位
- 引流管、伤口及尿量
- 手术方式、麻醉方法、术中氧合
- 术中体温与保温措施
- 体位与皮肤

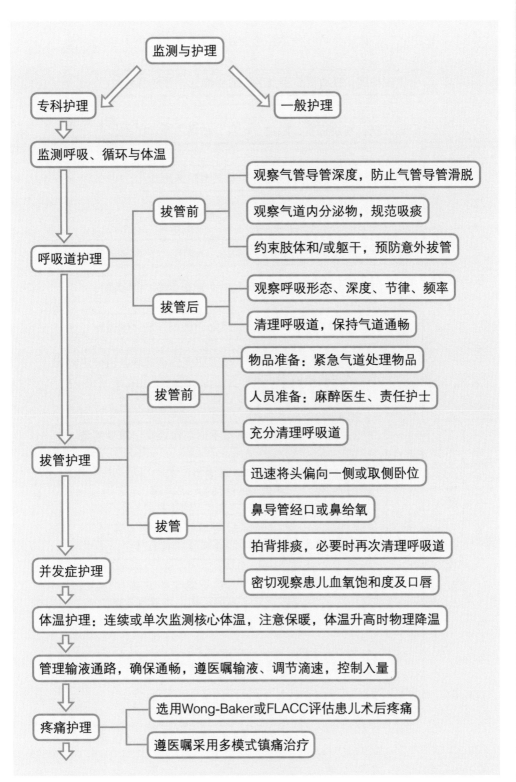

⇩

引流管护理：妥善固定引流管，看护患儿，预防意外拔管

⇩

心理安抚：利用语言、触摸、玩具、动画片等安抚患儿

⇩

密切观察患儿的麻醉苏醒程度，遵医嘱转送患儿

并发症护理

舌后坠
- 密切观察患儿呼吸
- 垫高患儿肩部，头偏向一侧或侧卧位
- 推举下颌法开放气道，置入口咽通气道

喉痉挛

干预措施
- 避免缺氧和二氧化碳蓄积
- 拔管前充分清理呼吸道分泌物
- 评估完全清醒后拔管
- 拔管时动作轻柔，减少刺激

观察临床症状：呼吸困难、吸气性喉鸣、呼气呈断续的犬吠声等

紧急处理
- 轻度喉痉挛托起下颌，面罩加压纯氧通气
- 面罩不能改善缺氧，则给予麻醉药物，迅速气管插管

呕吐、误吸
- 密切观察患儿面部表情及吞咽动作
- 头偏向一侧或侧卧位
- 迅速清除呼吸道及口咽部呕吐物

（一）接收患者

1. 按照"麻醉恢复期患者接收一般工作流程"接收患者。

2. 交接专科内容。

（1）术前情况：包括意识（格拉斯哥昏迷量表）、创伤部位、气道损伤、开放性/闭合性创伤、创伤程度（ASA评估、创伤评分）、生命体征等，受伤时是否有饱胃状况。

（2）手术方式：开颅手术，开胸手术，腹腔探查术，肝脏、脾脏损伤修复术，成人消化道损伤相关手术，四肢及脊柱骨折固定术，血管介入栓塞术等。

（3）术中情况。①监测生命体征：如有创动脉血压（IBP）、中心静脉压（CVP）、肺毛细血管楔压（PCWP）、体温（T）、动脉血气分析等。②术中出入量：输液及输血量、出血量及尿量。③术中使用的药物：如升压药、钙剂等。④术中检验异常结果，如血红蛋白、凝血及纤溶，包括凝血酶原时间（PT）、活化部分凝血酶原时间（APTT）、凝血酶时间（TT）、纤维蛋白原、血小板计数、D-二聚体及纤维蛋白原降解产物、电解质、脱水与酸中毒等情况。

（4）引流管：由于引流管路多，应详细交接。①交接引流管部位：颅内引流、胸腔引流管、腹腔引流管及导尿管等。②标识：引流管标识清晰、准确。③固定：引流管与引流装置是否稳妥固定。④引流液：查看引流情况，评估是否有出血。

（二）监测与护理

1. 实施"麻醉恢复期患者监测与护理一般流程"。

2. 专科护理。

（1）观察生命体征。①观察循环：监护仪监测数据与波形，包括有创动脉血压、中心静脉压、肺毛细血管楔压、心率、体温；观察末梢循环；评估有无活动性出血，及时发现低血容量的早期改变，预防术后休克。②观察呼吸：呼吸机辅助时观察呼吸参数与气道压、血氧饱和度和血气分析结果，清醒状态时观察呼吸状态，及时发现异常情况，并报告麻醉医生。③观察神志与瞳孔。

（2）输液管理。①执行医嘱：麻醉医生根据患者血压、中心静脉压及血红蛋白的情况确定输注液体种类与输注速度，如浓缩红细胞、新鲜血浆、血小板及晶状体、胶体液等，调整输液速度，若出现严重低血容量性休克，则应多通路、快速输液，必要时进行加压输血。②评估液体治疗效果，观察输液、输血反应。

（3）预防低体温。①体温监测：使用监护仪进行核心体温监测，通常选用鼻咽温连续监测，及时反馈异常体温。②保温：调整室温，减少暴露，减少散热；使用输液加温仪进行输液、输血加温，降低血液"冷稀释"；使用充气式加温仪进行体表加温，降低热传导；呼吸管路气体加温，减少气道内热损失。

（4）气道护理。①观察呼吸运动与气道内压力，听诊肺呼吸音，及时清理气道分泌物。②气道损伤患者应观察分泌物颜色及抽吸量，评估是否有活动性出血。③充足供氧：呼吸机支持、鼻导管给氧或面罩给氧，调整合适给氧浓度。

（5）呕吐护理：由于创伤患者多为非空腹，且病情需要紧急手术，呕吐窒息风险大，应采取有效干预措施。①了解伤前进食时间，评估是否为饱胃状态。②早期干预，如抽吸胃内容物、药物预防、头偏卧位，防止呕吐误吸。③密切观察呕吐先兆，及早发现恶心呕吐早期症状，及时处理。

（6）遵医嘱抽取检验标本送检，处理异常情况。①动脉血气：pH<7.35时，遵医嘱调整输液速度，维持足够的组织灌注；输注5%碳酸氢钠或三羟甲基氨基甲烷纠正酸中毒；输注葡萄糖酸钙、胰岛素等纠正低血钙与高血钾。②抽取血液进行凝血功能检查，及时发现并处理异常：由于创伤与大量输血极易引起凝血功能障碍，应遵医嘱采取有效的处理措施，如维持正常体温、按比例输注浓缩红细胞、新鲜冰冻血浆、血小板、冷沉淀等。

（7）不同创伤患者护理重点。①颅内创伤患者：应关注脑室引流、硬膜外引流、硬膜下引流，观察颅内高压的早期症状，并采取干预措施。②脊柱损伤患者：重点关注体位、呼吸、肢体运动与感知觉。③胸部损伤患者：观察有无气管损伤而产生气管支气管漏，胸腔闭式引流瓶水柱波动及引流液（气）的速度，引流管通畅度。④腹腔内脏器（肝脏/脾脏/大血管）损伤患者：应密切关注引流液量及引流速度，补充足够的血容量。⑤泌尿系损伤患者：应关注尿量及颜色。⑥肢体创伤患者：应关注挤压综合征及肺栓塞症状。

（8）疼痛护理：使用疼痛评估尺评估急性疼痛，及时反馈给麻醉医生，遵医嘱采用多模式镇痛方案止痛，降低疼痛引起的不良反应。

（9）观察导尿管通畅度及尿液的颜色与量，评估是否有泌尿系损伤等。

（10）观察栓塞症状：触摸足背动脉搏动，观察肢体是否肿胀，评估是否有下肢动脉、静脉栓塞的症状；密切关注血氧饱和度及呼吸状况、缺氧症状，及早发现肺栓塞早期表现，尤其是股骨骨折患者。

（11）做好舒适护理：与麻醉已清醒的患者进行有效交流，告知手术已结束，指导其进行有效呼吸，调整合适的体位，根据病情及口渴情况适当湿润口腔或少量饮水，增加舒适感，进行适当心理护理，缓解不良情绪及心理压力。

（12）观察苏醒程度：麻醉医生根据患者术前损伤程度及手术情况评估病情，确定是否需要延长拔管或带管转入ICU病房。

（三）注意事项

1.多系统的全面监测。严重创伤患者病情重，多脏器损伤，麻醉恢复期应全面监测，掌握病情，正确治疗。

2.注重液体复苏。严重创伤至低血容量性休克，组织灌注不足，麻醉复苏过程中应有通畅的静脉输液途径，补充足够血容量，但快速输注时应注意预防肺水肿、腹腔间室综合征、稀释性凝血障碍和容量过负荷等并发症。

3.遵医嘱定时抽取血液进行相关检测，评估创伤、麻醉手术后患者的病情。

4.密切关注体温。连续监测体温，加以综合性保温措施，预防低体温，因严重创伤与大量输血极易导致低体温，而低体温为严重创伤患者"死亡三联征（低体温、代谢性酸中毒和凝血功能障碍）"的原因之一，严重创伤患者体温低于36℃即应高度重视。

5.做好疼痛管理。准确评估疼痛，多模式止痛措施，减少疼痛所致病情变化。

6.减少心理因素引起的应激反应。对患者出现的各种不良反应，要给予耐心疏导、解释，通过观察与交流掌握其心理变化，做好心理安抚工作。

严重创伤患者麻醉恢复期护理工作流程图

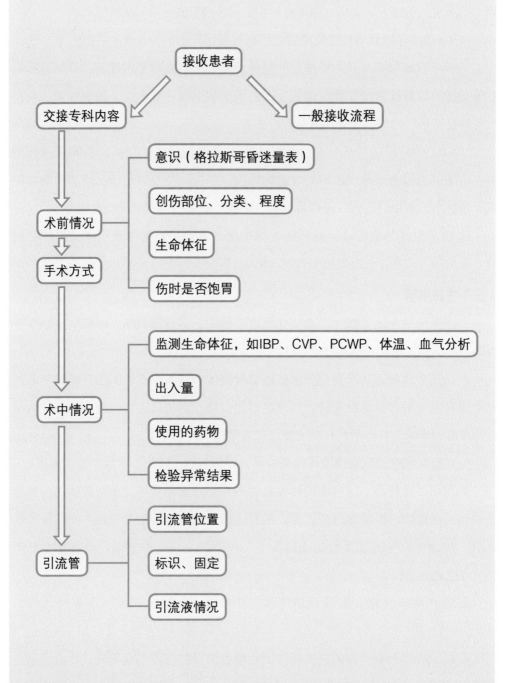

接收患者

交接专科内容 ← → 一般接收流程

意识（格拉斯哥昏迷量表）

创伤部位、分类、程度

术前情况 — 生命体征

手术方式 — 伤时是否饱胃

监测生命体征，如IBP、CVP、PCWP、体温、血气分析

出入量

术中情况 — 使用的药物

检验异常结果

引流管位置

标识、固定

引流管 — 引流液情况

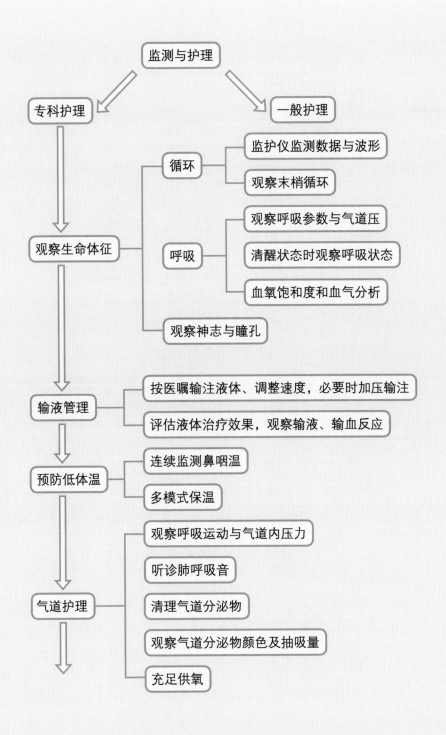

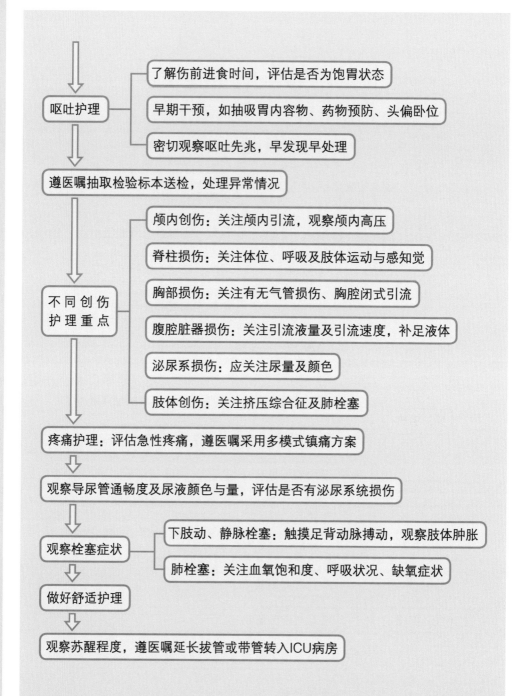

呕吐护理 ── 了解伤前进食时间，评估是否为饱胃状态

── 早期干预，如抽吸胃内容物、药物预防、头偏卧位

── 密切观察呕吐先兆，早发现早处理

遵医嘱抽取检验标本送检，处理异常情况

不同创伤护理重点 ── 颅内创伤：关注颅内引流，观察颅内高压

── 脊柱损伤：关注体位、呼吸及肢体运动与感知觉

── 胸部损伤：关注有无气管损伤、胸腔闭式引流

── 腹腔脏器损伤：关注引流液量及引流速度，补足液体

── 泌尿系损伤：应关注尿量及颜色

── 肢体创伤：关注挤压综合征及肺栓塞

疼痛护理：评估急性疼痛，遵医嘱采用多模式镇痛方案

观察导尿管通畅度及尿液颜色与量，评估是否有泌尿系统损伤

观察栓塞症状 ── 下肢动、静脉栓塞：触摸足背动脉搏动，观察肢体肿胀

── 肺栓塞：关注血氧饱和度、呼吸状况、缺氧症状

做好舒适护理

观察苏醒程度，遵医嘱延长拔管或带管转入ICU病房

PART
THREE

第三章

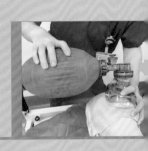

麻醉专科护理操作流程

呼吸系统护理操作流程

循环系统护理操作流程

神经系统护理操作流程

疼痛护理操作流程

麻醉后患者的苏醒阶段是麻醉安全管理最重要的阶段之一，此阶段的严密监测、规范治疗与应急情况的处理事关围术期安全与术后快速康复。循环系统、呼吸系统及神经系统的监测能准确反映患者麻醉恢复期的苏醒状态与器官功能情况，为治疗提供有效依据；术后有效镇痛能提高患者舒适度与加快康复；建立麻醉监测与治疗专科护理操作技术规范，指导护理人员规范地进行各项监测，获得准确的监测结果，得到正确的治疗方案，能让患者安全度过麻醉恢复期。

第一节　呼吸系统护理操作流程

一　呼吸机操作流程

（一）操作流程

1. 开机。

（1）开机前准备。①根据患者呼吸治疗模式准备用物：有创呼吸支持应准备呼吸管路、湿化器、面罩、灭菌注射用水，无创呼吸另增加无创呼吸鼻罩、口鼻罩或全面罩。②检查呼吸机表面、氧气管路、空气管路、电源线的完整性。

（2）连接呼吸机电源、气源（氧气、压缩空气，图3-1-1）。

（3）打开呼吸机电源开关，机器自检。

（4）设置呼吸机参数、报警范围及报警音量（图3-1-2）。

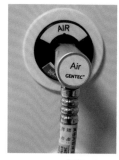
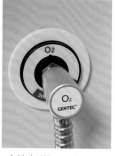

图3-1-1　连接气源

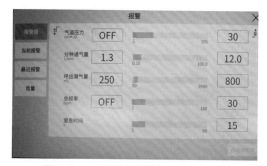

图3-1-2　设置报警范围及报警音量

（5）接模拟肺，观察呼吸机工作是否正常（图3-1-3）。

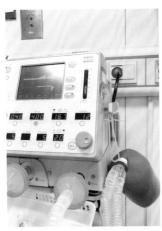

图3-1-3　模拟肺测试

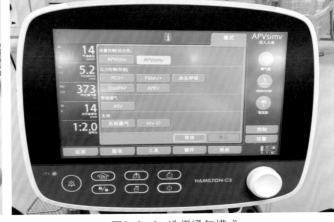

图3-1-4　选择通气模式

2.呼吸机通气治疗。

（1）呼吸机有创通气。①选择呼吸通气模式（图3-1-4）：根据麻醉医生的医嘱选择通气模式；同步间隙指令模式（SIMV：V-SIMV、P-SIMV），是自主呼吸与控制通气相结合的呼吸模式，在触发窗内患者可触发和自主呼吸同步的指令正压通气，在两次指令通气之间触发窗外允许患者自主呼吸；指令呼吸是以预设容量（V-SIMV）或预设压力（P-SIMV）的形式送气；麻醉恢复期患者通常选择V-SIMV模式；辅助/控制模式（A/C模式）包括压力控制模式（PMV）和容量控制模式（CMV）；持续气道正压通气（CPAP）是在自主呼吸条件下，整个呼吸周期以内（吸气及呼气期间）气道均保持正压，是呼气末正压（PEEP）在自主呼吸条件下的特殊技术；压力支持通气（PSV）即在有自主呼吸的前提下，每次吸气都接受一定水平的压力支持，以辅助和增强患者的吸气深度和吸入气量。②咨询麻醉医生患者的实际体重与身高，计算标准体重。③设置参数：根据患者标准体重与病情设置呼吸机参数（图3-1-5），通常情况下参数设置方法为成人潮气量为6～8 mL/kg，儿童为8～10 mL/kg；成人呼吸频率为10～16次/min，儿童为16～20次/min；吸气时间为1.1～1.4秒；吸呼比为1:1.5～1:2；氧气浓度为40%～60%，呼气末正压通气

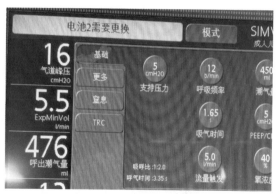

图3-1-5 设置呼吸机参数

（PEEP）为3～5 cmH₂O；控制压力为15 cmH₂O；流速触发灵敏度，儿童为1～2 L/min，成人为2～4 L/min。点击显示屏主界面上相应参数，转动或点击上下键设置患者所需值，再点击参数确认。④安装湿化器：湿化罐内加入灭菌注射用水，正确安装（图3-1-6）。⑤将呼吸螺纹管连接呼吸机湿化器与气管导管，若患者合并呼吸道传染性疾病，则在螺纹管与气管导管之间增加过滤器。⑥观察患者胸腹部的呼吸运动，听诊双肺呼吸音，观察患者皮肤颜色、神志、生命体征、血氧饱和度、呼吸频率、动脉血气分析结果，评估患者通气后缺氧改善状态，根据患者氧合情况适当调整呼吸机参数。⑦及时处理呼吸机报警。

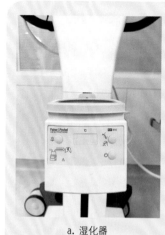
a. 湿化器

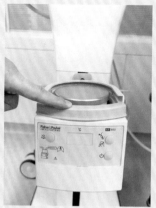
b. 湿化罐底座

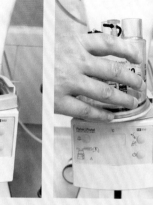
c. 安插显化罐

图3-1-6 安装湿化器

（2）呼吸机无创通气。①呼吸机管路连接同呼吸机有创通气操作。②根据患者情况设置通气模式（CPAP、S/T）与初始通气参数：通常设置吸气压力为$10\sim30\ cmH_2O$，呼气压力为$4\sim8\ cmH_2O$，呼吸频率为$10\sim20$次/min，持续气道内正压为$6\sim15\ cmH_2O$，氧浓度根据患者情况确定。③对患者进行宣教，调整体位为$30°\sim35°$卧位，根据情况选择佩戴鼻罩、面罩或全面罩。④连接呼吸管路与鼻罩、面罩或全面罩。⑤观察患者呼吸，检查面罩漏气情况。⑥根据患者的反馈及氧合监测值调整呼吸模式与参数。⑦观察患者缺氧改善情况。

3. 撤离呼吸机。

（1）当患者达到撤离呼吸机的标准时将呼吸螺纹管与气管导管或面罩分离。

（2）日常工作中若需要给下一个患者使用时的操作：①不需要模拟肺的呼吸机设置于待机状态备用。②需要模拟肺的呼吸机则将呼吸机螺纹管连接模拟肺备用（图3-1-7）。

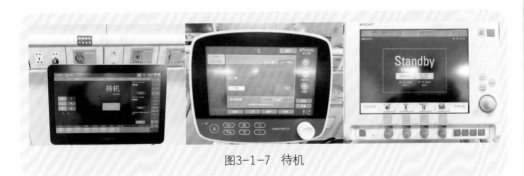

图3-1-7　待机

（3）若日工作结束不需接收患者时，则关掉呼吸机电源，拔除电源插头与气源管。

（4）将呼吸螺纹管置于医疗废物袋。

（5）做好呼吸机表面、电源线及气源管的清洁卫生。

（6）记录呼吸机工作时间及撤机时间。

（二）常见报警原因及处理

1. 低压报警（气道压下线报警）。

（1）常见原因：呼吸回路连接不紧密或脱落，气管导管气囊破裂或充气不足。

（2）处理措施：迅速连接管道，接紧接口；气囊适量充气，使其达到正常的气囊压力（25～30 cmH$_2$O），气囊破裂时则更换气管导管。

2. 高压报警（气道压上线报警）。

（1）常见原因：呼吸道分泌物增加；呼吸回路、气管导管曲折；支气管痉挛，咳嗽；参数调节不合理，人机对抗；叹息通气时。

（2）处理措施：吸痰，调整导管位置，保持回路通畅；适当调整报警上限；药物对症处理。

3. 低分钟通气量报警。

（1）常见原因：气道漏气、呼吸机辅助通气不足、自主呼吸减弱。

（2）处理措施：检查管路，调整呼吸机参数，如潮气量、呼吸频率，或使用药物兴奋呼吸。

（三）注意事项

1. 密切监护患者，随时观察并记录生命体征、血氧饱和度，必要时进行血气分析，评估患者的氧合情况，调整呼吸参数。

2. 在进行翻身及各种临床护理操作过程中，应妥善固定呼吸机管路及气管导管，谨防脱管。

3. 观察气道压力，当气道压力增高时应评估气道分泌物，及时清理气道，以防气管导管堵塞；若为支气管痉挛则遵医嘱处理。

4. 呼吸机辅助呼吸的清醒患者应给予充分的解释，取得患者配合；若患者躁动则给予适当的镇静或约束。

5. 湿化罐内灭菌注射用水不能超过水位线，保持吸入气体温度在32℃～36℃。

6. 保持集水杯处于低位，底朝向下方，及时倾倒集水。

7. 及时发现并处理报警。

8. 佩戴无创通气面罩时，避免在较高的吸气压力状态下进行，注意初始化参数设置与适应性调节，提高患者舒适性与依从性，以保障辅助通气的效果。

呼吸机操作流程图

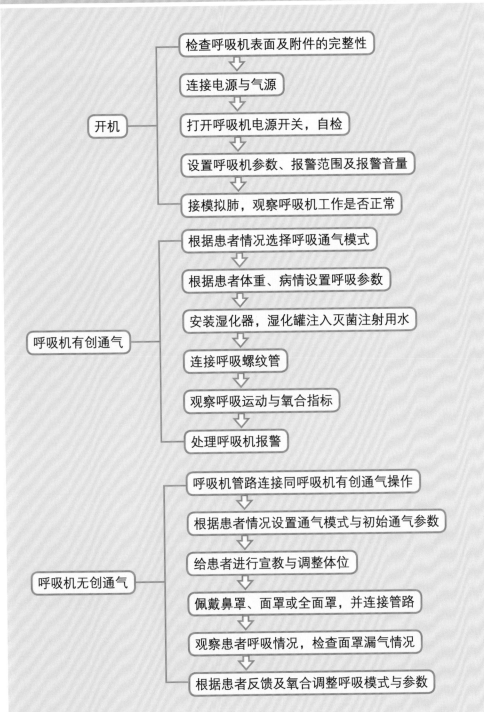

开机
- 检查呼吸机表面及附件的完整性
- 连接电源与气源
- 打开呼吸机电源开关，自检
- 设置呼吸机参数、报警范围及报警音量
- 接模拟肺，观察呼吸机工作是否正常

呼吸机有创通气
- 根据患者情况选择呼吸通气模式
- 根据患者体重、病情设置呼吸参数
- 安装湿化器，湿化罐注入灭菌注射用水
- 连接呼吸螺纹管
- 观察呼吸运动与氧合指标
- 处理呼吸机报警

呼吸机无创通气
- 呼吸机管路连接同呼吸机有创通气操作
- 根据患者情况设置通气模式与初始通气参数
- 给患者进行宣教与调整体位
- 佩戴鼻罩、面罩或全面罩，并连接管路
- 观察患者呼吸情况，检查面罩漏气情况
- 根据患者反馈及氧合调整呼吸模式与参数

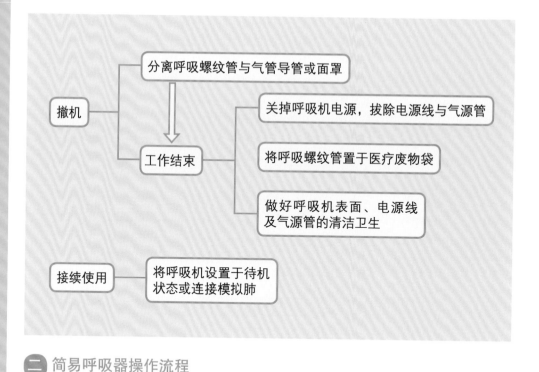

撤机 ── 分离呼吸螺纹管与气管导管或面罩

工作结束 ── 关掉呼吸机电源，拔除电源线与气源管

将呼吸螺纹管置于医疗废物袋

做好呼吸机表面、电源线及气源管的清洁卫生

接续使用 ── 将呼吸机设置于待机状态或连接模拟肺

二 简易呼吸器操作流程

（一）操作流程

1.准备用物。

（1）准备必备物品：面罩、呼吸球囊、输氧管、储气囊、氧气（袋装、瓶装、中心供氧），评估呼气阀、鸭嘴单向阀、压力安全阀、气囊/球囊、进气阀、储氧安全阀、储气阀、储氧袋的功能完整性（图3-1-8）。

（2）准备备用物品：开口器、口咽通气道、鼻咽通气道、口塞、注射器等（图3-1-9）。

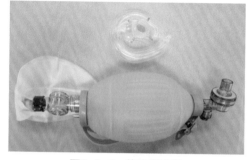

图3-1-8 简易呼吸器

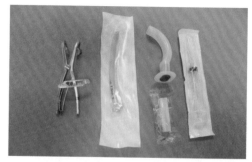

图3-1-9 简易呼吸器备用物品

（3）连接面罩、呼吸球囊及氧气，调节氧气流量8～10L/min。

2.评估患者。

（1）神志及循环系统状况：评估神志是否清醒、意识模糊或昏迷状态，血压、心率等是否正常。

（2）呼吸、缺氧状况：评估呼吸运动是否正常，血氧饱和度、氧分压、二氧化碳分压等指标是否在正常范围。

（3）气道与肺部情况。①评估气道内是否有痰液、血液、瘢痕，是否有气管受压等情况。②是否有颈椎疾病及颈部瘢痕引起的下颌关节活动度受限。③评估是否有气胸、血胸、胸腔积液、肺大疱等。

3.准备患者。患者去枕平卧，去除影响呼吸运动的相关因素，如松开领口、腰带等。

4.开放气道。清除上呼吸道分泌物和呕吐物，操作者站于患者头侧，使患者头后仰，采用仰头举颏法（图3-1-10）或双手托颌法（图3-1-11）托起下颌。

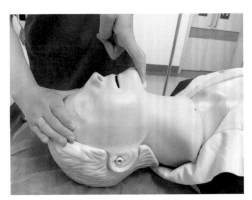
图3-1-10 仰头举颏法

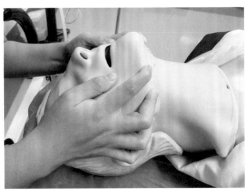
图3-1-11 双手托颌法

5.扣面罩：将面罩罩住患者口鼻部，扣紧不漏气。

6.人工呼吸。

（1）单人挤压呼吸球囊的方法：一手"C手势"固定面罩，"E手势"保持呼吸道通畅，另一手挤压呼吸球囊（图3-1-12）。

（2）双人挤压呼吸球囊的方法：一人双手"EC手法"固定面罩，另一人挤压呼吸球囊（图3-1-13）。

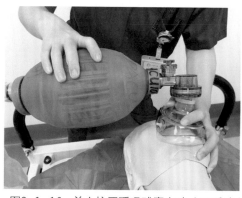
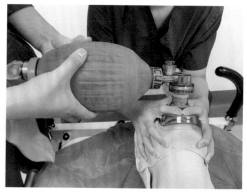

图3-1-12 单人挤压呼吸球囊方法（EC手法）　　　图3-1-13 双人挤压呼吸囊方法

（3）规范挤捏呼吸球囊：挤压深度为球囊的1/2～2/3；成人通气量为400～600 mL（8～10 mL/kg），儿童为10～12 mL/kg；成人挤压频率为10～12次/min，儿童为14～20次/min；吸呼比为1:1.5～1:2。

7.观察效果。

（1）密切观察患者对呼吸球囊的适应情况及胸腹起伏、皮肤颜色。

（2）听诊肺呼吸音。

（3）查看多参数监护仪上生命体征、血氧饱和度等。

（4）抽取动脉血进行血气分析，评估缺氧改善情况。

8.确定进一步治疗方案。

（1）若患者缺氧状态改善，神志清醒，循环稳定，则改为面罩或鼻导管给氧。

（2）若患者缺氧状况改善不佳，则进行气管插管或气管切开，呼吸机辅助呼吸。

9.记录事件。准确记录处理过程及患者生命体征、血氧饱和度、血气分析结果。

10.终末处理。整理呼吸球囊的各配件，及时清洗消毒备用。

（二）注意事项

1.使用前。

（1）因简易呼吸器容易发生的问题是活瓣漏气，使患者得不到有效通气，因此要定人定时检查、测试、维修和保养。

（2）为预防感染与紧急使用需求，应将简易呼吸器规范清洗、消毒、包装备用。

2.使用时。

（1）确保面罩与患者脸部的紧密贴合，避免通气时漏气。

（2）挤压呼吸球囊时一定要接储氧囊，并且压力适当。

（3）依患者情况调整通气量、频率、吸呼比等参数。

（4）及时观察呼吸及缺氧改善情况，发现患者有自主呼吸时，应按患者的呼吸动作加以辅助，以免影响患者的自主呼吸。

3.单人复苏时易出现通气不足，双人球囊面罩通气效果更好，如还有第三人，可在通气时压住环状软骨，防止气体充入胃内。

4.若给气管插管或气管切开患者使用简易呼吸器，应先将痰液吸净。

5.简易呼吸器辅助呼吸仅为急救过程中的一个步骤，应注意及时实施其他措施。

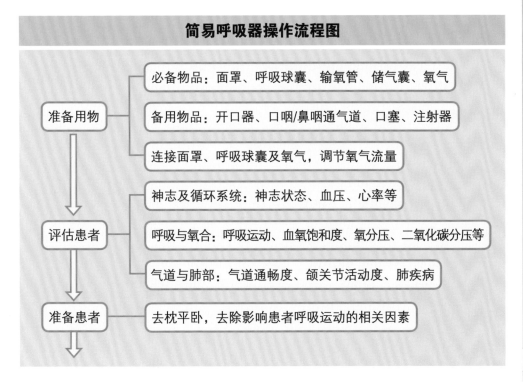

简易呼吸器操作流程图

第三章 麻醉专科护理操作流程

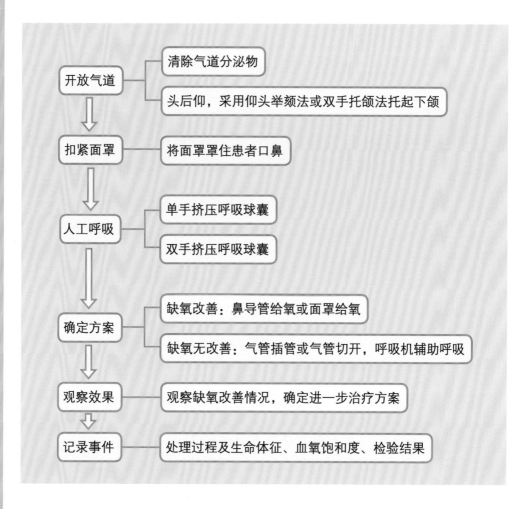

三 高流量给氧操作流程

（一）操作流程

1.评估患者，实施宣教。

（1）评估缺氧程度：了解患者的诊断、缺氧情况（氧分压、二氧化碳分压），评估为轻中度低氧血症，如急性呼吸窘迫综合征、肺炎、肺纤维化、心源性肺水肿等低氧性呼吸衰竭的患者，遵医嘱给予高流量给氧治疗。

（2）给氧宣教：评估患者配合度，实施宣教，将高流量给氧的重要性、感受与配合、注意事项等进行详细地讲解，取得患者的配合。

2.准备用物。包括高流量湿化氧疗仪、一次性使用湿化氧疗管道套件、一次性高流量导管或有创高流量导管、灭菌注射用水500 mL、氧源（图3-1-14）。

3. 准备患者。

（1）核对患者：采用询问、扫码方式核对腕带及出生日期，确认患者。

（2）宣教：适当解释相关事宜，取得配合。

（3）体位：根据病情选择合适体位如仰卧位、侧卧位。

4. 安装湿化器。

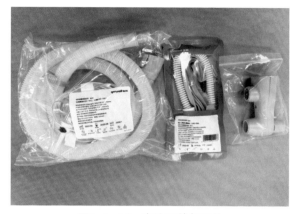
图3-1-14　高流量给氧用物

（1）拆开一次性湿化氧疗管道套件包装，将湿化水罐转接头连接湿化水罐（图3-1-15）。

（2）将湿化水罐水平推入，连接高流量湿化氧疗仪（图3-1-16）。

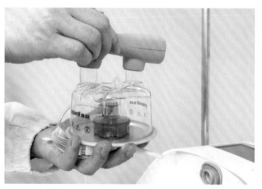 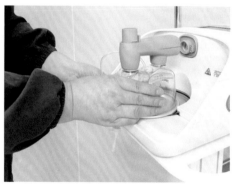

图3-1-15　安装湿化水罐转接头　　　　　图3-1-16　安装湿化水罐

（3）打开湿化水灌注水管针帽，插入灭菌注射用水瓶，打开侧孔帽，液体将自动注入湿化水灌至允许水位线（图3-1-17），关闭注水管。

5. 连接加温管（图3-1-18）。将管路中的加热连接口连接至湿化水罐转接头上，另一端连接一次性高流量导管或有创高流量导管。

6. 连接气源、电源（图3-1-19）。

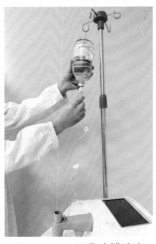
图3-1-17　湿化水罐注水

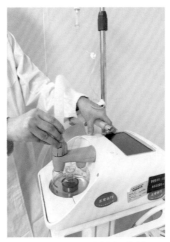
图3-1-18　连接加热管

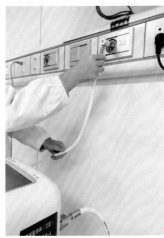
图3-1-19　连接氧气源

（1）将氧气管一端连接高流量湿化氧疗仪，另一端连接氧气源（中心管氧气源或瓶装氧气），氧气压力调至0.3～0.6 MPa范围内。

（2）将高流量湿化氧疗仪电源线插入电源，治疗仪则直接进入待机状态。

7.设置参数：根据使用设备的操作说明进入主界面，选择治疗仪上按键（主控旋钮键、静音键和治疗待机键），旋转主控按钮进入主界面或触摸主页面参数设置，根据需要设定（图3-1-20）。

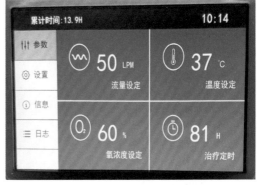
图3-1-20　氧疗仪主页面

（1）设置氧流量：在主页面状态下旋转主控旋钮键至设置或触摸设置，选定流量菜单，调节所需要的氧流量（范围为10～70 L/min），再按压旋钮确定；或触摸主页面"参数"设置（图3-1-21）。

（2）设置氧浓度：在主界面状态下选定氧浓度菜单，调节所需要的氧浓度（范围为21%～100%），再按压旋钮确定（图3-1-22）。

（3）设置温度：在主界面状态下选定温度菜单，调节所需要的温度（范围为31℃～37℃），再按压旋钮确定（图3-1-23）。

（4）设置预治疗时间：在主界面状态下选定时间菜单，调至所需预设治疗时间（0～96小时，图3-1-24）。

（5）低流量模式设定。①在主界面状态下同时按压主控旋钮与静音键，进入低流量模式。②以同样方法设置相应参数。③将主控制键调节至温度菜单，同时按压主控制键与静音键，显示湿度调节档位（图3-1-25），根据需要选择。④长按治疗待机键3秒，治疗仪进入通气状态；治疗仪通气界面中参数为蓝色字体则代表目前治疗仪参数已达到预设值，若为红色字体则代表目前治疗仪参数未达到预设值，需要等待。

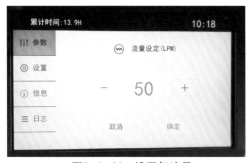

图3-1-21　设置氧流量

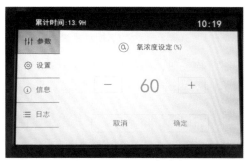

图3-1-22　设置氧浓度

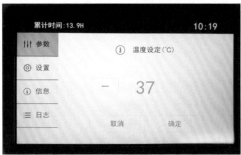

图3-1-23　设置温度

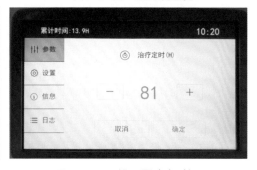

图3-1-24　设置预治疗时间

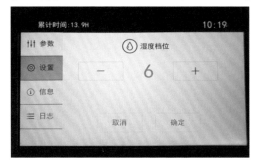

图3-1-25　设置湿度

8. 高流量通气。将一次性高流量导管或有创高流量导管长套带套入患者后颈项，将鼻塞放置于鼻孔，短套带套入头部，调整套带适宜的松紧度，长按治疗待机键3秒，进入通气状态。

9. 观察效果。观察监护仪上血氧饱和度的监测数据、血气分析结果，评估缺氧改善情况；观察仪器的工作状态。

10. 舒适护理。

（1）询问患者的感受，适当调整氧流量及套带松紧度，提高患者舒适度，加强面部皮肤护理。

（2）指导患者深呼吸、咳嗽、咳痰，必要时协助排痰。

（3）提示患者勿用力牵扯呼吸管路，以免引起不适。

11. 关机。遵医嘱改氧疗方式为鼻导管给氧、有创通气氧疗、无创通气氧疗时则停止高流量给氧，先关高流量湿化氧疗仪的流量开关，再关电源。

12. 记录：高流量给氧的相关事件。

13. 终末处理。整理、清洁与消毒，将一次性湿化氧疗管道套件、一次性高流量导管或有创高流量导管置入医疗废物袋，拔除电源与气源，使用一次性卫生湿纸巾或抹布清洁消毒治疗仪表面，保持清洁，移至固定位置备用。

（二）注意事项

1. 治疗前应向患者说明治疗目的，取得其配合，根据病情需要选择卧位。

2. 选择合适型号的鼻塞，建议选取小于鼻孔内径50%的鼻导管。

3. 严密监测生命体征、呼吸运动及血气分析的变化，及时调整给氧参数。

4. 张口呼吸患者须嘱其配合闭口呼吸，不能配合且不伴有二氧化碳潴留者，可使用转接头将鼻塞转变为鼻/面罩方式进行氧疗。

5. 舌后坠患者给予口咽通气道，打开上气道，将高流量鼻塞与口咽通气道开口处连通，如不能改善，可考虑无创呼吸通气等其他呼吸支持方式。

6. 避免湿化过度或湿化不足，密切观察气道分泌物性状变化，按需吸痰，防止痰堵窒息等紧急事件的发生。

7. 注意管路积水现象并及时处理，警惕误入气道引起呛咳和误吸，保持患者鼻塞位置的高度高于机器和管路水平，一旦报警，应及时处理管路冷凝水。

8. 如患者感受到气体异常高温，应停机检测，避免灼伤气道。

9. 注意调节鼻塞固定带松紧，避免固定带过紧引起面部皮肤损伤。

10. 使用过程中如有机器报警，及时查看并处理，直至报警消除。

11. 湿化液使用的无菌蒸馏水或灭菌注射用水，应及时补充；如果患者间断使用，需每日更换湿化液，防止湿化液污染。

高流量给氧操作流程图

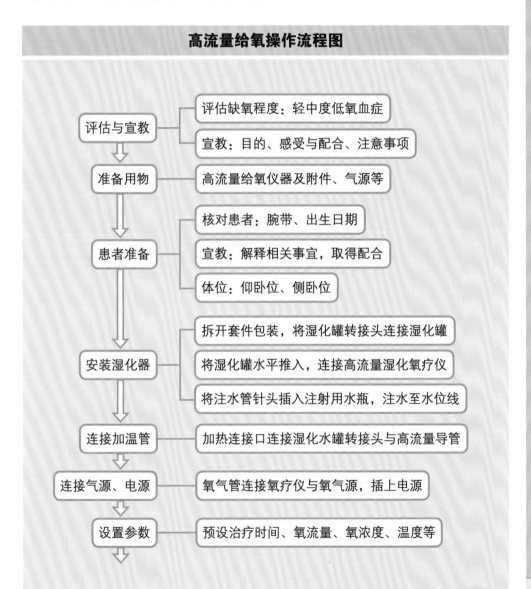

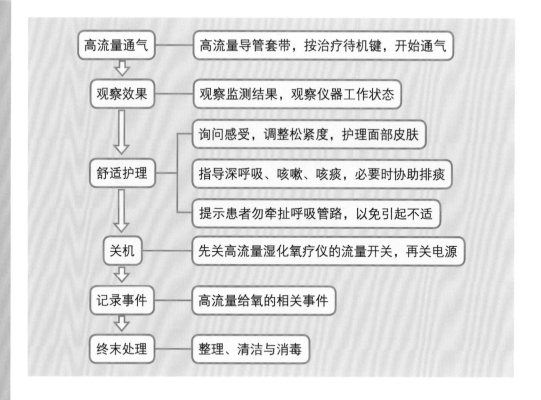

高流量通气	——	高流量导管套带，按治疗待机键，开始通气
观察效果	——	观察监测结果，观察仪器工作状态
舒适护理	——	询问感受，调整松紧度，护理面部皮肤
		指导深呼吸、咳嗽、咳痰，必要时协助排痰
		提示患者勿牵扯呼吸管路，以免引起不适
关机	——	先关高流量湿化氧疗仪的流量开关，再关电源
记录事件	——	高流量给氧的相关事件
终末处理	——	整理、清洁与消毒

四 鼻导管给氧操作流程

（一）操作流程

1. 评估患者与环境。

（1）评估患者病情、意识、呼吸状况、缺氧程度及配合程度等。

（2）评估患者鼻腔情况：有无鼻息肉及分泌物、鼻中隔偏曲、鼻腔手术等影响呼吸的情况。

（3）评估用氧环境是否安全。

2. 核对患者并实施宣教，取得患者的配合。

3. 准备给氧用物：包括氧源（中心供氧/氧气瓶）、氧气表、扳手、一次性给氧套件（湿化瓶、输氧管）、冷开水或蒸馏水、棉签、胶布。

4. 实施给氧。

（1）手卫生：洗手或卫生手消毒。

（2）将棉签用冷开水湿润，用其检查、清洁鼻腔。

（3）安装氧气表。①中心供氧：将氧气表直接插入氧气终端。②氧气瓶：打开氧气瓶总开关，放出少量气体冲出氧气瓶口灰尘后将氧气表插入瓶口并拧紧。

（4）连接氧气管：检查并打开一次性给氧套件，将湿化瓶连接氧气表，输氧管连接湿化瓶。

（5）检查管路是否漏气：中心供氧装置供氧则直接打开氧气表检查是否漏气；氧气瓶供氧则先关小开关，开总开关，再开小开关，检查给氧装置是否漏气。

（6）根据患者血氧饱和度及血气分析结果调节合适氧流量，通常为2～4 L/min。

（7）鼻导管或鼻塞给氧：鼻导管前端在冷开水中湿润并检查是否通畅，将鼻导管前端插入鼻前庭，或将鼻塞插入鼻孔，用胶布固定。

（8）调整患者舒适卧位，整理床单元并洗手。

（9）指导患者有效呼吸。

（10）记录给氧时间及氧流量。

5. 观察患者病情、呼吸状况及缺氧改善情况，遵医嘱抽取动脉血进行血气分析，评估氧疗效果，根据氧疗结果适当调整氧流量。

6. 遵医嘱停氧，撤除鼻导管，关闭氧气表，整理用物，记录停氧时间。

（二）注意事项

1. 定时检查给氧管路，保持管路通畅。

2. 观察患者呼吸道通畅度，及时指导患者有效咳嗽与排痰，保持气道通畅。

3. 做好用氧宣教。用氧过程中应注意防热、防火、防油、防震和防堵塞；告知患者不能擅自调节氧流量。

4. 新生儿患者给氧应严格控制氧浓度与给氧时间，避免氧浓度突然改变（升高或降低），连续监测血氧饱和度，定时做血气分析，了解氧分压，预防氧对视网膜和肺的损伤。

5. 瓶装氧气使用注意事项。

（1）氧气瓶应置于阴凉处，周围严禁烟火和易燃品，距离明火至少5 m，距离暖气至少1 m。

（2）搬运氧气瓶时应避免倾倒撞击。

（3）氧气表及螺旋口勿上油，也不能用带油的手装卸。

（4）氧气瓶压力表上数据≤5kg/cm²时，则不能再使用，以免灰尘进入瓶内，再次充气时有爆炸的风险。

鼻导管给氧操作流程图

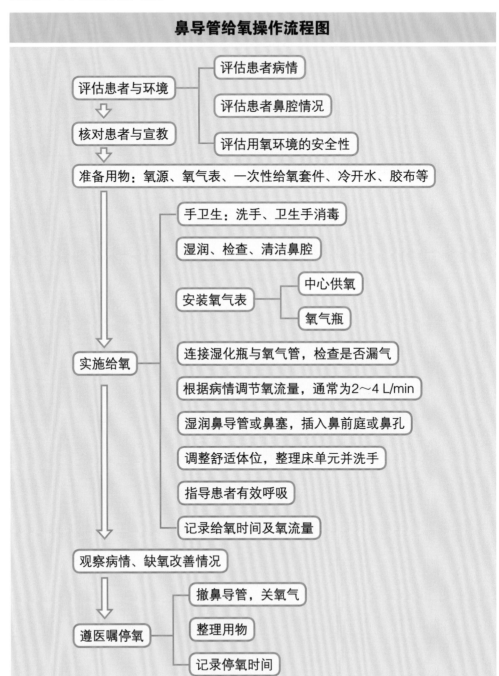

（一）操作流程

1. 评估患者，包括年龄、身高、体重、颈椎、颈部活动度、口腔、牙齿、张口度、咽喉部情况等，判断是否为困难气道。

2. 准备用物。

（1）准备气管导管（图3-1-26）。
①选择气管导管：根据患者一般情况及手术部位准备适宜的气管导管类型与型号，如单腔气管导管（普通管、带金属螺旋丝导管）和双腔气管导管（左侧双腔管、右侧双腔管），其型号即内直径为F2.5～F8.5，胸腔内手术如肺及纵隔手术

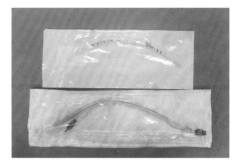

图3-1-26 气管导管

宜选择双腔气管导管，其他部位手术全身麻醉、危重症患者抢救宜选择单腔气管导管。②检查气囊：用注射器将适量空气注入气管导管的气囊，检查气囊完好无漏气（图3-1-27）。③塑形气管导管：将管芯插入气管导管内并塑形，管芯前端不能超过导管斜面，涂抹适量的润滑剂（图3-1-28）。

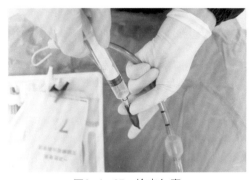

图3-1-27 检查气囊

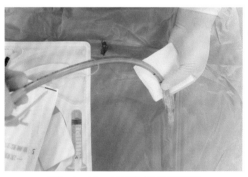

图3-1-28 气管导管前端塑形

（2）准备气管插管用物（图3-1-29）：喉镜（普通喉镜、可视喉镜）及喉镜套、金属引导丝、牙垫、呼吸球囊与面罩、螺纹管、润滑剂。

（3）准备一般性用物：一次性吸痰管与吸引器、注射器、手套、无菌生理盐水、氧气、听诊器、胶布。

（4）准备困难气道插管用物（图3-1-30）：纤维支气管镜、舌钳、插管钳。

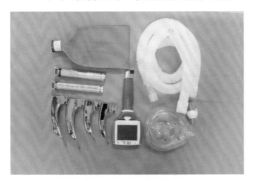

图3-1-29 气管插管用物

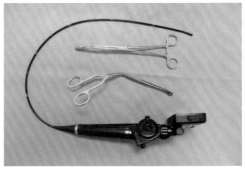

图3-1-30 困难气道插管用物

（5）麻醉机或呼吸机及监护仪（图3-1-31）。

3.操作者自身准备：洗手或卫生手消毒，戴橡胶手套。

4.摆放体位。患者取平卧位，枕部垫一薄枕，头部垫高约10 cm，使口、咽、喉三轴线重叠，即自切牙至声门经路近乎直线（图3-1-32）。插管者位于患者头侧，以便直视观察。

5.面罩通气，预充氧。

（1）全身麻醉患者通过吸入或静脉注射麻醉诱导药物时，"EC"手法扣面罩加压给氧（图3-1-33），吸入纯氧2～3分钟，麻醉药物

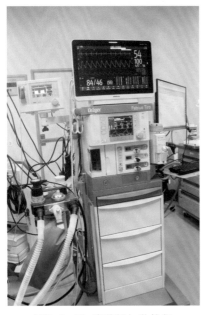

图3-1-31 麻醉机与监护仪

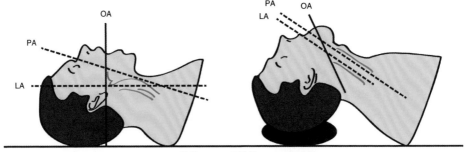

OA：口轴线；PA：咽轴线；LA：喉轴线

图3-1-32 气管插管体位

完全起效后插管。

（2）危重症患者抢救时面罩给纯氧后插管，或在气道黏膜喷表面麻醉剂和吸入高浓度氧后插管。

6. 气管内插管。

（1）经口气管插管。①张开口腔：操作者右手拇指推开患者下唇与下颌，示指抵住上门齿，以两指为开口器使口腔张开。②暴露声门：操作者左手持喉镜将镜片从患者右侧口角送入（图3-1-34），镜片在前进的过程中逐渐移至左侧，把

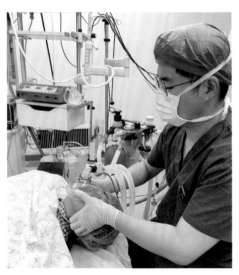

图3-1-33　面罩给氧（EC手法）

舌体挡在其左侧，缓缓插入镜身，看到会厌后将镜片置入会厌谷，然后将镜片向前上方提起，暴露声门（多角度呈现）；若声门暴露不全时，可由助手用中指轻柔地向下或侧方压迫甲状软骨，即可以使声门暴露更明显（图3-1-35）。③插入气管导管：操作者右手握毛笔状持气管导管，从患者右侧口角将导管插入，气管导管前端对准声门轻柔地送入气管内，当套囊进入气管内时，拔除管芯，继续送入至相应深度（图3-1-36）；成人经口插管深度为导管尖端距中切牙（22±2）cm，儿童插管深度为（12+年龄/2）cm，新生儿插管深度为（体重+6）cm（图3-1-37）。④放置牙垫，退镜：压迫胸壁听导管口有出气声则放置牙垫于磨牙间，轻柔退出喉镜（图

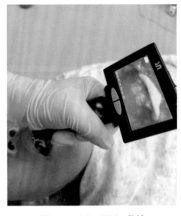

图3-1-34　置入喉镜

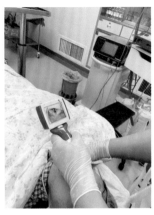

图3-1-35　显露声门

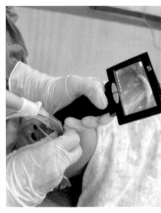

图3-1-36　气管插管

3-1-38），导管连接已设置好参数的麻醉机/呼吸机/简易呼吸器。

（2）经鼻气管插管。①鼻黏膜麻醉：鼻腔内滴入利多卡因或地卡因进行表面麻醉，必要时可滴入呋麻滴鼻液。②经鼻盲探气管插管：左手翻开鼻翼，右手持气管导管插入鼻孔后，使之与面部垂直地插入鼻腔，沿鼻底经总鼻道出鼻后孔。导管口可听到呼吸声，继续插入导管至14～16 cm处（成人），在吸气时将导管插入声门至气管；经鼻插管深度为（27±2）cm。③经鼻明视气管插管：将气管导管经鼻插入口咽部，按经口插管方法置入喉镜片，直视下将气管导管插入声门或使用插管钳将导管插入声门至气管。

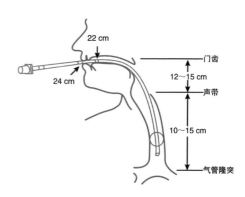

图3-1-37 气管插管深度

7. 气管导管气囊充气。用注射器向气管导管前端的气囊注入适量空气，控制囊内压小于30 cmH$_2$O，手触气囊软硬度相当于鼻尖硬度的感觉（图3-1-39）。

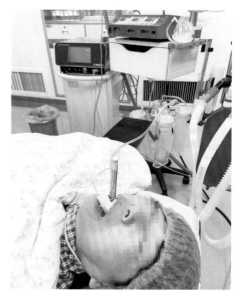

图3-1-38 放置牙垫

8. 判断气管导管位于气管内。

（1）明视观察：①可视喉镜下观察气管导管气囊上蓝色标志线通过声门。②纤维支气管镜通过气管导管可见到气管环及气管隆嵴。

（2）观察呼吸运动：①挤压患者胸廓时，气管导管口有气流。②连接呼吸机或麻醉机辅助呼吸，观察双侧胸廓对称起伏。③若患者有自主呼吸，可观察呼吸球囊随呼吸而张缩。

（3）听诊双肺呼吸音清晰且对称（图3-1-40）。

（4）观察患者胃部无隆起，无缺氧症状，口唇、面色及末梢循环、血氧饱和度均正常。

9. 固定。确定气管导管在气管内适宜的位置，使用胶布或细带将气管导管与牙垫固定于面颊部（图3-1-41）。

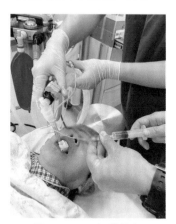 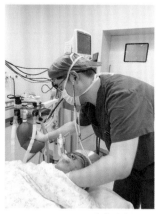 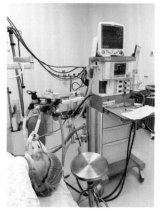

图3-1-39　气囊注气　　　　　图3-1-40　听诊肺部　　　　　图3-1-41　固定气管导管

10. 观察患者生命体征及氧合情况，必要时抽取动脉血进行血气分析。

11. 记录插管相关信息。

12. 整理使用后的物品，分类处理医疗废物，清洗消毒使用后的喉镜、纤维支气管镜、插管钳、舌钳等。

（二）注意事项

1. 插管前应全面评估患者，判断是否为插管困难气道。

2. 准备合适的气管导管和插管用物，包括一般物品和应急状况所需的物品。

3. 气管插管时动作应轻柔，减少对口鼻、咽部及气管的损伤。

4. 准确判断气管导管的位置，观察中切牙处气管导管的刻度。成人经口插管一般在22~24 cm处；经鼻插管一般在24~27 cm处；儿童气管导管插管深度为（年龄/2+12）cm，新生儿为（体重+6）cm。

5. 注意气囊内压力。①正常情况下成人气管导管气囊充气量为5~8 mL，压力为25~30 cmH$_2$O。②注气量不宜过多，以气囊恰好封闭气道不漏气为准，以免向肺内送气时漏气，也可防止呕吐物、分泌物等反流支气管内。③若囊内压力过高可产生气管黏膜的压力性损伤。

6. 及时吸净口腔、鼻腔及咽喉部分泌物或反流物。

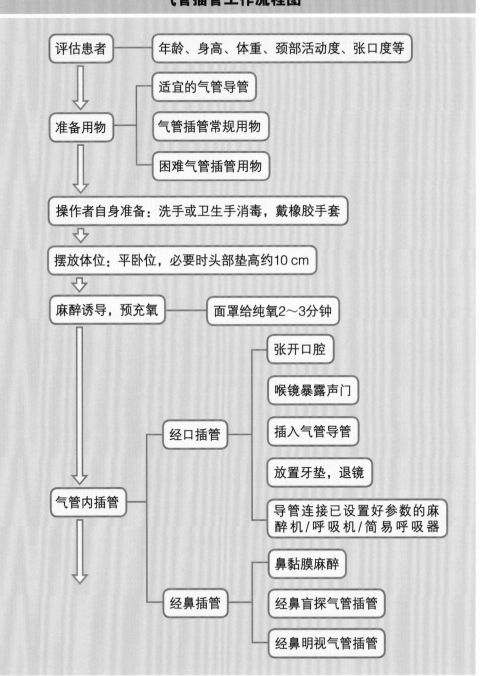

气管插管工作流程图

评估患者 —— 年龄、身高、体重、颈部活动度、张口度等

准备用物 —— 适宜的气管导管
          气管插管常规用物
          困难气管插管用物

操作者自身准备：洗手或卫生手消毒，戴橡胶手套

摆放体位：平卧位，必要时头部垫高约10 cm

麻醉诱导，预充氧 —— 面罩给纯氧2～3分钟

气管内插管 —— 经口插管 —— 张开口腔
                      喉镜暴露声门
                      插入气管导管
                      放置牙垫，退镜
                      导管连接已设置好参数的麻醉机/呼吸机/简易呼吸器

           经鼻插管 —— 鼻黏膜麻醉
                      经鼻盲探气管插管
                      经鼻明视气管插管

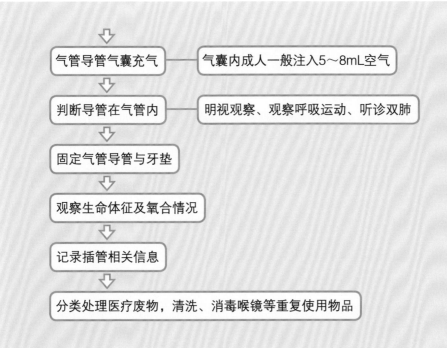

气管导管气囊充气 —— 气囊内成人一般注入5~8mL空气

判断导管在气管内 —— 明视观察、观察呼吸运动、听诊双肺

固定气管导管与牙垫

观察生命体征及氧合情况

记录插管相关信息

分类处理医疗废物，清洗、消毒喉镜等重复使用物品

（一）操作流程

1.评估患者，实施宣教。

（1）评估神志、身高、体重、颈部活动、口腔（牙齿、咽喉部），禁食、禁饮时间。

（2）评估气道：包括鼻腔有无出血，呼吸道有无梗阻，呼吸音有无异常等情况。

（3）宣教：与神志清醒的患者进行交流与宣教，解释目的与配合要点。

2.准备用物。

（1）纤维支气管镜及附件（图3-1-42）、冷光源。①根据患者情况选择适宜型号的纤维支气管镜。②检查其功能完整性：包括纤维支气管镜曲折调理钮是否灵巧，管道是否通畅，冷光源亮度是否适合，显示器成像是否清楚。③检查负压吸引设施（电动负压吸引、中心负压吸引）工作是否正常等。④按照软式内镜清

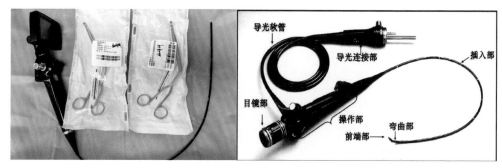

图3-1-42 纤维支气管镜及附件

洗消毒规范对纤维支气管镜进行清洗、消毒、干燥备用。

（2）常规物品：准备注射器、生理盐水、无菌液状石蜡棉球、一次性无菌巾、治疗盘、无菌手套、输氧管与氧气、标本容器、负压吸引装置等。

（3）全身麻醉药物或表面麻醉药物（2％利多卡因、丁卡因胶浆）。

（4）活检钳、异物钳、电凝器等。

3.摆放患者体位。

（1）选择仰卧位，肩部略垫高，头正位略向后仰，操作者位于患者头端。

（2）如病情需要亦可采取坐位或半坐卧位，头略向后仰，操作者位于患者头端或床旁。

4.操作者自身准备：洗手或卫生手消毒，戴无菌手套。

5.实施麻醉。

（1）建立患者生命体征的监测。

（2）实施全身麻醉/气管黏膜表面麻醉（将2％利多卡因喷雾于气管黏膜表面）。

6.准备纤维支气管镜。

（1）将纤维支气管镜与负压吸引装置、显像系统、冷光源连接，开启显像系统及冷光源，调整光源强度，旋动屈光调理环调整视线清晰度。

（2）将纤维支气管镜插入端表面涂抹无菌液状石蜡、丁卡因胶浆或利多卡因软膏。

7. 插入纤维支气管镜。

（1）根据患者情况选择经鼻、经口和经气管内导管置入纤维支气管镜。

（2）操作者左手握纤维支气管镜操控部，左手拇指略向下拨动旋钮，使纤维支气管镜尾端稍向上形成自然曲折（图3-1-43）。

（3）操作者用右手将内镜送入鼻腔，直视下边观察边将镜身缓慢插入（图3-1-44），经鼻前庭、鼻腔、后鼻孔、鼻咽部、声门到达气管、支气管；若选择

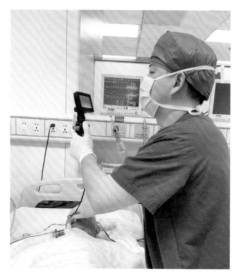

图3-1-43　调整角度插入纤维支气管镜

经口插入，嘱患者含住咬口器并固定，纤维支气管镜经过咬口器到达舌根部（图3-1-44a），将前端向上曲折50°～60°，可观察到会厌及声门（图3-1-44b），将

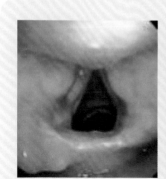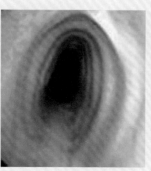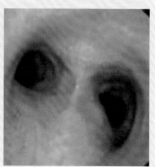

a. 舌根部　　　　　　　　　　b. 声门　　　　　　　　　　c. 气管

图3-1-44　插入纤维支气管镜路径

镜身经声门插入气管（图3-1-44c）。

（4）若呼吸道有分泌物，应连接吸引器吸出分泌物，若分泌物黏稠可注入少量生理盐水后抽吸。

（5）未进行抽吸时可将输氧管插入管腔，给予患者吸氧。

8. 观察气管壁与气道管腔。

（1）根据纤维支气管镜插入深度的顺序检查，观察上呼吸道与下呼吸道是否存在病变或异物。

（2）依序察看舌、会厌、会厌谷和侧会厌襞、勺状软骨、小角状软骨和楔状软骨上突、勺会厌襞和声门、气管软骨、气管降突、左右支气管管腔及黏膜和所属各叶段支气管管口。

（3）直视察看气管形态、黏膜颜色、软骨环清晰度等。

9. 夹取组织活检或取异物。

（1）将活检钳经镜身插入病变部位，夹取病变组织，置入标本容器；有异物时使用异物钳夹取异物，将其置于容器。

（2）观察与处理出血：①观察活检部位是否有出血，如有出血、视野不清，可用生理盐水冲洗。②若出血较多且持续不止，可局部注入麻黄素1～2 mL，一般均可止血，必要时使用电凝器止血。

10. 退镜。检查病变部位无出血或极少量渗血时可退镜，注意缓慢退镜，边退镜边再次观察途经的气管状况。

11. 观察患者的呼吸及氧合情况。

12. 撤镜。

（1）患者无异常情况时，撤除各连接附件，分类处理。

（2）纤维支气管镜按《软式内镜清洗消毒技术规范》（WS 507—2016）处置后备用。

13. 脱手套，洗手；记录检查情况，送检标本。

（二）注意事项

1. 应按照《软式内镜清洗消毒技术规范》对纤维支气管镜进行清洗消毒，保障内镜消毒灭菌质量，避免医院内感染。

2. 插管时在直视下沿上呼吸道与下呼吸道腔隙缓慢插入，经过声门后要灵巧调理角度旋钮，使镜体前端保持在气管的中间位，切勿盲目推动；退镜时一定要缓慢，切忌快速抽出纤维支气管镜造成鼻黏膜损伤。

3. 检查过程中应建立心电监护，密切观察生命体征，及时了解病情变化，保障患者安全。

4. 检查全过程中需要有功能完好的负压吸引装置。

5. 及时送检标本。

纤维支气管镜检操作流程图

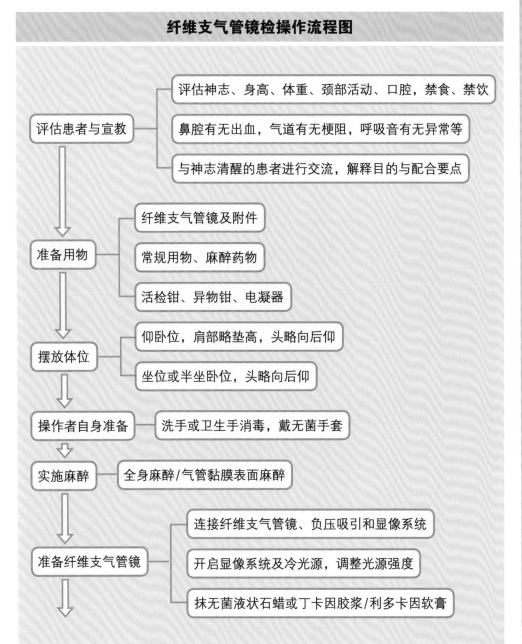

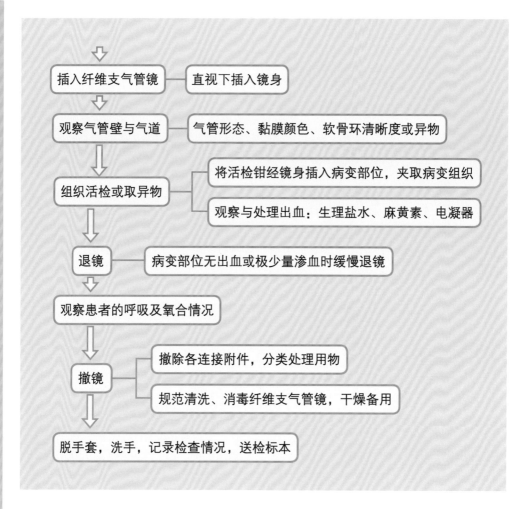

（一）操作流程

1.评估患者。

（1）评估患者神志、生命体征及配合程度。

（2）评估患者有无义齿，口腔及鼻腔黏膜有无破损。

（3）评估患者双肺呼吸音，痰液的性质、量及颜色，缺氧及氧疗的情况。

（4）气管插管的患者应评估气管导管的深度及固定情况。

2.准备用物。

（1）负压吸引设施（中心负压吸引、电动负压吸引、机械性负压吸引）与吸引装置、适宜于患者的吸痰管（F6号～F14号）、生理盐水、手套、听诊器、手电筒，必要时备压舌板/开口器。

（2）连接负压吸引装置并检查装置是否完好（图3-1-45）。

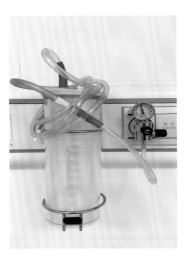

图3-1-45　连接负压吸引装置

3. 操作者自身准备：洗手或卫生手消毒，戴薄膜手套，必要时戴一次性无菌橡胶手套。

4. 预充氧。

（1）呼吸机辅助呼吸的患者给予纯氧（氧浓度100%）2分钟（图3-1-46）。

（2）鼻导管给氧时给予高流量（5～10 L/min）吸氧2分钟（图3-1-47）。

5. 连接吸痰管，调节负压。

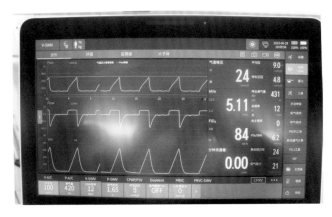

图3-1-46　吸纯氧

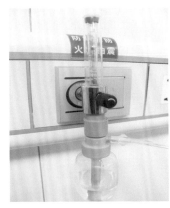

图3-1-47　高流量给氧

（1）连接吸痰管与负压吸引装置，调节适宜负压（图3-1-48），一般成人不超过400 mmHg（53.3 kPa），小儿不超过300 mmHg（40.0 kPa）。

（2）关闭吸痰管侧孔，试吸生理盐水，确定吸痰管通畅，开放侧孔。

6. 清理呼吸道。

（1）戴有气管导管的患者。①阻断吸痰管的负压：折曲吸痰管或松开吸痰管侧孔（图3-1-49）。②插入吸痰管：将吸痰管插入气管导管，深度应超过气管导

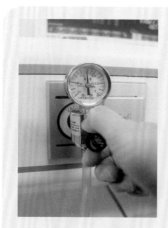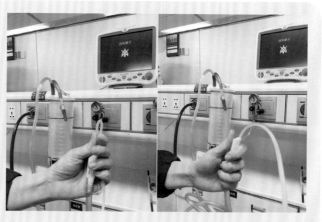

图3-1-48 调节负压　　　　图3-1-49 折曲吸痰管或松开吸痰管侧孔

管开口0.5～1 cm（气管导管插入的长度加0.5～1 cm）。③吸痰：放开负压，边旋转，边上提，边吸引，在感觉痰液较多处应缓慢上提，吸完后迅速退出吸痰管。④更换吸痰管，分别抽吸口腔、鼻腔内的分泌物和血液等。

（2）无气管导管的患者。①清醒患者：指导患者咳嗽排痰，必要时拍背排痰。②昏迷患者：开放吸痰管侧孔，将吸痰管从口腔一侧插入，必要时使用开口器协助张口，堵塞侧孔，开放负压吸尽口腔内分泌物等。③更换吸痰管，使用相同方法吸尽鼻腔分泌物。④更换吸痰管，使用生理盐水湿润吸痰管或涂抹无菌水溶性润滑油，阻断吸痰管的负压，在患者吸气时顺势将吸痰管插入气管深部，遇阻力后退出0.5～1 cm，开放负压，使用外提及左右旋转手法吸尽气管深部的分泌物。

（3）气管切开患者。①清理口鼻分泌物的方法同无气管导管患者口鼻腔吸痰。②更换吸痰管，使用生理盐水湿润吸痰管或涂抹无菌水溶性润滑油，阻断吸痰管的负压，将吸痰管经气管套管插入气管深部，开放负压，旋转式抽吸气道分泌物。

6. 补充氧。吸痰后给纯氧吸入约2分钟，观察患者氧合情况，再适当调整氧浓度。

7. 检查患者口腔及鼻腔黏膜有无损伤（图3-1-50），检查气管导管的深度及固定可靠度。

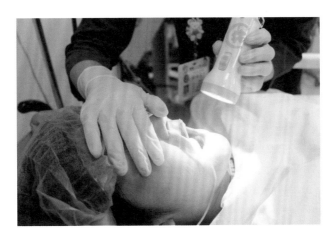

图3-1-50 检查口鼻

8.评估吸痰效果。

（1）用听诊器听患者双肺呼吸音，并与吸痰前进行对照，若为清晰的呼吸音则提示吸痰彻底，若仍有湿啰音，充分吸氧后拍背（图3-1-51）或使用排痰设备辅助排痰，再重复吸痰。

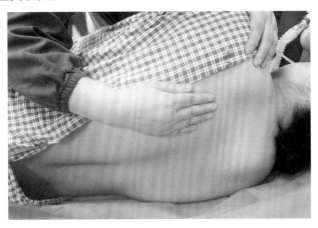

图3-1-51 拍背排痰

（2）观察患者血氧饱和度及血气分析结果。

9.清洁口鼻及面部，整理床单元，指导清醒患者有效咳嗽、排痰。

10.清理用物，关闭吸痰装置负压，更换一次性吸痰装置。

11.脱手套，洗手。

12.记录吸痰情况，包括吸出痰液的颜色、性质和吸出量，记录吸痰后的效果。

（二）注意事项

1. 选择型号合适的吸痰管。气管插管及气管切开患者的吸痰管，其外径宜为气管导管内径的1/2～2/3，有利于气体从缝隙处进入气道。

2. 预防感染。

（1）使用无菌吸痰管，规范操作，避免污染。

（2）吸痰时应按照顺序进行，气管插管的患者先经气管插管吸尽气管内痰液，再吸口、鼻腔；吸口、鼻腔的吸痰管不可再行气管插管内吸痰，若需要吸痰则需另换吸痰管。

（3）气管插管呼吸机辅助呼吸的患者，留取痰标本时宜采取密闭式吸痰，以免污染。

3. 调节适当的负压，一般成人不超过400 mmHg（53.3 kPa），小儿不超过300 mmHg（40.0 kPa），以免损伤气道黏膜。

4. 吸痰前应增加给氧浓度或调高氧流量，提高机体氧储备，避免吸痰过程中缺氧。

5. 插入吸痰管时应阻断负压（开放吸痰管侧孔或折曲吸痰管），以免损伤口腔黏膜，吸痰时动作要轻柔。

6. 每次吸痰时间不超过15秒，连续吸痰不超过3分钟。

7. 吸痰过程中要同时注意观察患者的生命体征及面色、口唇颜色的变化情况，若有异常，立即停止吸痰，给予高流量、高浓度吸氧并报告医生及时进行处理。

8. 黏稠痰液抽吸困难时的正确处理方法。

（1）吸痰前先自气管插管内注入生理盐水3～5 mL，对于痰液特别黏稠不易吸出时，可注入2%碳酸氢钠溶液2～3 mL，稀释痰液，再行吸痰。

（2）可配合叩击、蒸汽吸入、雾化吸入，提高吸痰效果。

9. 遵医嘱正确留取痰标本送检。

10. 及时更换痰液收集装置。

清理呼吸道操作流程图

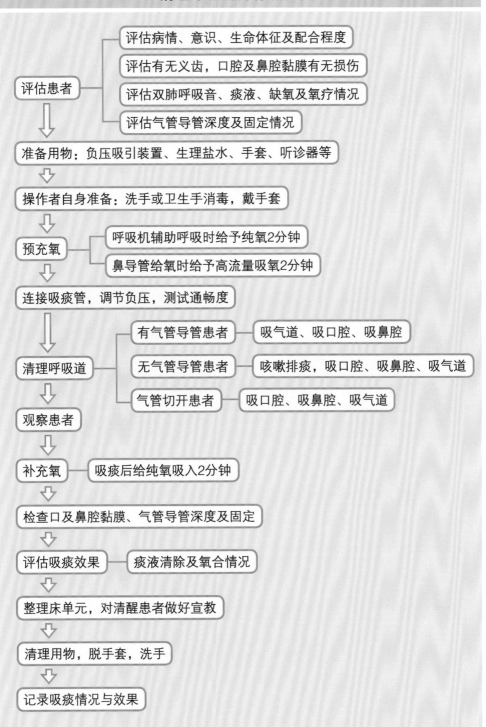

评估患者
- 评估病情、意识、生命体征及配合程度
- 评估有无义齿，口腔及鼻腔黏膜有无损伤
- 评估双肺呼吸音、痰液、缺氧及氧疗情况
- 评估气管导管深度及固定情况

准备用物：负压吸引装置、生理盐水、手套、听诊器等

操作者自身准备：洗手或卫生手消毒，戴手套

预充氧
- 呼吸机辅助呼吸时给予纯氧2分钟
- 鼻导管给氧时给予高流量吸氧2分钟

连接吸痰管，调节负压，测试通畅度

清理呼吸道
- 有气管导管患者 —— 吸气道、吸口腔、吸鼻腔
- 无气管导管患者 —— 咳嗽排痰，吸口腔、吸鼻腔、吸气道
- 气管切开患者 —— 吸口腔、吸鼻腔、吸气道

观察患者

补充氧 —— 吸痰后给纯氧吸入2分钟

检查口及鼻腔黏膜、气管导管深度及固定

评估吸痰效果 —— 痰液清除及氧合情况

整理床单元，对清醒患者做好宣教

清理用物，脱手套，洗手

记录吸痰情况与效果

（一）动脉采血

1. 核对医嘱，打印患者动脉血采集信息条形码，双人核对。

2. 准备用物。注射器或动脉采血针、肝素钠、0.5％碘伏、棉签（图3-1-52）。

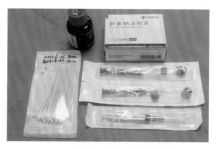

图3-1-52 动脉采血用物

3. 核对信息与宣教。

（1）全身麻醉未清醒患者核对腕带上信息与病历、采血条形码，或使用PDA扫条形码核对信息（图3-1-53）。

（2）清醒患者采用反问式方法询问姓名、出生日期进行核对，也可联合使用PDA扫条形码核对。

（3）宣教：向全身麻醉后清醒患者解释采血目的及配合要求，取得患者配合。

4. 操作者自身准备：洗手或卫生手消毒后，戴手套。

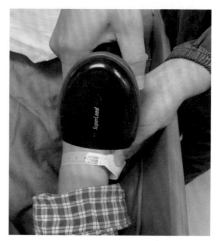

图3-1-53 扫码核对患者信息

5. 选择穿刺部位：根据患者病情调整卧位，选择穿刺动脉。通常选择桡动脉或足背动脉，必要时可选择肱动脉或股动脉。

6. 准备采血注射器。

（1）动脉采血针。

（2）普通注射器：用注射器抽吸适量肝素钠溶液湿润内壁，然后尽量排出肝素钠，注意排尽空气。

7. 动脉采血，打开包装后即可使用。

（1）术中已有动脉留置针。①使用0.5％碘伏棉签消毒肝素帽或打开三通直接连接注射器。②先用注射器回抽留置针管道内血液，再接采血注射器抽取1～2 mL血量，拔出针头或关闭三通，密封采血注射器针头。③粘贴条形码，标注患者体温与吸入氧浓度，立即送检。

（2）无动脉留置针。①消毒穿刺部位和操作者左手示指与中指。②确定穿刺点：手指触摸穿刺动脉搏动最明显处，必要时可使用B超定位（图3-1-54）。③穿刺采血：普通注射器采血以30°～40°进针，经皮穿刺动脉，采集1～2 mL血量（图3-1-55）；专用动脉采血针采血，将动脉采血针活塞拉到需要抽取血量的刻度，同法穿刺动脉，血液在压力的作用下将自动进入注射器腔内设定抽取位置。④拔出穿刺针，使用干棉签压迫穿刺点。⑤密封穿刺注射器针头，粘贴条形码，标注患者体温与吸入氧浓度。

8. 告知患者穿刺结束，整理床单元。

9. 及时送检。

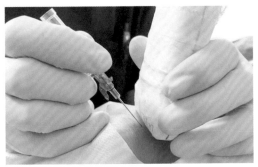
图3-1-54　B超确定穿刺部位

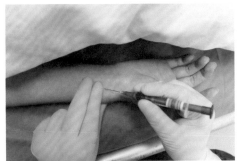
图3-1-55　穿刺采血

（二）测试血气

1. 血气监测方法一。

（1）启动血气仪：连接电源，打开血气仪电源开关。

（2）机器自检、质检（定标）。

（3）血气仪血糖定标。①准备血气仪糖定标液（图3-1-56）。②点击"系统"并按以下顺序依次选择：选择"运行质控"→"性能监测"→"外质控"→"质控水平"→录入"PRFCHK"批号→录入"18134018"→点击"启动"→点击"吸

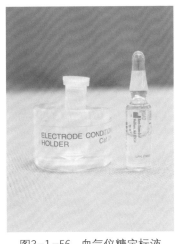
图3-1-56　血气仪糖定标液

入"，吸取糖定标液→点击继续进行定标。③等待定标通过：血糖定标通过后方可做血气分析，若未通过则继续质检，直至血糖质检通过（图3-1-57）。

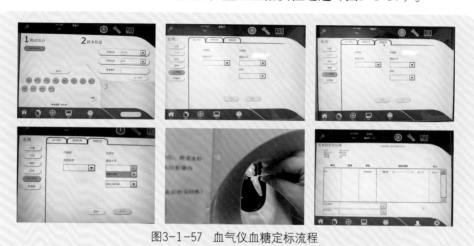

图3-1-57 血气仪血糖定标流程

（4）血气分析。①点击"主页面"，在"容器类型"栏选择注射器，"样本类型"栏选择动脉（图3-1-58），"患者编号"栏录入住院号或ID号（图3-1-59）。②点其他信息："患者体温"栏录入体温，"FiO$_2$%"栏录入氧浓度（图3-1-60），点击"保存"。③点击"吸入"，抽吸样本（图3-1-61）。④移开样本，点击"继续"（图3-1-62），设备进行血气分析（图3-1-63）。

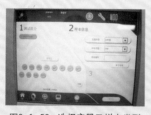
图3-1-58 选择容器及样本类型

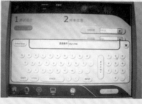
图3-1-59 录入住院号或ID号

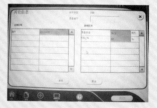
图3-1-60 录入体温、氧浓度

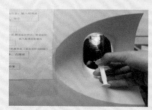
图3-1-61 抽吸样本

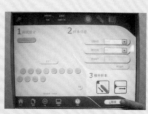
图3-1-62 点击继续

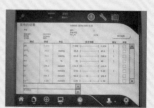
图3-1-63 设备分析

（5）等待机器分析结果，若血气仪未连接手术麻醉临床信息系统，则打印纸质报告。

（6）将结果反馈给麻醉医生。

2. 血气监测方法二。

（1）启动血气仪：连接电源，打开血气仪电源开关。

（2）更换分析仪包（需要时）。方法1：选择插入分析仪包，出现第一个对话框"是否开启IQM功能"，此时选择"否"，再出现第二个对话框"时间、日期是否正确"，此时选择"是"；插入分析仪包，关舱门即可。方法2：选择插入分析仪包，如果没有出现"是否开启IQM功能"对话框，直接出现"时间、日期是否正确"对话框，则先点击对话框中的"否"，然后依次点击"设置"→"IQM设置"，输入密码"1234"，进入后去掉"IQM模式"前的"√"，按"OK"退出，再重新按"方法1"的流程执行即可。

（3）血气分析：①在主页上点击"开始"，弹出吸血针。②将注射器插入针孔，点击"OK"，吸样本后马上移开样本。③输入体温、氧浓度，点击"OK"键。④等待分析结果，未联网时打印纸质报告。

（4）反馈结果给麻醉医生。

（三）注意事项

1. 动脉采血注意事项。

（1）选择合适的采血部位，桡动脉是血气分析中最常用采血部位，其次为足背动脉、肱动脉、股动脉。

（2）动脉采血针内已经加有抗凝剂，则不需要再进行抗凝处理。

（3）采血成功后，立即封闭针头，注意不要让空气进入血标本中，及时送检，避免影响检查结果。

（4）动脉采血后一定要注意穿刺部位压迫止血，拔针后应持续按压5分钟以上，避免出血形成血肿。

2. 测试血气注意事项。

（1）为保证血气分析的结果准确，操作前请将注射器颠倒混匀3～5次，用手缓慢搓采血针管5秒，不能过于剧烈，避免溶血。

（2）定时给血气分析仪进行质检。

动脉采血与测试血气工作流程图

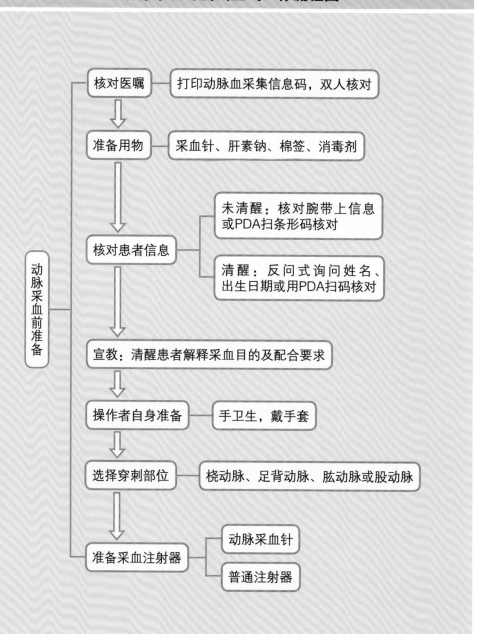

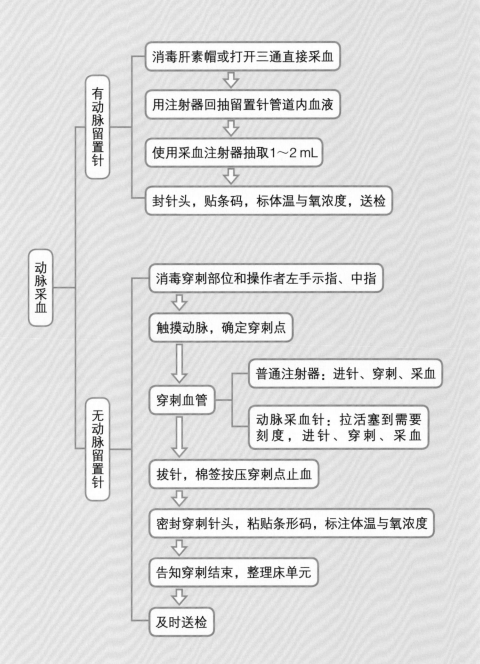

動脈採血

有動脈留置針
- 消毒肝素帽或打开三通直接采血
- 用注射器回抽留置针管道内血液
- 使用采血注射器抽取1~2 mL
- 封针头，贴条码，标体温与氧浓度，送检

无动脉留置针
- 消毒穿刺部位和操作者左手示指、中指
- 触摸动脉，确定穿刺点
- 穿刺血管
  - 普通注射器：进针、穿刺、采血
  - 动脉采血针：拉活塞到需要刻度，进针、穿刺、采血
- 拔针，棉签按压穿刺点止血
- 密封穿刺针头，粘贴条形码，标注体温与氧浓度
- 告知穿刺结束，整理床单元
- 及时送检

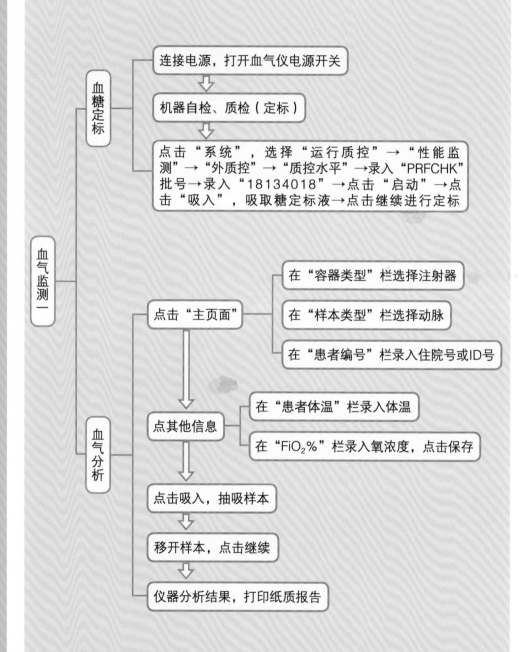

连接电源，打开血气仪电源开关

机器自检、质检（定标）

点击"系统"，选择"运行质控"→"性能监测"→"外质控"→"质控水平"→录入"PRFCHK"批号→录入"18134018"→点击"启动"→点击"吸入"，吸取糖定标液→点击继续进行定标

血糖定标

在"容器类型"栏选择注射器

在"样本类型"栏选择动脉

在"患者编号"栏录入住院号或ID号

点击"主页面"

在"患者体温"栏录入体温

在"FiO₂%"栏录入氧浓度，点击保存

点其他信息

点击吸入，抽吸样本

移开样本，点击继续

仪器分析结果，打印纸质报告

血气分析

血气监测一

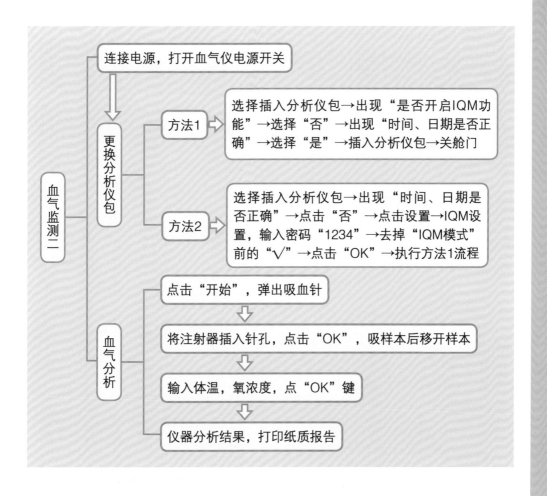

 多参数监护仪操作流程

（一）操作流程

1. 检查多参数监护仪电源及监控端插口。

2. 准备监测导联线。包括心电图、血氧饱和度、血压（有创血压、无创血压）、体温（鼻咽温、肛温、皮温、鼓膜温度）、呼末二氧化碳及中心静脉压监测的各种导联线，检查其完整性，分别插入监护仪相对应插口（图3-2-1）。

3. 开机。连接电源，打开监护仪电源开关。

4. 设置显示波形数量。

（1）显示默认监测项目为3个波形线
（图3-2-2）。

（2）若监护仪需要增加监测显示
波形，则点击主菜单，打开监护仪设
置或监测界面中设置，点击"显示波
形"，根据需要选择3个波形或6个波形
（图3-2-3）。

5. 设置报警。

（1）打开更多菜单/主菜单。

（2）选择并打开报警设置。①根据
多参数监护仪的使用说明选择参数报警设
置中报警级别（图3-2-4）：心率与血氧饱

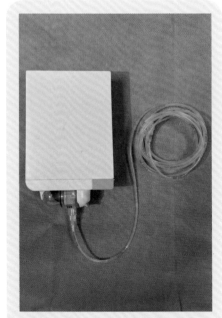

图3-2-1　准备监测导联线并插入

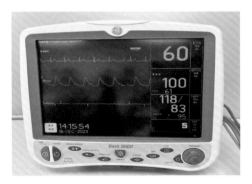

图3-2-2　设置3个波形线

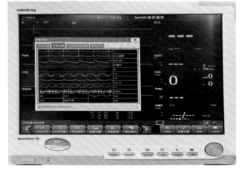

图3-2-3　设置6个波形

和度选择为高优或危象，血压选择为中优或警告，呼吸、体温、呼末二氧化碳、中
心静脉压选择为低优或建议。②点击报警音量设置（图3-2-5），选择报警音量
70%或9分以上。③设置各报警参数值（图3-2-6）：设置心率报警值，选择并打开
报警设置→选择心率参数报警→设置心率阈值（正常60～100次/min，报警上线为
基础心率×130%或130次/min，报警下线为基础心率×70%或45次/min）；设置呼
吸报警值，选择并打开报警设置→选择呼吸参数报警→设置呼吸报警阈值（正常

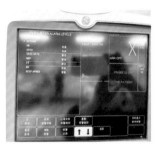

图3-2-4 设置报警级别

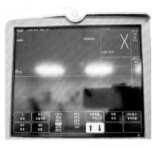

图3-2-5 设置报警音量

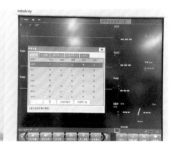

图3-2-6 设置报警值

呼吸频率10～20次/min，报警上线为30次/min；报警下线为10次/min）；设置血压报警值，选择并打开报警设置→选择血压参数报警→设置血压报警阈值（收缩压正常值为90～140 mmHg，报警上、下线阈值为基础收缩压±30％mmHg；舒张压正常值为60～90 mmHg，报警上、下线阈值为基础舒张压±30％mmHg）；设置血氧饱和度报警值，选择并打开报警设置→选择血氧饱和度参数报警，设置血氧饱和度阈值（血氧饱和度正常值为95％～100％，报警上线为100％，下线为90％）。

6. 监测。

（1）监测血氧饱和度：将血氧饱和度夹夹于手指/足趾/耳垂，指示灯在指（趾）甲或耳垂处（图3-2-7），观察血氧饱和度监测数据、波形及脉率。

（2）监测心电图。①擦净预安放电极片部位的皮肤角质层。②粘贴电极片：分别将电极片粘贴于胸骨右缘锁骨中心线的第1肋间、胸骨左缘锁骨中间的第1肋间、胸骨左缘第4肋间、左锁骨中线肋缘处、右锁骨中线肋缘处。③连接导联线与电极片：RA（白色）连接胸骨右缘锁骨中心线的第一肋间电极片，LA（黑色）连接胸骨左缘锁骨中心线的第1肋间电极片，LL（红色）连接左锁骨中线肋缘处电极片，RL

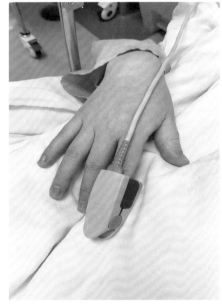

图3-2-7 血氧饱和度监测

（绿色）连接右锁骨中线肋缘处电极片，C（棕色）连接胸骨左缘第4肋间电极片（图3-2-8）。④选择监测导联：点击监护仪心电图监测图标，根据监测需要选择监测导联（Ⅰ、Ⅱ、Ⅲ、V₅、AVR、AVL、AVF），因Ⅱ导联P波最清晰，麻醉后监护患者通常选择Ⅱ导联监测（图3-2-9）。⑤观察心电图波形，评估心率、心律是否正常。

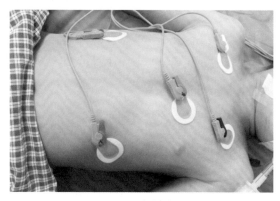

图3-2-8 电极片位置

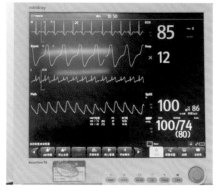

图3-2-9 心电监测

（3）监测血压。①监测无创血压：患者平卧，根据患者臂围选择合适的袖带，袖带宽度宜为上臂长度1/2～2/3，驱尽袖带内空气，将袖带导管对准肱动脉，下缘距肘窝2～3 cm，然后将其绑于上臂，松紧以能容纳一指为宜；根据患者病情设定测量间隔时间，通常设定测量间隔时间为10分钟，按压启动键监测血压（图3-2-10）。②监测有创血压：将压力套件与12.5 U/mL肝素钠生理盐水或生理盐水连接，排尽管路中的空气，连接穿刺动脉，监护仪调零，进行有创血压监测。

（4）监测体温：根据患者情况选择体温监测方式。①皮肤温度监测：将

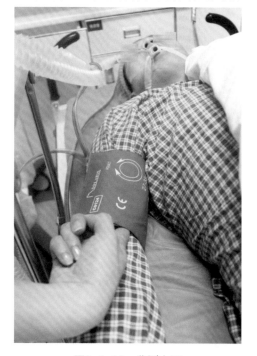

图3-2-10 监测血压

皮肤体温监测探头放置于患者腋窝顶点，上肢紧贴胸壁皮肤，单次或连续监测体温。②鼻咽温监测：将鼻咽温监测探头经鼻腔插入鼻咽部，用胶布固定，连续监测体温。③肛温监测：将肛温监测探头经肛门插入直肠3～4 cm，用胶布固定，连续监测体温。④鼓膜温度监测：通常使用耳温枪进行单次监测。

（5）监测呼末二氧化碳（$P_{ET}CO_2$）：将呼末二氧化碳导联线连接呼吸管路"L"形弯管接头上的小接口（图3-2-11），在监护仪上出现监测数据（图3-2-12）。

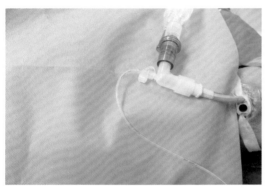

图3-2-11　呼末二氧化碳导联线连接口

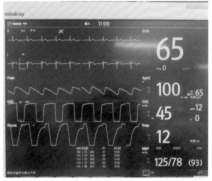

图3-2-12　$P_{ET}CO_2$监测波形与数据

（6）监测中心静脉压：将中心静脉测压套件一端连接生理盐水，排尽空气后连接中心静脉压导管进行连续测压或使用量尺单次测量中心静脉压。

7. 观察多参数监护仪上监测示波及相应数值，发现异常情况及时报告麻醉医生，遵医嘱正确处理。

8. 记录监测数据：手术麻醉临床信息系统与监护仪联网则直接储存并自动采集相应监测数据，直接打印即可；若手术麻醉临床信息系统不完善，则应将监测数据手工录入PACU监测记录单。

（二）注意事项

1. 开机时应设置或检查报警系统，便于及时发现异常情况。

2. 血氧饱和度监测注意事项。

（1）血氧饱和度夹不宜夹于测量血压的肢体上，以免测量血压时影响血氧饱和度监测。

（2）不宜在末梢循环差、涂有指甲油的指端、灰指甲或指甲畸形的手指上安放血氧监测探头进行监测，以免影响监测结果。

（3）定期更换监测部位，每隔1～2小时更换另一个手指，预防血氧饱和度夹导致监测部位（手指/足趾/耳垂）的压力性损伤。

3. 心电图监测注意事项。

（1）电极片的粘贴位置应避开伤口、起搏器的位置。

（2）对于躁动患者应固定好电极片和导联线，避免电极片脱落以及导联线打折、缠绕。

（3）宜选择P波清晰的Ⅱ导联进行监护。

4. 血压监测注意事项。

（1）选择合适的肢体测压：不应在输液肢体、创伤肢体、乳腺癌手术侧及放置有PICC导管肢体测压，测量手臂位置应与心脏平齐。

（2）血压计袖带缠绕位置准确，测量血压的袖带位于肘关节上2～3 cm处，袖带导管位置在肱动脉处且导管应在中指的延长线上。

（3）松紧适宜，以能够插入1～2指为宜。

（4）袖带充气时应嘱患者不要讲话或乱动。

（5）对频繁测量血压的患者宜定时更换测量部位，减少因频繁充气对血液循环造成影响。

5. 监护仪使用过程中注意事项。

（1）密切观察各种监测示波与数值。

（2）禁止在仪器上覆盖布类、搁放物品，以免仪器散热不良。

（3）监护仪使用过程中避免周围其他仪器设备干扰。

6. 使用后注意事项。

（1）使用后的心电导联线束应使用一次性医用湿纸巾或清洁抹布擦拭，弯曲成圆圈，妥善放置于固定位置，勿折叠受压，以免线束在不经意间折断。

（2）用不掉纤维絮的抹布或海绵浸湿擦拭仪器表面，在擦拭过程中机壳内部不能进入任何液体，表面防止划痕；监护仪屏幕每周用95%乙醇棉球/屏幕专用清洁液擦拭。

（3）及时上报设备故障。

（4）建立日常使用登记记录与维护保养记录。

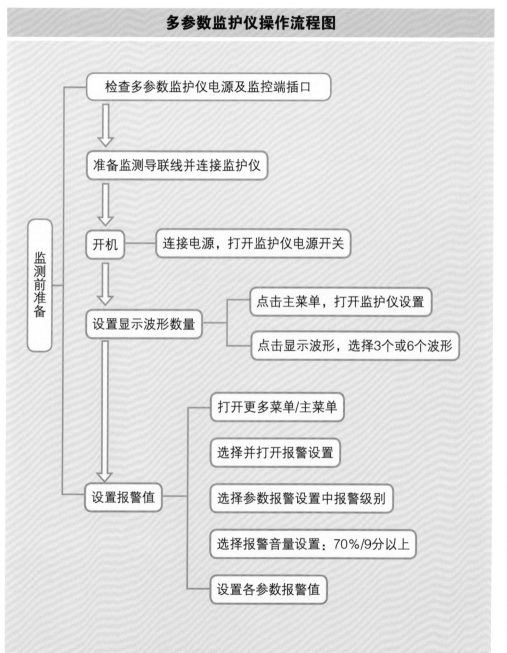

多参数监护仪操作流程图

检查多参数监护仪电源及监控端插口

准备监测导联线并连接监护仪

开机 —— 连接电源，打开监护仪电源开关

设置显示波形数量
- 点击主菜单，打开监护仪设置
- 点击显示波形，选择3个或6个波形

监测前准备

设置报警值
- 打开更多菜单/主菜单
- 选择并打开报警设置
- 选择参数报警设置中报警级别
- 选择报警音量设置：70%/9分以上
- 设置各参数报警值

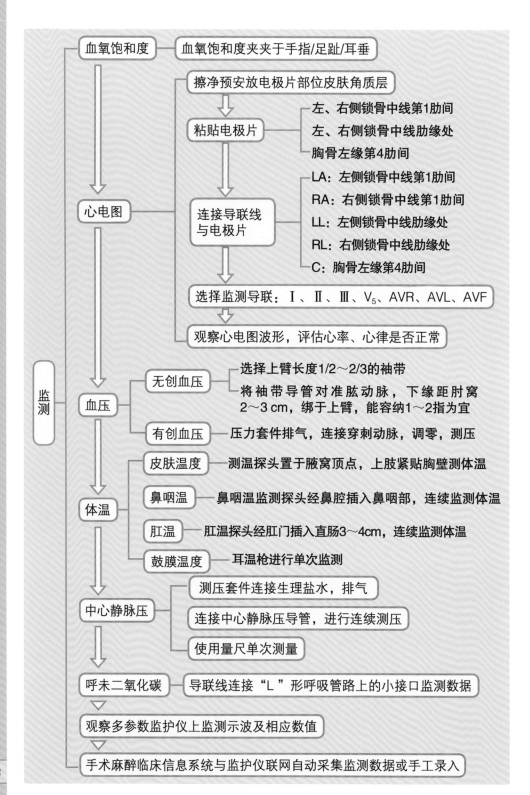

血氧饱和度 —— 血氧饱和度夹夹于手指/足趾/耳垂

擦净预安放电极片部位皮肤角质层

粘贴电极片
- 左、右侧锁骨中线第1肋间
- 左、右侧锁骨中线肋缘处
- 胸骨左缘第4肋间

心电图

连接导联线与电极片
- LA：左侧锁骨中线第1肋间
- RA：右侧锁骨中线第1肋间
- LL：左侧锁骨中线肋缘处
- RL：右侧锁骨中线肋缘处
- C：胸骨左缘第4肋间

选择监测导联：I、II、III、V₅、AVR、AVL、AVF

观察心电图波形，评估心率、心律是否正常

监测

血压

无创血压
- 选择上臂长度1/2~2/3的袖带
- 将袖带导管对准肱动脉，下缘距肘窝2~3 cm，绑于上臂，能容纳1~2指为宜

有创血压 —— 压力套件排气，连接穿刺动脉，调零，测压

体温

皮肤温度 —— 测温探头置于腋窝顶点，上肢紧贴胸壁测体温

鼻咽温 —— 鼻咽温监测探头经鼻腔插入鼻咽部，连续监测体温

肛温 —— 肛温探头经肛门插入直肠3~4cm，连续监测体温

鼓膜温度 —— 耳温枪进行单次监测

中心静脉压
- 测压套件连接生理盐水，排气
- 连接中心静脉压导管，进行连续测压
- 使用量尺单次测量

呼末二氧化碳 —— 导联线连接"L"形呼吸管路上的小接口监测数据

观察多参数监护仪上监测示波及相应数值

手术麻醉临床信息系统与监护仪联网自动采集监测数据或手工录入

二 有创动脉压监测操作流程

（一）操作流程

1.评估患者。包括病情及相关治疗方法，确定是否需要监测有创动脉压，重度休克、危重症患者，接受复杂大手术如脑膜瘤、心脏、肝脏、嗜铬细胞瘤等手术患者，严重高血压、心脏病患者等常需要进行有创血压监测，以便观察病情，及时发现病情变化。

2.操作前准备。

（1）物品准备。①速干手消毒剂。②测压物件：压力监测套件、有创动脉压监测的插件。③冲管液：肝素钠溶液（12.5 U/mL肝素钠生理盐水）或生理盐水。④动脉穿刺物品：动脉留置针（常用20 G、22 G、24 G）、皮肤消毒剂、输液贴、手套、注射器、无菌巾（图3-2-13）。

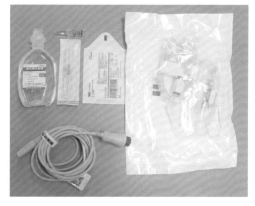

图3-2-13　有创动脉压监测物品

（2）监护导联线：将有创动脉压监测导联线插入多参数监护仪相应插口处。

（3）患者体位：协助患者取平卧位或头高足低位，穿刺肢体外展。

（4）压力套件：使用速干手消毒剂消毒双手，检查压力套件灭菌质量，打开包装，拧紧所有管路接头连接处，使其紧密连接，将压力套件冲洗管针头端插入12.5 U/mL肝素钠生理

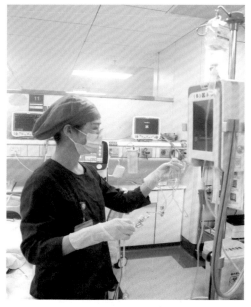

图3-2-14　压力套件排气

盐水或生理盐水，打开三通阀，按压或提拉活动阀门，排尽管路中的空气，使肝素钠生理盐水或生理盐水充满管路（图3-2-14）。

3.动脉穿刺置管。

（1）选择穿刺动脉：桡动脉、尺动脉、肱动脉、股动脉、足背动脉为常用动脉穿刺部位，左侧桡动脉为首选穿刺部位（图3-2-15）。

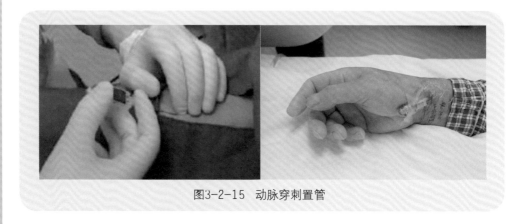

图3-2-15　动脉穿刺置管

（2）消毒穿刺部位皮肤，穿刺区铺无菌巾。

（3）打开动脉留置针及无菌巾，戴无菌手套。

（4）穿刺动脉：用手触摸或超声引导穿刺动脉，以留置针与皮肤呈15°～30°穿刺皮肤，降低角度顺动脉方向穿刺，见回血后将动脉留置针套管置入所选动脉，推出针芯，连接正压接头或肝素帽。

4.连接测压管。将有创动脉测压套件排尽空气后连接动脉留置针（图3-2-16），换能器连接监测导联线（图3-2-17），若接口处有气则在三通处用注射器回抽动脉血，排除压力传感器与动脉留置针接口处的空气，再抽取肝素钠生理盐水或生理盐水冲净管腔内血液。

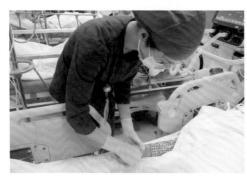

图3-2-16　压力套件连接动脉留置针

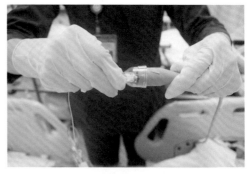

图3-2-17　监测导联线连接换能器

5. 调零。

选择正确的压力标名（如ART），将压力传感器的换能器放置于心脏水平（平卧位腋中线、坐位腋中线第4肋间），旋转换能器旁三通，关闭通患者端，打开通空气端的套帽，点击监护仪上有创测压模块上的"zero"，调节零点，当监护仪上显示收缩压、舒张压和平均动脉压均为"0"时调零成功（图3-2-18），旋转三通，使三通与患者动脉端相通，监测血压。

6. 观察与评估。观察有创动脉压力波形，读取动脉压力数值，正常情况下，

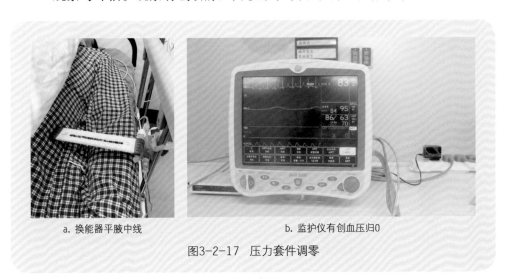

a. 换能器平腋中线　　　　　　　　b. 监护仪有创血压归0

图3-2-17　压力套件调零

有创血压比无创血压高10 mmHg，股动脉收缩压较桡动脉压高10～20 mmHg，而舒张压低15～20 mmHg；足背动脉收缩压较桡动脉压高10 mmHg，而舒张压低10 mmHg。发现异常情况及时报告麻醉医生，遵医嘱正确处理。

7. 处理用物，整理床单元。

8. 记录血压。手术麻醉临床信息系统与监护仪联网时，PACU监测记录自动提取相应监测数据，若电子病历系统不完善，则手工录入相应监测数据。

（二）注意事项

1. 监测全过程中必须严格无菌操作，防止感染。

2. 监测前应排尽压力套件内的空气，换能器与心脏同一水平位置，平卧位时位于患者腋中线，坐位时位于腋中线第4肋间，当患者体位发生改变时，应重新

调零。

3.定时使用肝素钠生理盐水冲洗导管，以保持管道通畅；冲洗时应先回抽再冲管，若动脉管路堵塞，禁止强行冲管，防止管路内血栓脱落，引起动脉栓塞。

4.定时检查动脉测压管路，保障压力传感器管路连接紧密，防止动脉留置针处脱落导致大量失血或进入空气而引起空气栓塞。

5.注意观察动脉波形变化，及时查找原因，如出现波形低钝、消失等异常时，应及时检查留置针是否打折、脱出及针尖尖端贴近血管壁，管路是否堵塞等情况，及时正确处理。

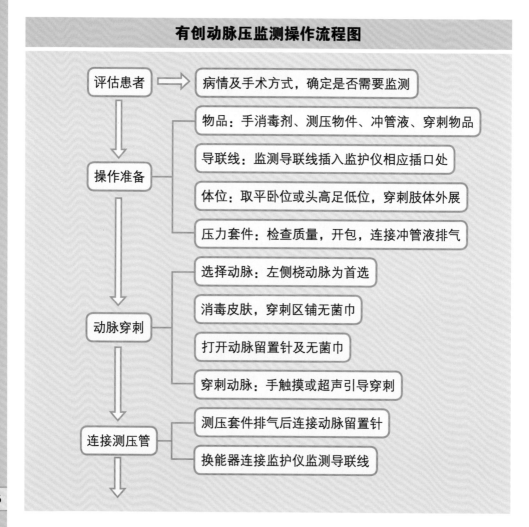

有创动脉压监测操作流程图

评估患者 ⟶ 病情及手术方式，确定是否需要监测

操作准备
- 物品：手消毒剂、测压物件、冲管液、穿刺物品
- 导联线：监测导联线插入监护仪相应插口处
- 体位：取平卧位或头高足低位，穿刺肢体外展
- 压力套件：检查质量，开包，连接冲管液排气

动脉穿刺
- 选择动脉：左侧桡动脉为首选
- 消毒皮肤，穿刺区铺无菌巾
- 打开动脉留置针及无菌巾
- 穿刺动脉：手触摸或超声引导穿刺

连接测压管
- 测压套件排气后连接动脉留置针
- 换能器连接监护仪监测导联线

图解麻醉后监护室标准工作流程

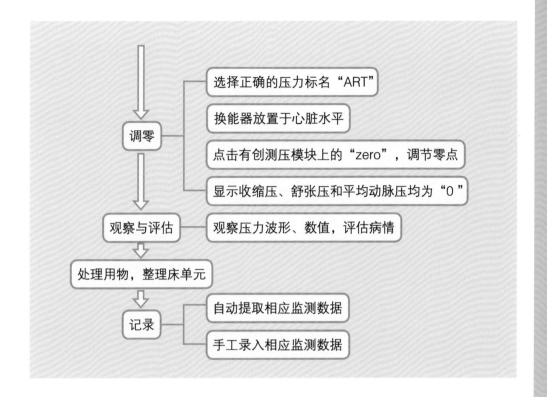

三 中心静脉压监测操作流程

（一）操作流程

1. 评估患者。评估患者病情及手术方式，确定是否需要监测中心静脉压。严重创伤、休克、急性循环衰竭、心力衰竭及需要评估心功能的患者，急需大量、快速输血与输液的患者需监测中心静脉压。

2. 准备用物。

（1）测压物品。①测压套件或量尺，有创测压插件导联线。②连接导联线：将有创测压插件导联线连接监护仪插口。③调节监护仪参数，显示测压波形及标识。

（2）中心静脉穿刺用品：穿刺包、输液器、注射器、生理盐水、三通、输液贴、无菌手套与手术衣、消毒剂。

3. 中心静脉穿刺置管。

（1）选择穿刺部位：可选择左右侧颈内静脉（图3-2-19）、锁骨下静脉（图

3-2-20）、股静脉（图3-2-21），根据血管解剖特征宜选择右侧颈内静脉或锁骨下静脉，可减少相应并发症。

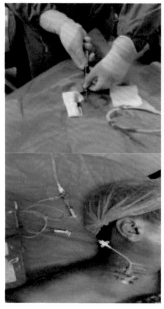 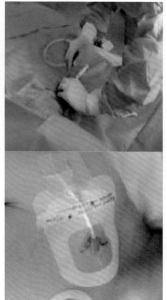 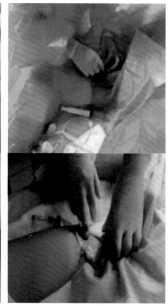

图3-2-19　颈内静脉置管　　　　图3-2-20　锁骨下静脉置管　　　　图3-2-21　股静脉置管

（2）摆体位。①颈内静脉穿刺时患者取仰卧位，头偏向对侧，稍低15°～30°（Trende lenburg体位图，3-2-22），以保持静脉充盈和减少空气栓塞的风险。②锁骨下静脉穿刺时患者取仰卧位右侧肩颈部略垫高（图3-2-23）。③股静脉穿刺时，穿刺侧大腿外展、外旋，小腿向内弯曲（图3-2-24）。

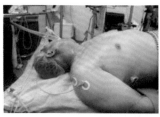 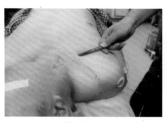 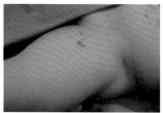

图3-2-22　颈内静脉穿刺体位　　　图3-2-23　锁骨静脉下穿刺体位　　　图3-2-24　股静脉穿刺体位

（3）打开穿刺包：检查穿刺包与穿刺物品灭菌质量，打开穿刺包，将穿刺针等无菌物品开启后放入包内。

（4）操作者准备：洗手后用速干手消毒剂消毒双手或进行外科手消毒，穿无菌手术衣，戴无菌手套。

（5）消毒穿刺部位皮肤，铺无菌单。

（6）穿刺。①试穿：手触摸定位或B超引导，用5 mL注射器试穿血管。②换中心静脉穿刺针穿刺：中心静脉穿刺针接5 mL注射器穿刺，见回血后固定，将引导钢丝从针侧口置入中心静脉，推出穿刺针，用扩张器扩大皮肤穿刺点及皮下组织，将中心静脉导管（CVC管）套入引导钢丝置入中心静脉，推出引导钢丝，注射器回抽检查通畅度，连接三通与输液通路。③固定：使用缝扎与输液贴固定中心静脉导管。

4.测压。

（1）连续中心静脉压监测。①准备压力套件：检查压力套件灭菌质量，打开压力套件外包装，检查所有管路接头连接紧密，连接生理盐水预充管路，排尽管路内空气。②连接：将中心静脉测压套件测压管端连接患者中心静脉导管，换能器端连接监测导联线。③调零：将压力传感器的换能器与患者腋中线保持水平（腋中线第4肋间即右心房水平），旋转三通开关，将中心静脉导管端关闭，让换能器与空气相通，点击监护仪上"zero"按钮，当监护仪显示"0"时，转回三通，使压力传感器与中心静脉置管端相通。④观察与评估：观察监护仪上监测示波及中心静脉压值，评估病情；正常值为5～12 cmH$_2$O；小于5 cmH$_2$O表示右心充盈不佳或血容量不足；大于15 cmH$_2$O表示右心功能不良或血容量过多；大于20 cmH$_2$O时表示存在充血性心衰。⑤及时报告异常情况，遵医嘱正确处理。⑥记录监测数据：手术麻醉临床信息系统与监护仪联网时自动提取相应监测数据，若电子病历系统不完善，则手工录入相应数据。

（2）手动监测中心静脉压。①将输液器连接生理盐水，管路排气后与中心静脉导管三通相连。②关闭输液通路：旋转三通，关闭中心静脉导管输液管路端。③测压：将输液器从生理盐水瓶口拔出，使输液器管与人体躯干垂直；将量尺上"0"平腋中线第4肋间，输液器与量尺平行，读出输液器内液面的高度，即为中心静脉压（图3-2-25）。④记录：记录所测中心静脉压值，异常情况及时报告麻醉医生，遵医嘱正确处理。

5.整理床单元，分类处理用物。

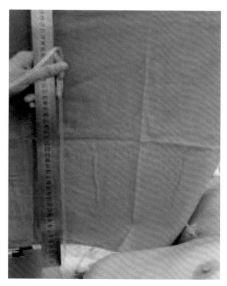

图3-2-25 手动测量中心静脉压

（二）注意事项

1.操作全过程中必须严格无菌操作，防止感染。

2.禁止选择在输注血管活性药物通路测量中心静脉压，以免造成血压剧烈波动。

3.测压时注意事项。

（1）患者宜取平卧位，准确的"0"点位置，每次测压前或患者改变体位后监测需要重新校"0"。

（2）测压时宜选择患者静息状态下进行，如咳嗽、躁动均影响中心静脉压值。

（3）使用呼吸机正压通气、PEEP治疗时胸腔内压增加，影响中心静脉压值，测压时视患者病情短时脱机。

（4）应将测压管直接连接中心静脉管，不能将头皮针直接插入中心静脉导管测压，以免影响监测数据的准确性。

4.手动测压注意事项。

（1）手动监测中心静脉压时，应在输液器管路内液体自行下降到不降为止测量数据。

（2）防止空气栓塞：手动测压时护士应高度关注测压管液面，因为当中心静脉压为负值时，很容易进入空气，导致空气栓塞。

5.管道系统连接紧密，以防脱管。

6.正确处理堵管：导管不通畅时，排除导管打折、扭转情况再进行回抽，如无法抽到回血，考虑堵管时禁止强行冲管，避免引起血栓。

中心静脉压监测操作流程图

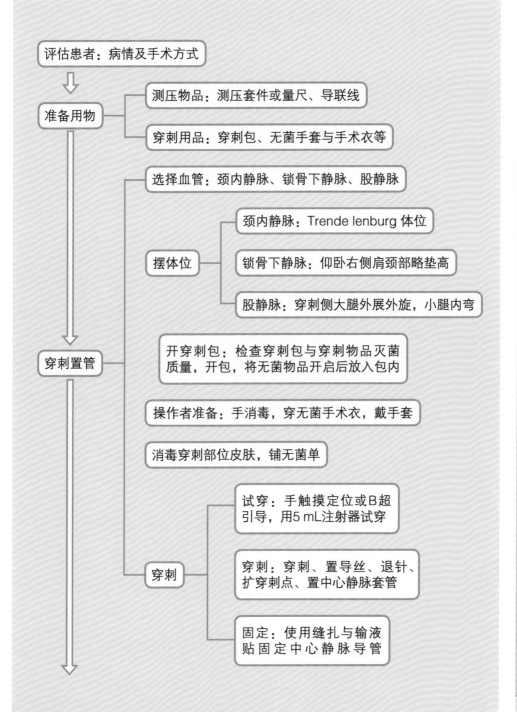

评估患者：病情及手术方式

准备用物
- 测压物品：测压套件或量尺、导联线
- 穿刺用品：穿刺包、无菌手套与手术衣等

穿刺置管
- 选择血管：颈内静脉、锁骨下静脉、股静脉
- 摆体位
  - 颈内静脉：Trende lenburg 体位
  - 锁骨下静脉：仰卧右侧肩颈部略垫高
  - 股静脉：穿刺侧大腿外展外旋，小腿内弯
- 开穿刺包：检查穿刺包与穿刺物品灭菌质量，开包，将无菌物品开启后放入包内
- 操作者准备：手消毒，穿无菌手术衣，戴手套
- 消毒穿刺部位皮肤，铺无菌单
- 穿刺
  - 试穿：手触摸定位或B超引导，用5 mL注射器试穿
  - 穿刺：穿刺、置导丝、退针、扩穿刺点、置中心静脉套管
  - 固定：使用缝扎与输液贴固定中心静脉导管

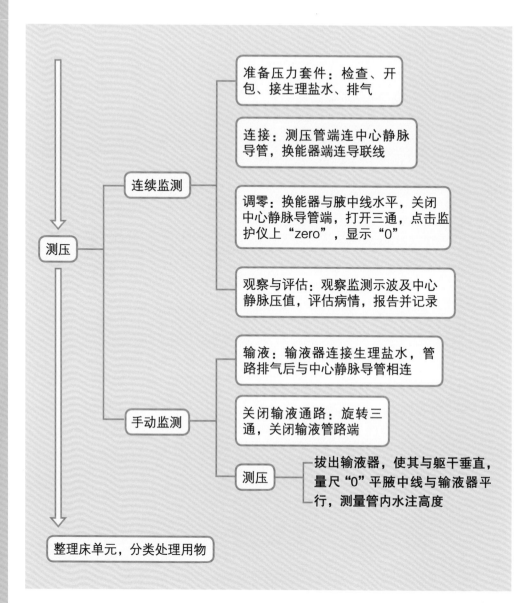

四 注射泵操作流程

（一）操作流程

1.评估患者。

（1）评估患者的意识、自理能力及配合度。

（2）评估患者穿刺部位血管及皮肤情况。

2.准备用物。

（1）注射泵及附件。①准备物件：微量注射泵、输液架、电源插座。②安装注射泵：将注射泵固定在输液架上或放置在稳妥的位置，连接电源（图3-2-26）。

（2）输液治疗用物及药物：无菌治疗盘、一次性注射器（与注射泵匹配）、药物、液体、无菌延长管、皮肤消毒用物等（图3-2-27）。

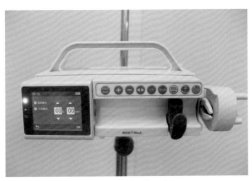

图3-2-26　安装注射泵

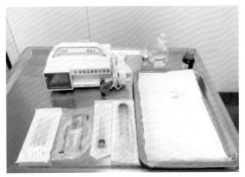

图3-2-27　用物准备

3.遵医嘱配置药液。

（1）核对医嘱：核对医嘱信息与患者相关信息，确认药物与患者信息一致。

（2）配药：选择符合注射泵的品牌及型号的注射器，按规范抽吸药物，标注药液名称、浓度及配置时间，双人核对后连接无菌延长管排尽空气，备于无菌治疗盘内。

4.穿刺外周静脉或中心静脉置管。

5.输注药液。

（1）开机：接通电源，长按电源按钮3秒开机，机器自检（图3-2-28）。

（2）安装注射器。①将压杆向外拉出并向左或右转动90°。②松开推杆离合器，将推杆向右拉到符合注射器长度的位置。③放置注射器，使注射器的边缘在卡槽内。④松开推杆离合器，将推杆向左移动，夹住注射器的内芯柄（图3-2-29）。

（3）设定参数：打开电源键，显示屏亮灯，遵医嘱设置参数。方法一，触摸显示屏设置：①在触摸显示屏上选择语种，输入患者相关信息。②点击设置相关参数界面，遵医嘱设置注入液体总量、时间、速度（图3-2-30）。方法二，调节按键设置：①按下"Mode"键进入设置相关参数界面。②按"＋、－"号键选择需要设置内容（液体总量、时间、速度），选定设置内容后按"OK"键确定。③选择小数点前后位置，按"左右"键选定内容，按"＋、－"号键调节所需数据，按"OK"键确定所需设置内容。

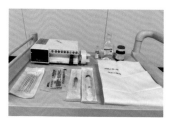
图3-2-28　开机自检

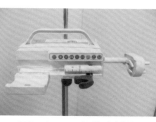
图3-2-29　安装注射器

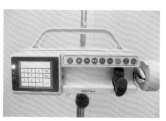
图3-2-30　设置参数

（4）启动注射泵：核对医嘱信息、患者信息、药液信息、注射泵参数设置无误后，按"开始"键启动注射泵（图3-2-30）。

（5）注射器的延长管连接静脉留置针或中心静脉导管。

（6）记录并签名。

6.观察用药后治疗效果及不良反应。

7.撤机。注射药液完毕或停药时，按"暂停"键，停止注射，长按"电源"键3秒关机（图3-2-32）。

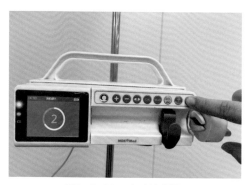
图3-2-31　启动注射泵

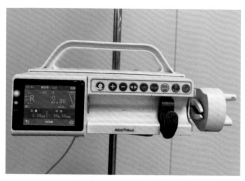
图3-2-32　关机

8. 记录相关信息，签名，整理床单元及用物。

（二）注意事项

1. 注射泵操作注意事项。

（1）正确设定输注速度及其他必要参数。

（2）建议使用注射泵指定品牌及型号的注射器，确保注射泵的输注精准和报警的准确性。

（3）遵医嘱需调节药物泵速，先按"暂停"键，调节速度后，按"启动"键。

（4）注射泵与患者高度差不应超过100 cm，高度差越小，注液精准度越高。

（5）注意检查注射管路，保持输注通路通畅。

2. 观察输注部位。

（1）加强巡视，注意观察注射部位的皮肤是否红、肿及出现静脉炎等情况，若出现静脉炎、药液外渗等异常情况应及时更换注射部位。

（2）注射泵使用时宜选择粗大的静脉，最好采用中心静脉，应尽量使用单独静脉通路输注。

3. 预防感染，严格执行无菌操作，若输注药物达24小时须更换注射器和延长管。

4. 注射泵维护。

（1）注射泵使用完毕后用一次性卫生湿巾擦净，置于阴凉干燥处保存备用。

（2）注射泵为急救设备，应定期检查维护，储备电池应每3～6个月进行一次充放电时间检查，以免在无交流电源时因电池电量不够不能工作而影响患者治疗。

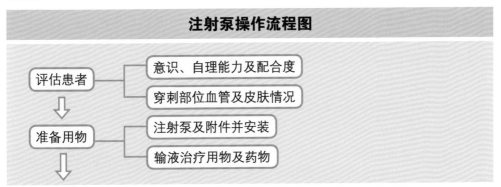

注射泵操作流程图

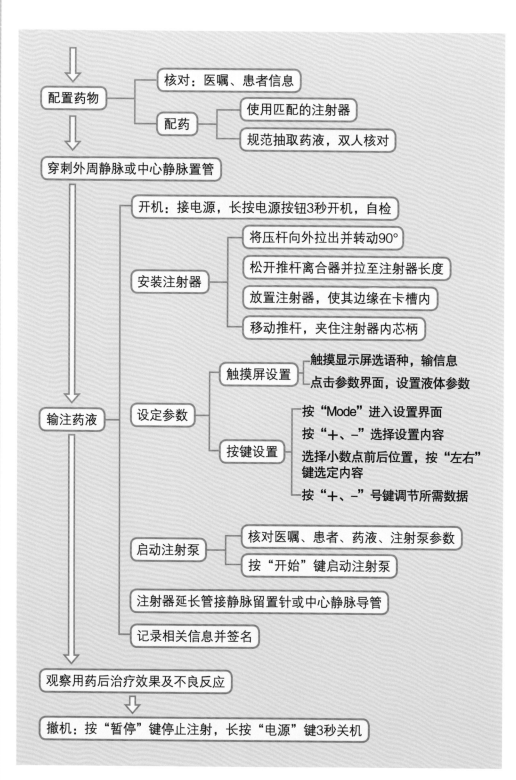

配置药物 ── 核对：医嘱、患者信息

配药 ── 使用匹配的注射器

规范抽取药液，双人核对

穿刺外周静脉或中心静脉置管

输注药液 ── 开机：接电源，长按电源按钮3秒开机，自检

安装注射器 ── 将压杆向外拉出并转动90°

松开推杆离合器并拉至注射器长度

放置注射器，使其边缘在卡槽内

移动推杆，夹住注射器内芯柄

设定参数 ── 触摸屏设置 ── 触摸显示屏选语种，输信息

点击参数界面，设置液体参数

按键设置 ── 按"Mode"进入设置界面

按"+、-"选择设置内容

选择小数点前后位置，按"左右"键选定内容

按"+、-"号键调节所需数据

启动注射泵 ── 核对医嘱、患者、药液、注射泵参数

按"开始"键启动注射泵

注射器延长管接静脉留置针或中心静脉导管

记录相关信息并签名

观察用药后治疗效果及不良反应

撤机：按"暂停"键停止注射，长按"电源"键3秒关机

（一）操作流程

1.评估患者。包括患者神志、大动脉波动、心电图波形（频率、节律）、呼吸等，确定是否需要进行心脏电除颤。

2.准备用物。

（1）除颤仪及附件。①准备并评估除颤仪（单向或双向除颤仪）（图3-2-33）、体内除颤电极板（图3-2-34）、体外除颤电极板（图3-2-35）、监护导联线。②检查其完整性及功能是否完好、除颤仪电池电量是否充足。③连接电源线、心电监护导联线及电极板。

（2）物品：医用导电胶、生理盐水、纱布及棉签等其他物品（图3-2-36）。

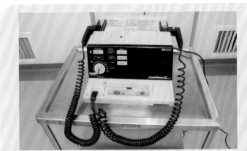
a. 单向除颤仪

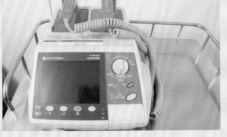
b. 双向除颤仪

图3-2-33 除颤仪

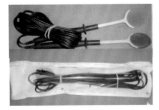
图3-2-34 体内除颤电极板

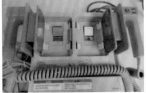
图3-2-35 体外除颤电极板

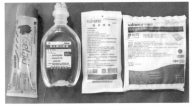
图3-2-36 物品

3.打开电源开关，除颤仪自检。

4.电除颤。

（1）非同步体外除颤。①调整患者体位，建立心电监护：患者平卧，解开衣扣，暴露胸部，建立心电监护。②选择电极板：根据患者身高、体重选择适宜大小电极板，一般成人为10 cm，儿童为8 cm，婴儿为4～5 cm。③取下除颤电极板，涂医用导电胶。④调节电极能量：首次除颤，成人单相波360J，双相波120～200J，小儿初始能量为2 J/kg；第2次除颤，成人＞首次能量，小儿为4 J/kg，最大不超过10 J/kg，或小于成人电击能量（图3-2-37）。⑤充电：按下除颤仪或电极板手柄上充电按钮充电（图3-2-38）。⑥放置除颤电极板：将STERNUM极板放在胸骨右缘第2～3肋间，APEX极板放在左腋中线第4～5肋间（图3-2-39），用适当力量按压电极板，使之密切接触皮肤。⑦放电：核对除颤电极能量，在人工呼吸的呼吸末，两手拇指同时按压电极板上放电按钮（shouick）完成1次电除颤（图3-2-40），约5秒后电极板脱离皮肤。⑧观察心电图的示波情况，打印心电图并做标记。⑨再次电除颤：若首次电极除颤失败，则调整电极能量再次电除颤。⑩除颤成功后将能量选择按钮（energy select）旋转至观察心电图（ECG）档位，监测心电图。

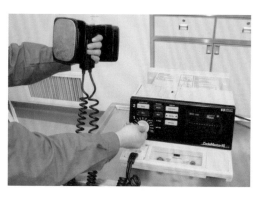

图3-2-37　调节除颤电板能量

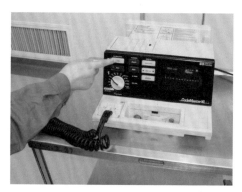

图3-2-38　按下充电按钮

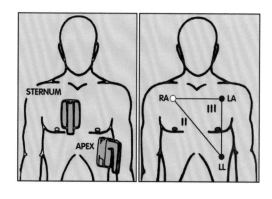

图3-2-39　放置除颤电极板

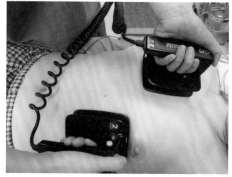

图3-2-40　体外除颤放电

（2）非同步体内除颤。①患者已开胸术中或已开胸进行心脏按压时。②选择合适电极板：成人型、婴幼儿型。③打开已灭菌体内除颤电极板，放于手术台上。④将除颤电极板插入主机相应插口。⑤调节电极能量：根据患者年龄及心脏体积大小调节电极能量，一般成人为10～30 J，儿童为5～20 J。⑥充电：按压除颤仪上充电按钮充电。⑦放置除颤电极板：将电极板放置于左、右心室面（图3-2-41），必要时向心包腔内倒入适量无菌生理盐水。⑧放电：核对除颤能量，手术台下操作者用示指与中指同时按压放电按钮（shouick），完成1次除颤（图3-2-42）。⑨观察监护仪心电示波，必要时再次除颤。

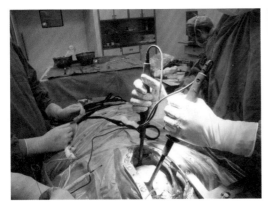

图3-2-41　放置体内除颤电极板

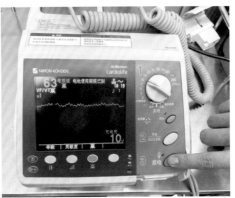

图3-2-42　体内除颤放电

5.关机。将能量选择旋钮（energy select）旋转至"off"处，关闭除颤仪电源开关，拔下电源插座。

6.终末处理。

（1）处理电极板。①清洁、消毒体外除颤电极板，放置于除颤仪上固定位置。②规范清洗、消毒、包装体内除颤电极板，灭菌备用。

（2）整理除颤仪，归还至固定区域备用。

（二）注意事项

1.除颤前。

（1）增加电传导。①涂抹导电胶应均匀，且不宜涂过多。②无导电胶时，可使用浸有生理盐水的纱布替代。③消瘦患者肋间隙明显凹陷而致电极与皮肤接触不良时，宜使用多层浸有生理盐水的纱布包裹电极，以改善皮肤与电极的接触。④注意绝对禁用乙醇。

（2）两电极板和皮肤之间应保持干燥，避免因导电胶或生理盐水相连而造成短路。

（3）保持电极板手柄的干燥，不能粘有导电胶或生理盐水，以免误伤操作者。

（4）患者不能接触金属床沿或其他金属物品，床旁其他人员、操作者不能接触患者。

2.除颤时。

（1）避免皮肤电烧伤：两电极板之间的距离不应小于10 cm，电极板应紧贴患者皮肤并稍为加压，不能留有空隙，边缘不能翘起，避免空穴形成导致患者皮肤灼伤。

（2）避免干扰起搏器：若患者有植入起搏器或植入型心律转复除颤器（ICD），应避免将电极板直接放在植入装置上，电极板的位置应距离上述装置大于8 cm。

（3）操作者应将电极板紧贴胸壁，下压力度为4～11 kg，放电后电极板稍作停留（约5秒）再拿开。

（4）若病情需要多次除颤，应配合使用药物，不宜无限制地增加除颤次数和除颤能量，以免灼伤皮肤或损伤心肌。

（5）体内除颤时心包腔内宜有少量血液或生理盐水湿润电极板；电极板暂时不使用时应将其反向放置于器械台上，不能置于潮湿环境中，避免不慎触发；避免电极板直接接触皮肤，以免发生漏电。

3.除颤后。

（1）正确处理电极板。①及时清洁消毒体外除颤电极板，归位备用。②体内除颤电极板规范清洗，消毒后使用一次性材料包装，灭菌后备用。

（2）除颤仪的管理。①专人管理，保持充电备用状态。②每日常规检测除颤仪，并将检测结果打印存档。③定点放置，定期维护。

4. 心脏除颤时需要团队的密切配合。

心脏电除颤操作流程图

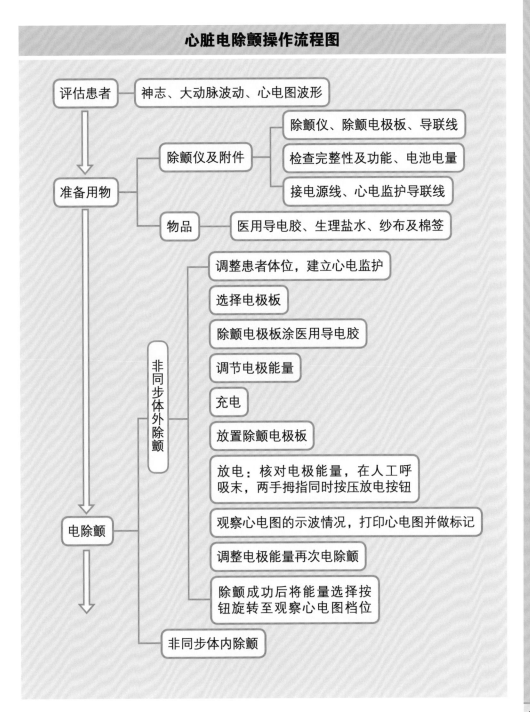

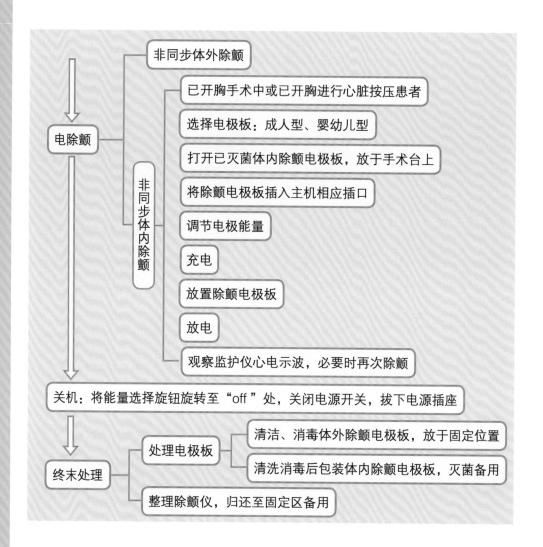

六 体温监测操作流程

（一）操作流程

1.评估患者，确定体温监测方式。

（1）评估患者手术与麻醉中体温及保温措施实施情况。

（2）评估患者一般情况与病情、麻醉方式及手术部位，确定体温监测方式，全身麻醉患者、老年患者、小孩宜连续监测体温，非全身麻醉患者可采用单次测量体温的方法。

2.准备用物：包括体温监测导联线（鼻咽温探头、皮温探头、肛温探头）、电子体温计、医用非接触红外体温计等（图3-2-43）。

3. 手卫生：洗手或使用速干手消毒剂消毒双手。

4. 监测体温。

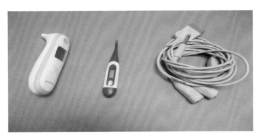

图3-2-43 测体温用物

（1）连续监测体温。①连接导联线：将体温监测导联线连接多参数监护仪相对应插口（图3-2-44）。②选择体温探头：根据患者情况确定体温监测部位，选择相应的体温监测探头（鼻咽部、皮肤、肛温探头）。③安置体温探头：将选择的体温探头置于相应监测部位，皮肤温度监测一般为腋窝处、腹股沟、颈动脉处（图3-2-45）。④观察多参数监护仪显示屏体温监测数据（图3-2-46），异常情况及时报告医生，正确处理。⑤记录体温：手术麻醉临床信息系统自动抓取体温数据或手动录入监护数据至PACU监测记录单。⑥调整患者舒适体位。⑦洗手或卫生手消毒。⑧终末处理：监测结束，使用一次性卫生湿巾或70%～75%乙醇清洁消毒探头后备用。

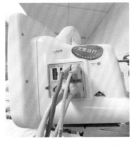
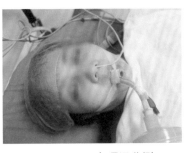
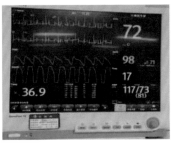

图3-2-44 连接体温导联线　　图3-2-45 鼻咽温监测　　图3-2-46 体温监测数据

（2）单次监测体温。①监测腋温：擦干腋下汗液；按电子体温计电源键，进行自测，显示屏上出现37.0℃后接着显示Lo℃（超出人体最低体温值，图3-2-47）；将电子体温计前端放于患者腋窝顶部，体温计与躯干呈30°～45°，上臂贴紧躯干（图3-2-48）防止脱落；当听到电子体温计约10秒提示音后取出，读取体温数据（图3-2-49），关闭电子体温计电源键。②监测直肠温：患者取侧卧或仰卧屈膝位，露出臀部；使用液状石蜡或0.5%碘伏润滑电子体温计前端，将其轻轻插入肛门3～4cm；听到电子体温计约10秒提示音后取出，用一次性卫生湿巾擦拭体温计，读取体温数据；关闭电子体温计电源键，调整舒适体位。③监测鼓膜温：打开医用非接触红外体温计电源键，将患者耳郭轻轻向后直拉，对准鼓膜部位轻轻按压测量键（图3-2-50），听到提示音后读取数据。④判断体温，报告并处理异常情况。⑤洗手或卫生手消毒，记录体温。⑥终末处理：用一次性卫生湿巾或70%～75%乙醇擦拭体温计，再清洗消毒备用。

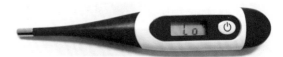

图3-2-47　体温计开机

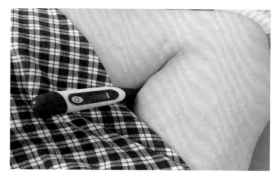

图3-2-48　测量腋温

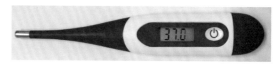

图3-2-49　读取体温数据

5. 评估体温

（1）正常体温：36.1℃～37.4℃。

（2）异常体温。

①低体温：核心体温低于36℃。②低热：37.5℃～38℃。③中等度热：38.1℃～39℃。④高热：39.1℃～41℃。⑤超高热：41℃以上。

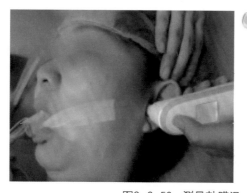

图3-2-50　测量鼓膜温

（二）注意事项

1. 婴幼儿、意识不清或不配合的患者测体温时（电子体温计），责任护士应守候在患者身旁扶住体温计，防止滑出影响测量结果。

2. 规避影响测量体温的因素。

（1）体表加温、降温、输入库血等情况时应推迟30分钟测量。

（2）腹泻、直肠或肛门手术患者禁止监测直肠温。

（3）心肌梗死患者不宜监测直肠温，尽量减少刺激。

（4）口腔及鼻腔手术患者不宜监测鼻咽温。

（5）极度消瘦的患者不宜监测腋温，影响体温的准确性。

3. 快速体腔冲洗、全身麻醉恢复期、危重症、体温中枢部位手术、体外循环手术等患者宜连续监测体温。

4. 发现体温和病情不符时，应当复测体温，必要时可采取两种不同测量方式进行对比监测。

5. 各种体温监测探头、电子体温计应按照使用说明进行消毒处理，预防交叉感染。

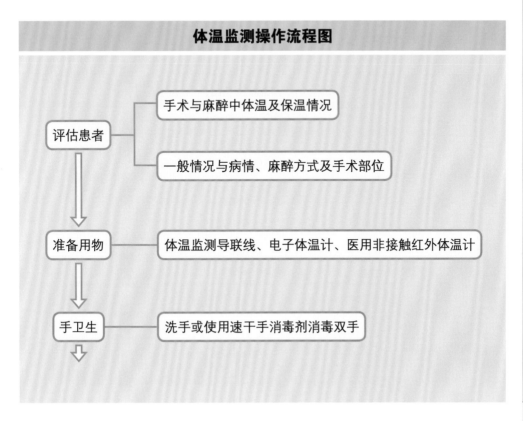

体温监测操作流程图

评估患者 —— 手术与麻醉中体温及保温情况

评估患者 —— 一般情况与病情、麻醉方式及手术部位

准备用物 —— 体温监测导联线、电子体温计、医用非接触红外体温计

手卫生 —— 洗手或使用速干手消毒剂消毒双手

连接导联线

依病情及手术选择体温探头

对应监测部位安置体温探头

观察监测数据，评估体温

记录体温：系统自动抓取或手工录入

调整舒适体位

洗手或卫生手消毒

终末处理：用卫生湿巾或乙醇清洁、消毒探头

连续监测

监测体温

擦干腋下汗液
按电源键进行自测，显示Lo℃
体温计放于腋窝顶部，与躯干呈30°～45°
听到提示音后取出，读取体温数

监测腋温

取侧卧或仰卧屈膝位，露出臀部
用液状石蜡或0.5%碘伏润滑体温计前端
将体温计轻轻插入肛门3～4 cm
听到提示音后取出，用卫生湿巾擦拭，读取数据

监测直肠温

打开医用非接触红外体温计电源键
将患者耳郭轻轻向后直拉
对准鼓膜部位轻轻按压测量
听到提示音后，读取数据

监测鼓膜温

单次监测

洗手或卫生手消毒，记录体温

终末处理：用卫生湿巾或乙醇擦拭体温计，再清洗、消毒备用

正常体温

异常体温：低体温、低热、中等度热、高热、超高热

评估体温

（一）操作流程

1. 评估患者，确定使用输液加温仪。

（1）手术患者：由于手术过程中低室温（21℃～25℃）、大量室温下存放的静脉输注液体、体腔冲洗、手术中体腔暴露以及麻醉药对体温调节中枢的抑制等，容易导致手术患者低体温。无发热且需要输液的手术患者，建议常规使用输液加温仪。

（2）麻醉恢复期患者：应根据术中体温情况、入室后体温监测结果及患者需要输液速度等确定是否需要使用输液加温仪，若患者术后体温低，需要快速输液、输血，则应使用输液加温仪进行输液加温。因患者低体温可导致麻醉手术后并发症，影响麻醉后苏醒。

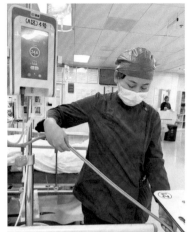

图3-2-51　安装输液加温仪

2. 准备输液加温仪及附件。

（1）将输液加温仪固定于输液架上，调整到适宜高度，固定加热导管（图3-2-51）。

（2）开机：连接电源，打开输液加温仪电源开关（ON/OFF按钮），显示绿灯。

（3）连接加热管：将加热管导线插头插入主机相应插口，悬挂于输液加温仪附件挂钩处。

（4）设置加热温度：触按主显示屏幕上"设置温度"对话框，通过"上、下"温度设置键调节至所需温度，或直接输入所需设定温度值，通常设置输液温度为38℃（图3-2-52）。

3. 建立静脉输液通路。将输注液体悬挂于加温仪输液架上，预充输液器或输血器管路，排尽空气，连接静脉留置针或中心静脉导管等静脉输液通路。

4. 输液加温。

（1）安插输液管。①将输液器调节器移至茂菲滴管下端，方便调节速度。

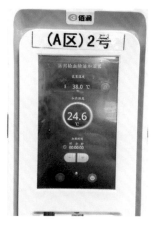

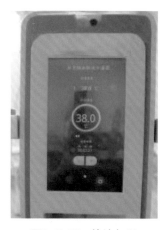

图3-2-52 设置加热温度　　　　图3-2-53 输液加温

②将加热管尾端卡槽与输液管下端平对，用拇指与示指固定加温管，中指将输液管由下向上卡入加热管槽内，直至接近输液管茂菲滴管处。

（2）加温：触按显示屏工作按钮，输液加温器开始工作，从初始温度加温到设定温度后维持设定温度（图3-2-53）。

5.观察输液与体温：观察患者输液速度、穿刺部位、体温及输液加温仪工作状况，若患者出现体温升高（特别关注颅脑手术者）则停止加温。

6.撤机。

（1）患者达到PACU离室标准或输注过程中需要暂停输液时，则触按显示屏上的工作按钮，点击"关闭"。

（2）分离输液器及输液加温仪加热管。

（3）关闭输液加温仪电源开关，拔出电源插头。

7.清洁、消毒与整理。使用一次性卫生湿巾或清洁抹布清洁、消毒，整理输液加温仪，放回固定存放处备用。

8.记录加温事件。手术麻醉临床信息系统与监护仪联网则自动记录体温，或手动录入体温于麻醉后监测记录单，记录输液加温仪使用时间。

（二）注意事项

1.使用输液加温仪前务必检查仪器设备有无受损，确保操作者和患者安全。

2.输液加温仪设置温度可在33℃～41℃区间范围内设置，手术患者一般设置为38℃，不宜超过39℃。

3.输液管和加热管不能弯折、打结，否则将会妨碍输液速度和输注液体均匀受热。

4.加热管不能与患者皮肤长时间直接接触，防止意外低温烫伤。

5.当停止输液时，则应停止输液加温，以免造成加热管内静止状态的液体温度过高。

6.使用过程中若发现温度异常，应立即停止输液，关闭工作电源，拔出电源插头，粘贴故障标识，并在设备维护维修登记本上记录，及时报修。

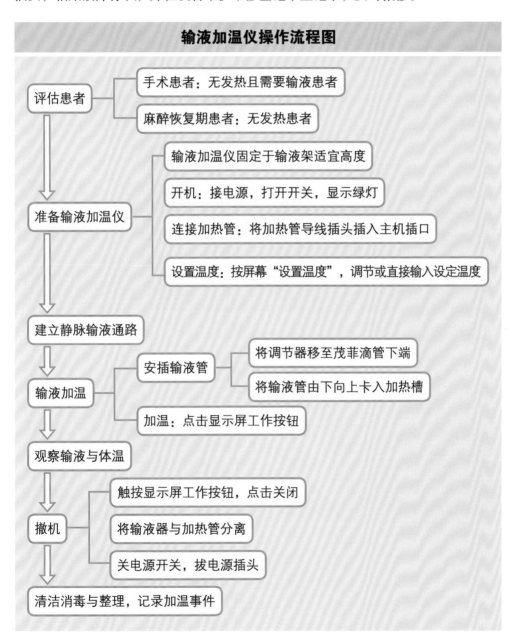

输液加温仪操作流程图

（一）操作流程

1.评估患者，确定是否需要体表加温。患者入室时了解术中输液、输血及冲洗液使用情况、手术时长、加温设施的使用情况及术中体温曲线，结合进入麻醉后监护室的体温监测结果，确定是否需要进行体表加温。

2.准备用物。

（1）加温设施：体表加温仪、一次性加温毯，不同型号的身上毯与身下毯（图3-2-54）。

（2）体温监测设施：多参数监护仪体温监测导联线或电子体温计，检查其完整性。

3.准备设备。

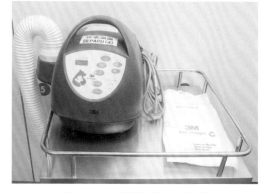

图3-2-54　体表加温仪及用物

（1）接电源：连接电源插头，STANDBY指示灯亮。

（2）铺置一次性加温毯：选择合适规格型号的一次性加温毯，将其入风充气口放置于患者床尾端，平铺，覆盖于患者身体上（身上毯）或放置于患者身体下方（身下毯），四周粘贴于患者床沿处（图3-2-55）。

（3）连接主机风管：将加温仪的空气循环出风软管管道连接加温毯充气口，并用固定夹将空气循环出风软管管道固定在患者床沿（图3-2-56），防打折、扭

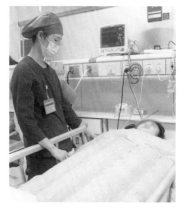

图3-2-55　铺置加温毯

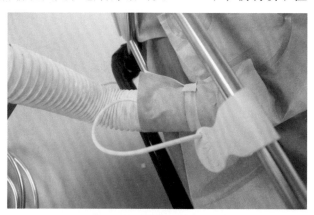

图3-2-56　连接主机风管

转或脱出。

4. 加温。

（1）选择温度与风速：根据患者体温及导致低体温的潜在风险因素（输注液体或冲洗液温度等）选择加热温度，在主机控制面板上低（32℃）、中（38℃）、高（43℃）三档温度选项中选择所需温度档（图3-2-57），在高、低风速档中选择风速（图3-2-58）。通常在全身麻醉未清醒、输注库血及大量快速冲洗时首先选择43℃和高风速档，后续根据患者体温等情况调整为38℃和中风速档。

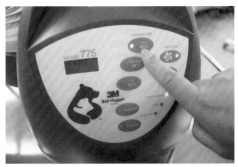
图3-2-57 选择加热温度

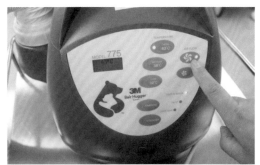
图3-2-58 选择加热风速

（2）选择完毕加热温度和风速后，机器自动加热，出风口流出热空气，进行体表加温。

5. 观察。

（1）随时观察体表加温仪的工作状态，如遇高温报警，则立即检查出风口有无堵塞，管道是否打折等情况，及时正确处理。

（2）加温过程中密切监测患者体温变化，发现体温高于正常时，停止或选择低档体表加温，及时报告麻醉医生，若体温正常，评估低温风险低时，则停止体表加温。

（3）观察患者皮肤情况，预防局部低温烫伤。

6. 撤机。

（1）若患者体温正常，无须加温时，按住STANDBY按钮，关闭电源，拔出电源插口。

（2）分离一次性加温毯与主机风管，并将其放置于黄色医疗废物袋。

7.清洁、消毒与整理：用一次性卫生湿巾或清洁抹布对主机及风管进行表面清洁与消毒，整理体表加温仪，放回固定处备用。

8.记录加温事件：手术麻醉临床信息系统与监护仪联网则自动记录体温，或手动录入体温于麻醉后监测记录单，记录体表加温仪使用时间。

（二）注意事项

1.使用前应检查体表加温仪，确保仪器设备完好。

2.空气循环出风软管管道勿直接接触患者身体，不能打折，保持出风口通畅，否则会导致加热受阻，出现高温报警。

3.连续监测或定时监测体温，密切观察患者体温变化，根据体温情况及低体温的风险因素及时调整加热档位，或停止体表加温。

4.使用过程中密切观察加温仪工作情况，一旦发现仪器报警等问题，应立即进行相应处理。

5.加温仪不宜长时间使用，且使用时宜定时调整出风口位置，同时观察患者皮肤情况，防止低温烫伤。

6.一次性加温毯一人一用，不应重复使用，避免增加交叉感染的可能性，或由于长期反复使用导致其破损，影响加热效果，或通热管路堵塞而引起局部温度升高，导致患者热灼伤。

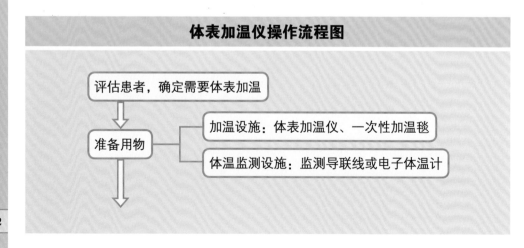

体表加温仪操作流程图

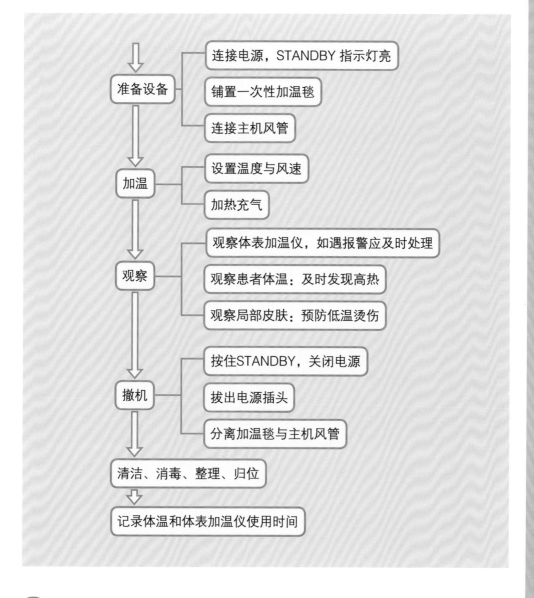

九 患者末梢循环评估流程

（一）评估流程

1.核对患者姓名、床号、年龄、诊断等信息。

2.观察肢端。

（1）观察皮肤颜色：①正常供血皮肤颜色红润。②动脉供血不足时，肤色苍白，指（趾）腹空虚感。③静脉回流不良时，肤色呈青紫色。

（2）观察指腹张力。①轻度肿胀：有肿胀，但皮纹尚存在。②中度肿胀：有肿胀，但皮纹消失。③重度肿胀：出现张力性水疱。④评估循环：如张力过大且出现指体色泽发紫则表示静脉回流障碍；如指腹张力低下，色泽由潮红转为苍白，则说明动脉供血不足。

（3）观察活动情况：观察患者有无肢体活动障碍。

3. 测量皮肤温度。

（1）核心体表温度与末梢皮肤温度：测量中心体表温度和指（趾）尖体表温度，两部位暴露在相同环境与温度下体温测量值，若其差值大于7℃，则提示外周灌注不足。

（2）肢体近心端皮温与指端皮温：测量前臂体表温度和手指尖皮肤温度，两部位暴露在相同环境、温度下测温相差大于4℃，则提示温度低的部位外周灌注不足，说明末梢循环差。

（3）伤肢与健肢：伤肢远端同健侧对称点作比较，对比时双侧肢体要在同一环境和室温下，伤肢皮温低于健侧说明其末梢血液循环差。

4. 毛细血管充盈试验。

（1）体位：患者取平卧位，使身体各部位基本与心脏处于同一水平。

（2）方法。①指压方法：用手指压迫患者指（趾）甲或额部、胸骨表面、胫骨前内侧面等皮下组织表浅部位5～10秒。②观察按压局部皮肤颜色变化。③评估：松手后2秒内立即充盈转红则为正常；若由白转红时间>3秒，或呈斑点状发红为试验阳性，说明循环功能障碍，多见于休克、严重挤压伤及肢体局部动脉阻塞等。

5. 触摸动脉搏动。

（1）触摸部位：上肢可触诊桡动脉和尺动脉，桡动脉下段仅被皮肤和筋膜遮盖，是临床触摸脉搏的首选部位；下肢可触诊足背动脉及胫后动脉。

（2）触摸方法：检查者用一手的示指、中指和无名指触摸动脉。

（3）评估动脉搏动：若动脉搏动减弱或消失，则有肢端缺血现象。

6. 询问。询问患者肢端是否出现麻木、疼痛、感觉异常敏感或感觉迟钝等情况。

7.反馈：末梢循环异常时应及时反馈给麻醉医生，遵医嘱进行处理。

（二）注意事项

1.测量皮肤温度时检心体表温度和指（趾）尖体表温度两个测量部位应暴露在相同环境下。

2.观察毛细血管充盈时，应选择无灰指甲、无指甲油的指（趾）甲。

3.评估末梢循环状况时应在自然光或相当于自然光照亮度下进行。

患者末梢循环评估流程图

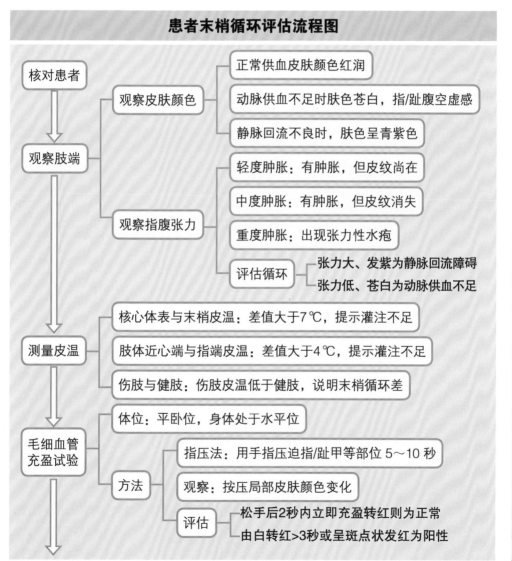

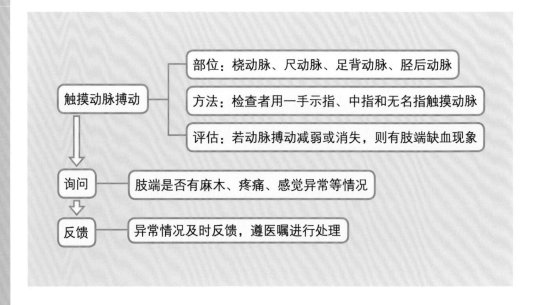

第三节 | 神经系统护理操作流程

一 意识障碍评估流程

（一）评估流程

1. 观察患者的生命体征、体温及瞳孔大小、形状与对光反射。

2. 评估意识状态。

（1）评估疼痛反应。①检查方法：用拇指紧压一侧三叉神经眼支出面孔（眶上孔）的压痛点或捏耳垂，观察患者有无反应。②判断结果：若见患者出现皱眉，同侧上肢或下肢皆屈曲，或仅一侧肢体出现活动，即为压眶反应阳性。③临床意义：压眶反应可用来反映昏迷程度及肢体有无瘫痪，如出现压眶反应，说明昏迷程度不深；若患者毫无反应，则表示已深度昏迷；如同侧肢体不动，对侧肢体出现活动，表示伴有同侧肢体瘫痪。

（2）评估睁眼反应。①方法：观察患者是否能自动睁眼；呼唤患者睁眼，观察患者能否执行；用手指压迫眼眶上切迹（眉弓处）或捏挤上臂或大腿内侧，观察患者有无睁眼或能用语言表达的痛苦表情。②判断结果（格拉斯哥昏迷量表）：自动睁眼为4分，呼唤睁眼为3分，刺激睁眼为2分，不能睁眼为1分。

（3）评估语言反应。①方法：呼唤患者姓名或摇动患者，观察有无睁眼甚至言语；询问其近期生活事件，判断患者是否能正确回答问题。②判断结果（格拉斯哥昏迷量表）：回答正确5分，回答错误4分，吐词不清3分，有音无语2分，不能发音1分。

（4）评估运动反应。①方法：指令患者做动作，如抬头、伸舌、抬高肢体等，观察患者能否按吩咐完成动作。②判断运动反应结果（格拉斯哥昏迷量表）：遵嘱动作6分，刺痛定位5分，刺痛躲避（肢体屈曲）4分，刺痛屈肢（异常反应）3分，不能伸肢（去大脑强直）2分，不能运动1分。

3.评估特殊类型的意识障碍。

（1）谵妄：观察患者有无意识清晰度降低，对客观环境的意识能力及反应能力轻度下降，注意力涣散，记忆力减退，有无明显的精神运动兴奋、躁动不安、抗拒喊叫，对周围环境理解和判断时有无视幻觉和错觉，伴有紧张、恐惧、外逃、伤人的行为等谵妄表现。

（2）大脑皮质状态：大脑皮质受到严重的广泛损害，功能丧失，而大脑皮质下及脑干功能仍然保存的一种特殊状态；其特点为有觉醒和睡眠周期，觉醒时双眼睁开，眼睑关闭自如，各种生理反射如瞳孔对光反射、角膜反射、吞咽反射、咳嗽反射存在，喂之能吃，貌似清醒，但思维、情感、记忆、意识及语言活动均完全消失，对外界环境不能理解，毫无反应，肢体无自主运动，呈现意识内容消失，即"睁目昏迷"或"醒状昏迷"。

4.判断意识障碍程度。

（1）格拉斯哥昏迷量表（表3-3-1）：从睁眼、语言、运动三方面反应分别评分，总分15分，满分代表意识完全清醒；12～14分为轻度意识障碍，9～11分为中度意识障碍，8分以下为重度意识障碍，4～7分则预后不良，最低3分代表觉醒和知晓功能完全丧失。

表3-3-1 格拉斯哥昏迷量表

睁眼反应	评分	语言反应	评分	运动反应	评分
自动睁眼	4	回答正确	5	遵嘱运动	6
呼唤睁眼	3	回答错误	4	刺痛定位	5
刺激睁眼	2	吐词不清	3	刺痛躲避（肢体屈曲逃避疼痛）	4
不能睁眼	1	有音无语	2	刺痛屈肢（异常反应）	3
		不能发音	1	不能伸肢（去大脑强直）	2
				不能运动	1

（2）意识障碍程度。①意识清醒：意识清晰，反应敏锐准确，定向力正常。②嗜睡：患者经常处于睡眠状态，轻微刺激能唤醒，呼之能应答，醒后能正常回答问题，对周围环境的渐变能力较差，反应迟钝，刺激停止后很快又入睡。③昏睡：比嗜睡深且又较浅昏迷浅，意识范围明显缩小，不能自动觉醒，不易唤醒，但在强烈刺激下能睁眼、呻吟、躲避，可做简单而模糊的回答，但反应时间持续很短，很快又进入昏睡状态，各种反射活动存在，有正确的语言行为。④意识模糊：表现为觉醒与认知功能方面障碍，嗜睡，与环境失去接触能力，思维迟钝且不清晰，注意力不集中，语言反应接近消失，无法遵嘱睁眼与伸舌，痛觉反应存在，但较迟钝，存在躲避动作，偶有烦躁或喊叫。⑤浅昏迷：随意活动消失，对疼痛刺激有痛苦表情、肢体退缩等反应，各种生理反射如吞咽、咳嗽、角膜反射、瞳孔对光反应等存在，对光、声刺激无反应，体温、脉搏、呼吸都无明显改变，可伴谵妄或躁动。⑥中度昏迷：患者对各种刺激均无反应，眼球无转动，各种反射减弱，有大小便潴留或失禁，呼吸、脉搏、血压可有改变并可出现病理反射。⑦深昏迷：随意活动完全消失，对各种刺激均无反应，各种生理反射消失，可有呼吸不规则、血压下降、大小便失禁、全身肌肉松弛、去大脑强直等各种反应紊乱。⑧特殊类型的意识障碍：谵妄状态，有感知觉过敏，感觉异常，丰富的错觉与幻觉；睁眼昏迷，能自动睁眼或刺激下睁眼，可有无意识、无目的眼球跟踪运动，不能理解和表达语言，保持自主呼吸和血压，认知功能丧失，无意识活动，不能执行指令，有觉醒-睡觉周期。

5. 反馈与记录：将异常意识状态反馈给医生，遵医嘱处理，记录结果。

6. 做好意识障碍患者护理及并发症的相关护理干预措施。

（二）注意事项

1. 注意评估时对患者的刺激应选择在健侧肢体，避免在偏瘫肢体进行。

2. 因上肢的反应比下肢可靠，宜选择上肢进行检查。

3. 宜在自然光线或接近自然光的环境下进行评估。

意识障碍评估流程图

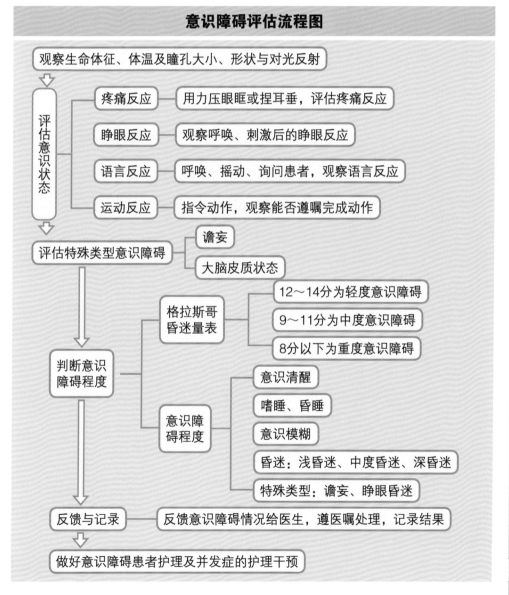

（一）观察流程

1. 确定需要观察瞳孔的麻醉手术后患者，如颅脑手术、血管手术（开放手术、介入手术）、麻醉苏醒延迟、术前有血管栓塞性疾病、术前神志不清、心脏直视手术、昏迷等。

2. 准备用物。瞳孔笔（有测量尺与无测量尺两种）、瞳孔测量尺（图3-3-1）、手电筒等。

3. 手卫生。观察者清洁洗手或使用速干手消毒剂消毒双手。

4. 安置患者体位。仰卧位、仰卧头高足低位均可。

5. 观察瞳孔。

（1）测量瞳孔大小。①测量方法：在自然光线或接近自然光线的灯光照度下，观察者使用速干手消毒剂消毒双手，必要时戴无菌手套后，一手拇指与示指拨开患者一侧眼睛的上下眼睑，另一手持瞳孔笔（瞳孔测量尺）比对患者瞳孔与测量尺上的黑圆点数值，读出瞳孔尺上的数值；同样方法测量另一侧眼睛瞳孔大小，记录瞳孔测量数值（图3-3-2）。②判断结果：正常瞳孔大小为2～5 mm，平均3.5 mm，大于5 mm为瞳孔扩大，小于2 mm为瞳孔缩小，小于1 mm为针尖样瞳孔；两侧瞳孔基本等大时，差异小于0.25 mm；两侧瞳孔缩小，见于吗啡、巴比妥类、氯丙嗪（冬眠灵）、有机磷农药及毒蕈中毒等；两侧瞳孔扩大，见于濒死状态、视神经萎缩、绝对期青光眼、阿托品及可卡因作用等；瞳孔大小不等，提示有颅内病变，如脑外伤、颅内血肿、颅内肿瘤、脑膜炎、脑炎及脑血管意外引起的脑疝等。

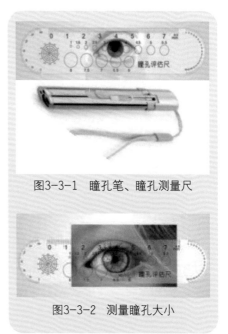

图3-3-1　瞳孔笔、瞳孔测量尺

图3-3-2　测量瞳孔大小

（2）观察瞳孔形状。①观察方法：观察者用拇指、示指拨开患者上下眼睑，观察瞳孔的形状，并对双侧瞳孔的形状进行对比（图3-3-3）。②判断结果：正常瞳孔为圆形，两侧等大、等圆，边缘整齐；瞳孔形状不规则

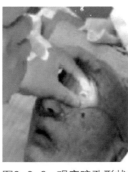
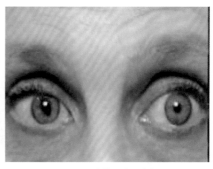

图3-3-3 观察瞳孔形状　　图3-3-4 形状不规则瞳孔

（图3-3-4），常见于虹膜炎、虹膜手术后、虹膜后肿瘤、视神经病变等。

（3）观察瞳孔对光反射。①观察方法：嘱清醒患者注视远处，将瞳孔笔或手电筒光束移向一侧瞳孔中央并迅速移开，观察瞳孔反应是否呈活跃和对称收缩。②判断结果：正常人瞳孔感光后迅速缩小，移开光线瞳孔立即复原，为直接对光反射灵敏，未被直接照射的另一侧瞳孔同时也缩小，为间接对光反射灵敏，瞳孔感光后略微缩小或无变化，则为瞳孔对光反射迟钝或消失，常见于昏迷的患者。

6. 其他情况。

（1）询问患者有无视物模糊。

（2）是否使用影响瞳孔的药物，如吗啡、氯丙嗪、阿托品、颠茄等。

（3）了解有无白内障/白内障人工晶状体植入手术等情况。

7. 记录观察结果：在护理记录单上准确记录瞳孔的大小、形状、对光反射等情况。

8. 反馈与处理：将观察瞳孔后发现的异常情况及时反馈给麻醉与手术医生，根据医嘱进行处理。

（二）注意事项

1. 根据监测目的选择自然光线或接近自然光线的灯进行瞳孔检测，保障结果准确。

2. 检查时注意手卫生，避免引起眼内感染。

3. 麻醉手术后需要观察瞳孔的患者，如颅脑手术、血管外科手术等，在麻醉恢复期应定时观察患者的瞳孔并记录，发现异常情况及时反馈给手术医生。

瞳孔观察流程图

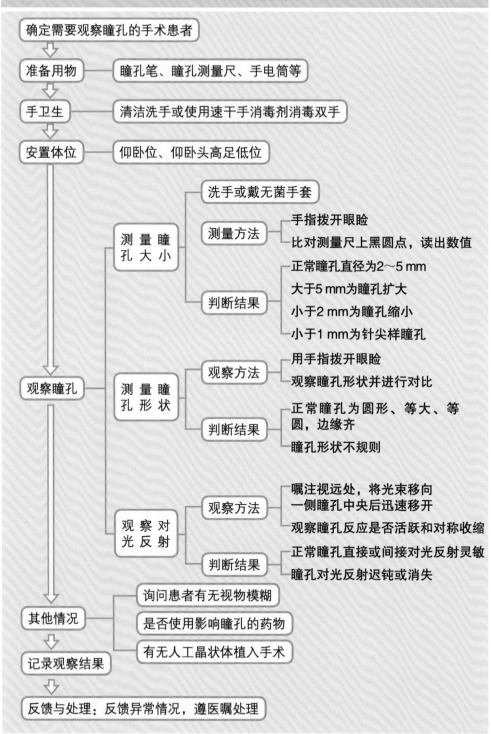

确定需要观察瞳孔的手术患者

准备用物 —— 瞳孔笔、瞳孔测量尺、手电筒等

手卫生 —— 清洁洗手或使用速干手消毒剂消毒双手

安置体位 —— 仰卧位、仰卧头高足低位

观察瞳孔

测量瞳孔大小
- 洗手或戴无菌手套
- 测量方法
  - 手指拨开眼睑
  - 比对测量尺上黑圆点，读出数值
- 判断结果
  - 正常瞳孔直径为2～5 mm
  - 大于5 mm为瞳孔扩大
  - 小于2 mm为瞳孔缩小
  - 小于1 mm为针尖样瞳孔

测量瞳孔形状
- 观察方法
  - 用手指拨开眼睑
  - 观察瞳孔形状并进行对比
- 判断结果
  - 正常瞳孔为圆形、等大、等圆，边缘齐
  - 瞳孔形状不规则

观察对光反射
- 观察方法
  - 嘱注视远处，将光束移向一侧瞳孔中央后迅速移开
  - 观察瞳孔反应是否活跃和对称收缩
- 判断结果
  - 正常瞳孔直接或间接对光反射灵敏
  - 瞳孔对光反射迟钝或消失

其他情况
- 询问患者有无视物模糊
- 是否使用影响瞳孔的药物
- 有无人工晶状体植入手术

记录观察结果

反馈与处理：反馈异常情况，遵医嘱处理

（一）评估流程

1. 确定患者需要评估肌力的部位。

2. 宣教。检查者向患者解释肌力评估的目的、意义及检查方法，取得患者配合。

3. 摆放体位。评估前将患者肌力检查所涉及的身体节段按要求置于稳定位置，使之处于能够单独完成某一动作的最佳位置，减少干扰。

4. 各部位肌力评估方法。根据观察自主运动与施加阻力所做的对抗运动进行评估。

（1）评估颈部肌力。①颈前肌群肌力的评估方法为曲颈：患者平卧，双上肢自然平放于体侧，嘱患者用最大力抬头，观察患者能否抬头及头抬离床面的高度，然后在患者抬头时，检查者用手在前额处向颈后方向施加阻力做对抗运动（图3-3-5），评估患者对抗阻力的情况。②颈后肌群肌力的评估方法为伸颈：患者俯卧位，双上肢自然平放于体侧，嘱患者头后仰，观察其活动度，检查者将手放在患者枕骨处向下施加阻力，嘱患者用最大力使头后仰（图3-3-6），评估患者对抗阻力的情况。

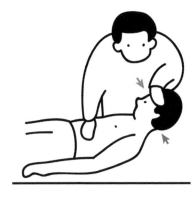
图3-3-5 曲颈

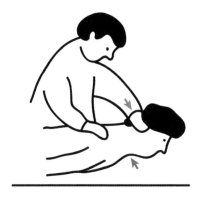
图3-3-6 伸颈

（2）评估肩部肌力：嘱患者用最大力抬肩、外展、外旋，观察其自主运动的幅度，然后检查者将手放于患者肩部施加压力，嘱患者抬肩，评估对抗阻力的强度（图3-3-7）。

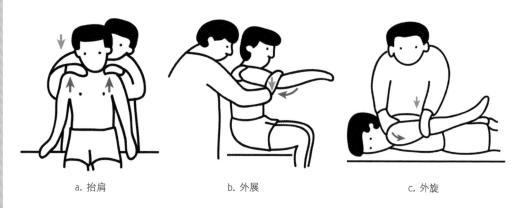

a. 抬肩   b. 外展   c. 外旋

图3-3-7 肩部肌群运动

（3）评估上肢肌力。①前屈：嘱患者用最大力前屈上肢，观察上肢前屈运动状况，检查者再用手在上臂前侧施加阻力，嘱患者前屈上肢（图3-3-8）。②外展：嘱患者用最大力外展上肢，观察上肢自主外展幅度，检查者于肘关节上方、上臂外侧施加阻力，嘱患者对抗（图3-3-9）。③屈/伸肘检查肱二头肌、肱三头肌力量：嘱患者用最大力屈/伸肘，观察其屈/伸肘幅度，检查者于靠近手腕的前臂端施加阻力，伸肘时于靠近手腕的前臂后方施加阻力，嘱患者对抗（图3-3-10）。④屈伸腕检查腕部肌力量：嘱患者用最大力屈伸腕，检查者分别于患者手掌上、手背上施加阻力（图3-3-11）。⑤五指分开，相对并拢、屈曲伸指，检查各指关节肌肉力量。

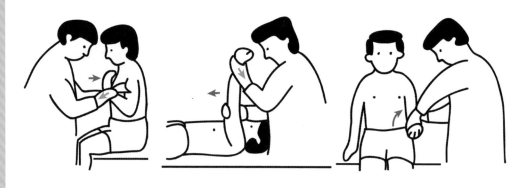

图3-3-8 前屈上肢   图3-3-9 外展上肢   图3-3-10 屈/伸肘

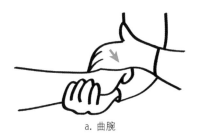
a. 曲腕

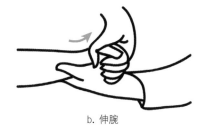
b. 伸腕

图3-3-11 屈伸腕

（4）评估腹部肌力：让患者平卧，双手放于头部，试着坐起，检查者用手触摸脐部与胸骨剑突中线两边的肌肉张力（图3-3-12）。让患者俯卧，上肢放于体侧，伸直躯干（图3-3-13）。

（5）评估下肢肌力：仰卧位直抬腿，大腿内收、外展，检查髋关节屈曲、内收、外展肌肉力量（图3-3-14）；仰卧位直抬腿及膝关节屈曲，检查伸髋和曲髋肌群的力量；仰卧位双下肢伸直，距小腿关节跖屈、背屈、内翻、外翻，检查距小腿关节肌肉力量（图3-3-15）。

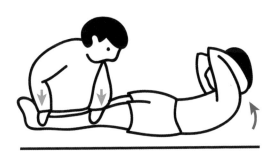

图3-3-12 躯干伸直　　　　　　　　图3-3-13 躯干前屈

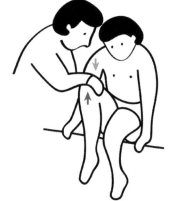

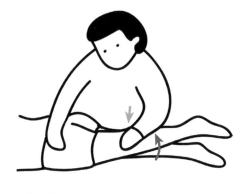

图3-3-14 大腿肌力评估

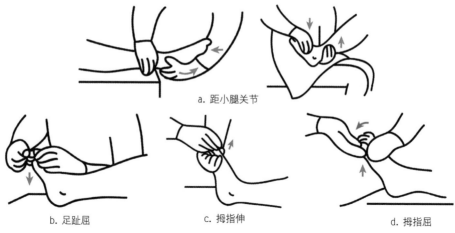

a. 距小腿关节

b. 足趾屈   c. 拇指伸   d. 拇指屈

图3-3-15　小腿及足部肌力评估

5. 判断肌力级别（MMT徒手肌力评定分级标准，表3-3-2）。

表3-3-2　MMT徒手肌力评定分级

级别	标准
0级（零）	完全瘫痪，测不到肌肉收缩
1级（微缩）	仅测到肌肉收缩，但不能产生动作
2级（差）	肢体能在床上平行移动，但不能抵抗自身重力，即不能抬离床面
3级（尚可）	肢体可以克服地心引力，能抬离床面，但不能抵抗阻力
4级（良好）	肢体能对抗外界阻力的运动，但不完全
5级（正常）	能抗重力和最大阻力，正常肌力

6. 调整患者舒适体位。

7. 记录肌力评估结果于护理记录单上。

8. 将异常结果反馈给医生，遵医嘱进行处理。

（二）注意事项

1. 确定合适的测试时机，在运动后、疲劳时或饱餐后不宜做肌力评估。

2. 测试前向患者做好宣教，使患者充分理解，积极配合，并做简单的预试活动。

3. 根据需要检测肌力的部位将患者置于方便肌力检查的最佳位置，以免影响检查结果。

4. 测试时先观察患者自主运动的状况，然后再施加阻力进行对抗，肌力检查时应注意左右两侧对比。

5. 及时记录评估部位肌力，以免多部位评估后记录产生混淆。

6. 中枢神经系统疾病所致的痉挛性瘫痪，不宜做MMT徒手肌力检测，应使用仪器设备进行检测，否则结果不准确。

肌力评估流程图

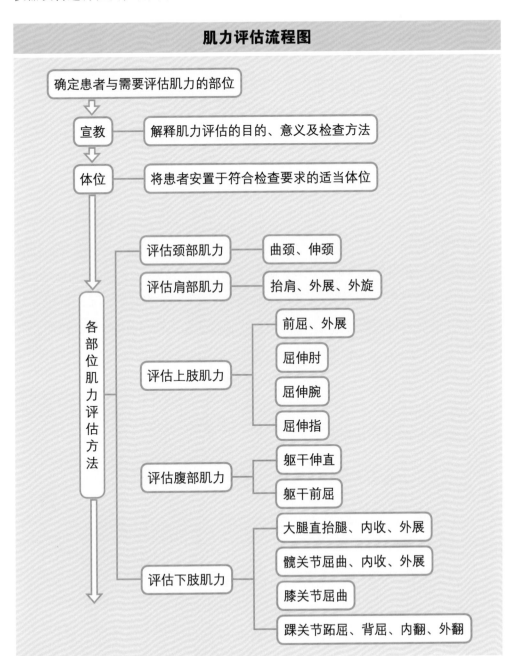

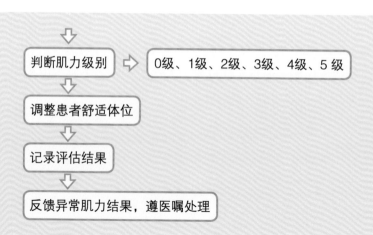

判断肌力级别 ⇨ 0级、1级、2级、3级、4级、5级

调整患者舒适体位

记录评估结果

反馈异常肌力结果，遵医嘱处理

四 有创颅内压监测流程

（一）监测流程

1.评估患者。

（1）评估患者生命体征、神志、瞳孔。

（2）评估患者肢体活动、感觉、病理反射征及头痛、呕吐等情况。

（3）评估患者头部皮肤情况，皮肤有无擦伤、压力性损伤、化学性损伤、烫伤、手术切口等，有无去骨瓣减压后形成凹陷。

（4）评估患者的配合程度及心理状况（紧张、焦虑、恐惧）。

2.测试颅内压监护仪性能。

（1）评估多参数监护仪的有创监测模块（图3-3-16）。

（2）检查颅内压监测仪、颅内压传感器的性能。

3.调整患者体位为平卧或平卧头高15°～30°为宜。

4.查看伤口敷料有无渗血渗液，敷料包扎

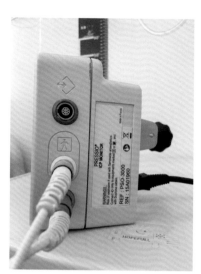

图3-3-16 颅内压监护仪模块

的松紧度是否合适。

5. 查看脑室外引流管的固定情况及通畅度，观察引流液的颜色、性质及量。

6. 启动颅内压监护仪。

（1）连接颅内压监护仪的电源线，打开电源开关。

（2）检查颅内压监测探条为单参数或多参数探条（图3-3-17），固定是否稳妥。

（3）将有创测压导联线连接颅内压监护仪与颅内压监测探条，妥善固定。

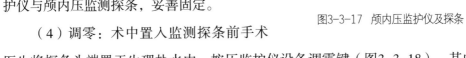

图3-3-17　颅内压监护仪及探条

（4）调零：术中置入监测探条前手术医生将探条头端置于生理盐水中，按压监护仪设备调零键（图3-3-18），其内置芯片储存零点信息，调零结束开始监测颅内压（图3-3-19）。

7. 观察颅内压并记录。

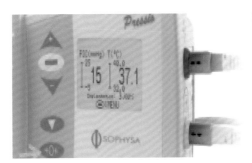

图3-3-18　颅内压监护仪调零

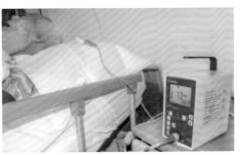

图3-3-19　颅内压监测

（1）观察颅内压监测数据并进行评估：正常成人颅内压为5～15 mmHg，儿童为4.5～7.5 mmHg；平卧时成人颅内压持续超过正常限度15 mmHg，即为颅内高压；15～20 mmHg为轻度颅高压，21～40 mmHg为中度颅高压，大于40 mmHg为重度颅高压。

（2）观察颅内压波形：C形波，为正常或接近正常的波形，其特点为压力曲线较平坦，小的起伏为呼吸和心跳的影响；B形波，在正常压力波的背景上出现短时骤升或骤降的高波，一般不超过50 mmHg；A形波，又称高原波，压力突然升高到50～100 mmHg，持续5～20分钟后，又骤然降至原水平或更低，A形波频繁出现，提示颅内的代偿功能已接近衰竭。

8. 及时反馈异常情况。

（1）当颅内压大于20 mmHg或突然增加超过10 mmHg，在排除其他干扰因素后及时报告医生，并遵医嘱处理；当颅内压小于5 mmHg时，应注意观察引流是否过度，调整引流装置的位置。

（2）观察患者意识、瞳孔、生命体征、头痛、呕吐情况，发现异常及时报告医生。

（二）注意事项

1. 预防引流管意外脱出。

（1）妥善固定传感器及引流管，防止扭曲、折叠或脱出。

（2）对神志清醒患者做好宣教，解释引流管的重要性，嘱头部勿剧烈活动，避免管路滑脱。

（3）在实施基础护理、翻身、转运等护理操作过程中，防止意外脱管。

（4）对躁动患者遵医嘱予以约束或适当镇静。

2. 正确测定颅内压，观察脑脊液，及时反馈异常并处理。

（1）定时校正"0"点：室间孔水平即为测压参考点"零点"，相当于外耳道水平，当患者体位改变时应及时校正。

（2）动态观察并记录颅内压，当发现颅内压升高时应排除外界干扰因素，如躁动、翻身、吸痰、尿潴留、大便用力等。

（3）脑室引流袋滴液口高于侧脑室室间孔水平10～15 cm。

（4）观察脑脊液的引流量、颜色、性质，若引流量大于500 mL/d，颜色及性质改变，应及时报告医生。

3. 预防颅内感染。

（1）严格执行无菌技术操作。

（2）告知患者不可挠抓伤口。

（3）去骨瓣减压患者，注意保护骨窗，避免损伤脑组织。

有创颅内压监测流程图

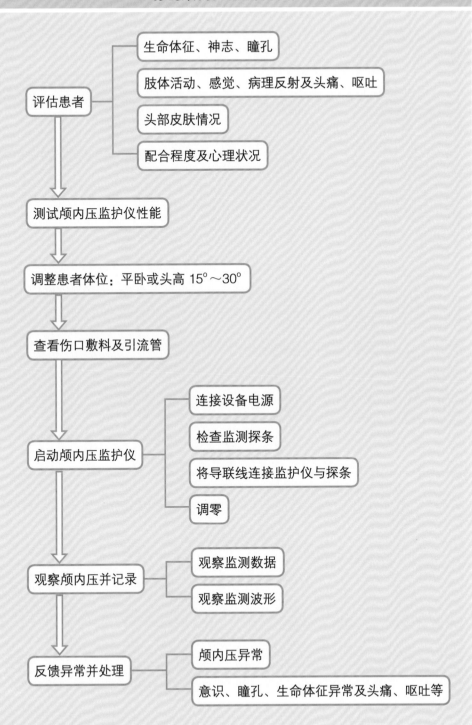

评估患者
- 生命体征、神志、瞳孔
- 肢体活动、感觉、病理反射及头痛、呕吐
- 头部皮肤情况
- 配合程度及心理状况

测试颅内压监护仪性能

调整患者体位：平卧或头高 15°～30°

查看伤口敷料及引流管

启动颅内压监护仪
- 连接设备电源
- 检查监测探条
- 将导联线连接监护仪与探条
- 调零

观察颅内压并记录
- 观察监测数据
- 观察监测波形

反馈异常并处理
- 颅内压异常
- 意识、瞳孔、生命体征异常及头痛、呕吐等

第四节 疼痛护理操作流程

一 疼痛评估流程

（一）评估流程

1.评估时机。

（1）当麻醉手术后患者在麻醉后监护室清醒时，护士对其进行第1次疼痛评估，即首次评估。

（2）遵医嘱给予止痛药，15分钟后再评估止痛效果。

（3）患者将离开麻醉后监护室时，常规评估急性疼痛情况。

2.评估方法。

（1）评估疼痛部位：让患者口述疼痛部位或在体表上指出疼痛的确切位置。

（2）评估疼痛性质：询问患者疼痛的感受，如胀痛、钝痛（隐痛）、刀割痛（刺痛）、绞痛、抽搐痛、烧灼痛、麻痛、撕裂痛或压榨性疼痛等。

（3）评估疼痛程度：选择合适的疼痛评估工具进行评估，常用疼痛评估工具。①视觉模拟评分法（visual analogue scale，VAS）（图3-4-1）：使用一条长

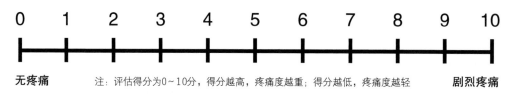

0   1   2   3   4   5   6   7   8   9   10

无疼痛　　　注：评估得分为0～10分，得分越高，疼痛度越重；得分越低，疼痛度越轻　　**剧烈疼痛**

图3-4-1　VAS卡

10 cm的游动标尺，一面标有10个刻度，两端分别为"0"分端和"10"分端，0分表示无痛，10分代表难以忍受的最剧烈的疼痛，使用时将有刻度的一面背向患者，医护人员面向有刻度的一面，让患者将游标放在能代表自己疼痛程度的相应位置，读出所示刻度（即疼痛程度）；评定疼痛程度，以0～2分为轻度疼痛，3～5分为中度疼痛，6～8分为重度疼痛，大于8分为极重度疼痛。②数字等级评定量表（numerical rating scale，NRS）（图3-4-2），评定方法同VAS。

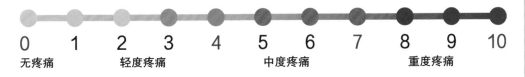

图3-4-2 数字等级评定表

③词语描述量表，将描绘疼痛强度的词汇通过口述表达，包括无疼痛、轻度疼痛、中度疼痛、重度疼痛和剧烈疼痛（图3-4-3）。④Wong-Baker面部表情疼痛

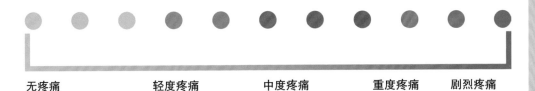

图3-4-3 词语描述量表

量表（Wong-Baker faces pain scale），即脸谱法，将六张从微笑或幸福直至流泪的不同表情的面部象形图让患者根据自己疼痛的感受所表现出的面部表情对应于图表，评估疼痛程度（图3-4-4）。⑤FLACC行为评分法，通过观察、触摸、询问等方式评估患儿面部表情、腿部活动、体位、哭闹及可安慰度等行为表现，按

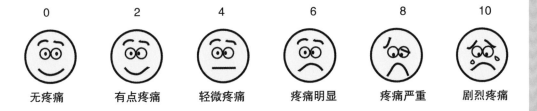

图3-4-4 Wong-Baker面部表情疼痛量表

0～2分等级评估疼痛程度，总分最低为0分，最高为10分，得分越高，不适与疼痛越明显，分为轻度、中度、重度和极重度疼痛（表3-4-1）。⑥简化的MeCiLL疼痛问卷表（short-form of MeCill pain questionnaire, SF-MPQ，表3-4-2）。

表3-4-1　FLACC行为评分法

项目	0分	1分	2分
面部表情	无特定表情或笑容	偶然面部扭曲或皱眉	持续抖动下颌，紧缩下颌，紧锁眉头
腿部活动	正常体位或放松状态	不适，无法休息，肌肉或神经紧张，肢体间断弯曲或伸展	踢或拉直腿，高张力，扩大肢体弯曲/伸展，发抖
体位	安静平躺，正常体位，可顺利移动	紧促不安，来回移动，紧张，移动犹豫	卷曲或痉挛，来回摆动，头部左右摆动，揉搓身体某部位
哭闹	不哭不闹	呻吟，偶尔哭泣，叹息	不断哭泣，尖叫或抽泣，呻吟
可安慰度	平静的、满足的、放松的，不要求安慰	可通过偶尔身体接触消除疑虑，分散注意	安慰有困难

表3-4-2　SF-MPQ疼痛问卷表

Ⅰ.疼痛评定指数（PRI）的评定				
疼痛的性质	疼痛的程度			
	无	轻	中	重
A. 感觉项				
跳痛	0	1	2	3
刺痛	0	1	2	3
刀割痛	0	1	2	3
锐痛	0	1	2	3
痉挛牵扯痛	0	1	2	3
绞痛	0	1	2	3
热灼痛	0	1	2	3
持续固定痛	0	1	2	3
胀痛	0	1	2	3
触痛撕裂痛	0	1	2	3
感觉项总分				

续表

I.疼痛评定指数（PRI）的评定				
疼痛的性质	疼痛的程度			
	无	轻	中	重
B. 情感项				
软弱无力	0	1	2	3
厌烦	0	1	2	3
害怕	0	1	2	3
受罪、惩罚感	0	1	2	3
情感项总分				

Ⅱ.视觉模拟评分法（VAS）：无疼痛（0分）；剧烈疼痛（10分）。
Ⅲ.现实疼痛强度（PPI）评分法：
0—无疼痛；1—轻度疼痛；2—中度疼痛；3—重度疼痛；4—剧烈疼痛；5—难以忍受的痛。

（4）评估疼痛发作的时间和规律：询问患者疼痛发作的急缓、开始时间、持续时间、有无规律性等。

（5）评估疼痛伴随症状：①查看局部有无红、肿、热、痛的炎症表现。②评估术后肢体活动时的疼痛评分，查看肢体有无功能障碍。③评估胸腹部手术患者有效咳嗽时的疼痛情况。④评估腹部疼痛患者有无压痛、反跳痛、放射痛，腹痛是否伴腹肌紧张、发热等。⑤头痛时是否有脑膜刺激征的表现，有无生命体征变化等。

（6）记录疼痛评估结果：在PACU监护记录单上记录疼痛评估结果，包括疼痛部位、性质、程度、发作时间与规律及伴随症状。

（7）反馈与处理：将评估结果反馈给麻醉医生，根据医嘱单次给予镇痛药物、按压镇痛泵给药控制按钮增加泵入药量或配合麻醉医生进行区域神经阻滞。

3. 处理疼痛后再次评估。

（1）一般情况每30分钟对患者进行一次疼痛评估。

（2）给予镇痛药物等处理措施后15分钟评估疼痛缓解情况。

（3）患者离开PACU前评估患者意识、生命体征、呼吸、肢体运动等情况，同时评估患者疼痛情况，视觉模拟评分（VAS）≤3分，且可耐受，可转出麻醉后监护室。

（二）注意事项

1. 选择合适的疼痛评估工具。

（1）由于老年人准确标定坐标位置的能力不足，故视觉模拟评分法不宜用于老年人疼痛评估。

（2）因小儿不能将疼痛程度用数据表述，数字等级评定量表适用于小儿疼痛评估。

（3）词语描述量表适用于能准确表述自身感受的患者。

（4）Wong-Baker面部表情疼痛量表，即脸谱法，适用于急性疼痛患者和有沟通或认知障碍者，如儿童（3～5岁）、老年人、意识不清或不能用言语表达的患者。

（5）FLACC行为评分法，适用于0～4岁手术后患儿。

2. 动态评估疼痛，评估行为应为动态进行，及时了解患者疼痛的转归情况，遵医嘱采取止痛措施后及时评估疼痛。

3. 观察并处理止痛药物的不良反应，降低麻醉手术后的急性疼痛程度，提高患者舒适度，促进快速康复。

4. 准确记录疼痛情况，包括疼痛程度、性质、部位、有无放射痛、发作开始及持续时间、加重或缓解因素、评估结果，评估时间具体到分钟，评估者签名。

疼痛评估流程图

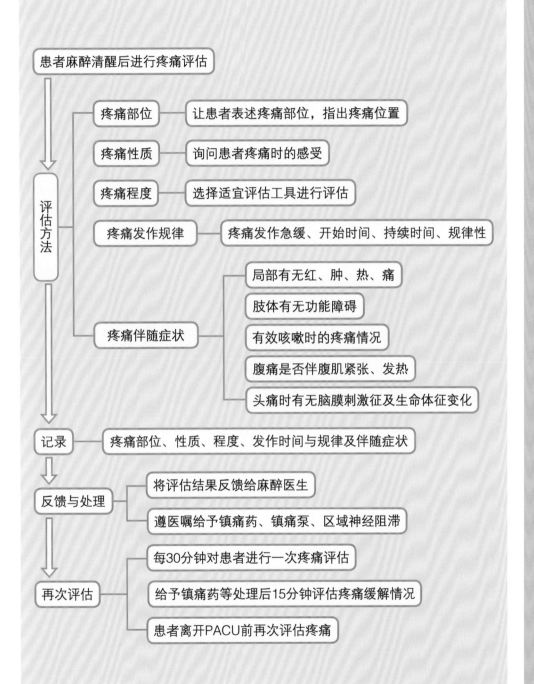

患者麻醉清醒后进行疼痛评估

评估方法

疼痛部位 —— 让患者表述疼痛部位，指出疼痛位置

疼痛性质 —— 询问患者疼痛时的感受

疼痛程度 —— 选择适宜评估工具进行评估

疼痛发作规律 —— 疼痛发作急缓、开始时间、持续时间、规律性

疼痛伴随症状

局部有无红、肿、热、痛

肢体有无功能障碍

有效咳嗽时的疼痛情况

腹痛是否伴腹肌紧张、发热

头痛时有无脑膜刺激征及生命体征变化

记录 —— 疼痛部位、性质、程度、发作时间与规律及伴随症状

反馈与处理

将评估结果反馈给麻醉医生

遵医嘱给予镇痛药、镇痛泵、区域神经阻滞

再次评估

每30分钟对患者进行一次疼痛评估

给予镇痛药等处理后15分钟评估疼痛缓解情况

患者离开PACU前再次评估疼痛

（一）护理配合流程

1. 确定需要进行神经阻滞的手术患者，包括神经阻滞麻醉与神经阻滞镇痛的患者。

2. 准备环境、用物和药物。

（1）环境：调节室内温度为24℃～26℃，相对湿度为30%～60%。

（2）用物和药物。①准备仪器：监护仪、B超机、神经刺激导联线、神经刺激仪。②匹配物品：无菌B超保护套、超声耦合剂、神经阻滞穿刺针（图3-4-5）。③局部麻醉药：0.20%～0.375%罗哌卡因、0.25%布比卡因，根据患者神经阻滞的方式及部位配置局部麻醉药物的浓度，必要时配置镇静药物，如舒芬太尼、咪唑安定。④常用急救药物与设施，如简易呼吸器等。

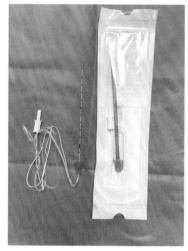

图3-4-5　神经阻滞穿刺针

3. 穿刺前护理配合。

（1）全面核对患者的信息，确认患者姓名、性别、年龄、手术部位、手术方式、既往史、过敏史和手术史等，查对麻醉及术后镇痛知情同意书签字情况。

（2）选择合适部位进行静脉留置针穿刺，开放静脉输液通道。

（3）连接好多参数监护仪，监测心电图、血氧饱和度及血压，观察患者生命体征。

（4）根据神经阻滞部位摆放患者体位。

（5）将B超机放置于麻醉医生穿刺处对面适当位置，连接电源，开机备用。

4. 穿刺时护理配合。

（1）建立无菌穿刺盘：打开神经阻滞穿刺包，将皮肤消毒剂倒入无菌消毒盒内。

（2）消毒铺巾：麻醉医生进行手卫生后戴无菌手套，消毒穿刺部位皮肤，铺置无菌小孔巾或无菌巾。

（3）准备B超探头：协助麻醉医生套B超保护套，将无菌B超保护套打开外包装置于无菌盘，在B超探头前端涂上超声耦合剂，配合麻醉医生套上无菌保护套。

（4）调节B超机：选择合适超声模式和探头焦点深度，并调节增益，使图像清晰，便于操作。

（5）准备局部麻醉药：开启合适的穿刺针与延长管，连接已配置局部麻醉药的注射器，连接神经刺激导联线与神经刺激仪。

（6）核对信息：穿刺前与麻醉医生再次核对患者的信息、手术部位、手术方式、麻醉方式与知情同意书签字情况。

（7）穿刺与给药：①麻醉医生用B超探头探查穿刺部位，引导穿刺针到达阻滞部位（图3-4-6），利用神经刺激仪产生的脉冲电流刺激神经，引起肌颤，进一步确定穿刺针位置（图3-4-7）。②配合麻醉医生推注0.25％布比卡因或0.2％～0.375％罗哌卡因。③需连续镇痛时开启硬膜外导管，置入阻滞部位，使用4号带针丝线缝合固定导管，接镇痛泵给药。

（8）定时评估患者疼痛程度并反馈给麻醉医生，遵医嘱调节给药频次与

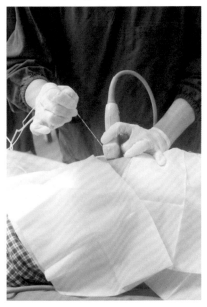

图3-4-6　B超引导穿刺针

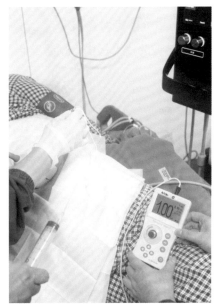

图3-4-7　神经刺激仪协助定位

剂量。

（9）观察监护仪上患者生命体征监护数据及波形，询问患者的感受，及时发现局部麻醉药物中毒等异常情况并积极处理。

（10）评估神经阻滞镇痛效果。

（二）注意事项

1. 穿刺前安抚患者，并向患者介绍神经阻滞实施过程及需要其配合要点。

2. 评估患者病情、对疼痛的敏感性及穿刺部位，必要时可给予适量镇静药物，提高患者的舒适度。

3. 局部麻醉药物中毒的预防与处理。

（1）实施前准备。①吸氧。②连接监护仪进行生命体征检测。③建立静脉输液通路。④准备简易呼吸器，以便患者出现局麻药物中毒时急救处理。

（2）推注药物前应先回抽，无血液时再推注药物，避免局部麻醉药物直接进入血管。

（3）注意局部麻醉药，用于神经阻滞的一次性最大用量：布比卡因150 mg、罗哌卡因200 mg、利多卡因400 mg。

4. 神经阻滞全过程中，注意观察患者生命体征，发现异常及时向麻醉医生报告，并配合麻醉医生妥善处理。

5. 严格无菌技术操作，预防穿刺部位感染。

神经阻滞镇痛护理配合流程图

确定需要进行神经阻滞手术患者

准备环境、用物和药物

环境 —— 室温24 ℃～26 ℃,相对湿度 30%～60%

用物

准备仪器：监护仪、B超机、神经刺激仪

物品：无菌B超保护套、超声耦合剂、穿刺针

局部麻醉药：罗哌卡因、布比卡因等

常用急救药物与设施

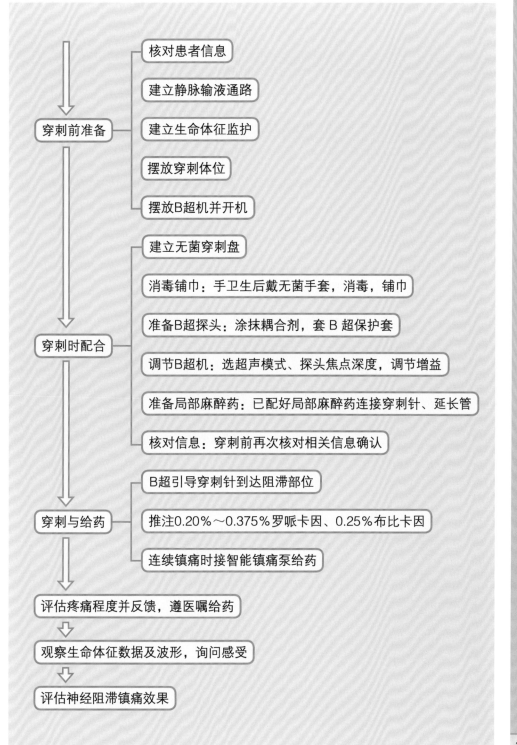

穿刺前准备
- 核对患者信息
- 建立静脉输液通路
- 建立生命体征监护
- 摆放穿刺体位
- 摆放B超机并开机

穿刺时配合
- 建立无菌穿刺盘
- 消毒铺巾：手卫生后戴无菌手套，消毒，铺巾
- 准备B超探头：涂抹耦合剂，套B超保护套
- 调节B超机：选超声模式、探头焦点深度，调节增益
- 准备局部麻醉药：已配好局部麻醉药连接穿刺针、延长管
- 核对信息：穿刺前再次核对相关信息确认

穿刺与给药
- B超引导穿刺针到达阻滞部位
- 推注0.20%～0.375%罗哌卡因、0.25%布比卡因
- 连续镇痛时接智能镇痛泵给药

评估疼痛程度并反馈，遵医嘱给药

观察生命体征数据及波形，询问感受

评估神经阻滞镇痛效果

（一）操作流程

1. 术前访视，确定是否使用镇痛泵及镇痛给药途径。

（1）评估术后疼痛程度：麻醉访视时医生根据患者手术情况评估术后急性疼痛程度，并介绍术后可使用的镇痛方法。

（2）签署镇痛知情同意书：若患者提出需要使用自控镇痛泵（PCA泵），则麻醉医生向患者及家属详细介绍相关事宜，同意后签署术后镇痛知情同意书。

（3）PCA泵给药途径：静脉给药（PCIA）、硬膜外给药（PCEA）、皮下给药（PCSA）、外周神经阻滞给药（PCNA）。

2. 确定镇痛药物。

（1）手术期间由主管麻醉医生在手术麻醉临床信息系统中提交需要自控镇痛泵的请求。

（2）由术后镇痛管理的主管麻醉医生根据患者病情、手术部位与方式确定镇痛药物。

（3）打印患者信息及药物名称、剂量等信息卡（图3-4-8）。

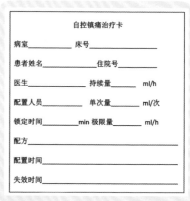

图3-4-8　自控镇痛泵治疗卡

3. 准备用物及药物。

（1）准备镇痛泵：更换泵内5号电池，检查自控镇痛泵各项功能是否完好，或准备一次性电子镇痛泵（图3-4-9）。

（2）从SPD物流中心申请储药盒与一次性专用储药盒外延长管（图3-4-10）。

（3）从麻醉电子药柜中领取

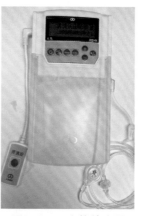

图3-4-9　自控镇痛泵

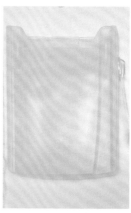

图3-4-10　储药盒

镇痛药物，无电子药柜时由麻醉科药品管理人员发放药品。

4. 配置镇痛药物。

（1）配药：根据预定的镇痛方案将镇痛药物用适量生理盐水稀释至所需浓度，注入储药盒内。

（2）排气：排除盒内空气，夹紧止流夹，连接一次性专用储药盒外延长管。

5. 操作镇痛泵。

（1）PCA泵。①连接镇痛泵泵头：将储药盒对合插入镇痛泵泵头（图3-4-11）。②开机：按压自控镇痛泵电源键，指示灯亮。③排除管内气体：按压排气键"Airout"→按压"+"增加流量（提高排气速度）→按压确认键"Enter"进行排气（图3-4-12），直至排气结束显示患者住院号界面。④设置患者信息与镇痛泵相关参数：排气结束显示患者住院号界面→按压确认键"Enter"显示患者住院号的10位数字，通过按压"+""−"输入患者住院号，每输入一个数字需要按压一次确认键"Enter"生成患者住院号（图3-4-13）→按压确认键"Enter"显示患者病室床号，按照输入住院号的方式输入病室床号（图3-4-14）→按压确认键"Enter"显示药盒中药物总量（图3-4-15）→按压确认键"Enter"显示首次剂量，由麻醉医生根据患者的情况设置，通常首次剂量为2 mL（图3-4-16）→按压确认键"Enter"显示持续给药量（由麻醉医生根据患者的情况设置，通常为1.5～2 mL/h，图3-4-17）→按压确认键"Enter"显示单次剂量（即患者按压一次自控按键的剂量，由麻醉医生根据患者的情况设置，图3-4-18）→按压确认键"Enter"显示确定时间（即2次按压自控按键的间隔时间，通常设置为15分钟，图3-4-19）→按压确认键"Enter"显示极限量（大于首次剂量、持续量与单次量的总和，图3-4-20）→按压确认键"Enter"显示已输入量（图3-4-21）→按压确认键"Enter"显示查询历史回顾（图3-4-22）→按压确认键"Enter"显示患者住院号（图3-4-23）→按压确认键"Enter"显示总量→按压运行键开始泵注药物（图3-4-24）；若患者感觉疼痛难忍，则按压自控按键追加单次剂量（图3-4-25）。⑤出药口连接所选输注给药物途径，如PCIA、PCEA、PCSA、PCNA，实施镇痛。

（2）一次性电子镇痛泵。①配置药液。②将药液加入至电子镇痛泵。③排气

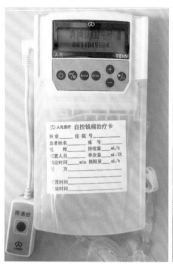

图3-4-11　连接泵头

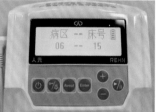

图3-4-12　延长管排气

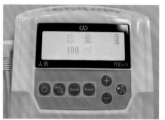

图3-4-13　输入住院号

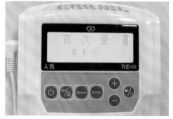

图3-4-14　病室床号

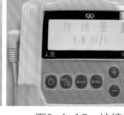

图3-4-15　药物总量

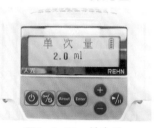

图3-4-16　首次量

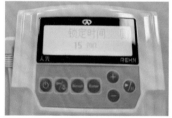

图3-4-17　持续量

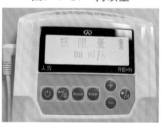

图3-4-18　单次量

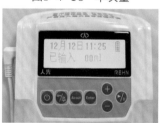

图3-4-19　锁定时间

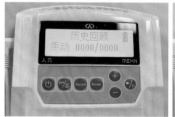

图3-4-20　极限量

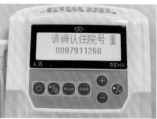

图3-4-21　已输入量

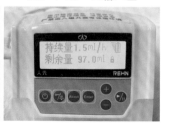

图3-4-22　历史回顾

图3-4-23　确认住院号

图3-4-24　输注药物

后直接连接静脉输液通路或连续神经阻滞导管即可（图3-4-26）。

6.指导患者或家属，根据需要使用自控按键，实施PCA加药功能。

7.完善PCA管理相关信息，填写好PCA治疗卡，以便智能化自控镇痛（Ai-PCA）管理系统能从PCA泵追加次数中分析镇痛效果与不良反应。

8.观察镇痛泵的运行情况，发现问题查明原因，及时处理，必要时更换镇痛泵。

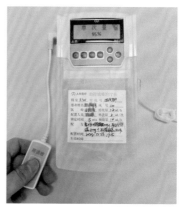

图3-4-25　追加单次量

（二）注意事项

1.配置药物时应严格执行无菌技术操作与查对制度。

2.一次性专用储药盒外延长管箭头指向方向端连接患者的静脉留置针，因其阀为单向流，反向连接则显示堵管。

3.输入患者住院号，每输入一个数字需要按压一次确认键"Enter"，才能生成患者住院号。

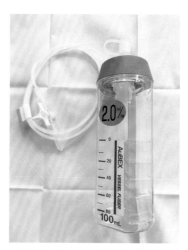

图3-4-26　一次性电子镇痛泵

4.连接患者静脉留置针前应再次核对镇痛泵条码信息与患者的信息是否一致，确认患者镇痛泵使用知情同意书已签字。

5.做好患者及家属的宣教。

（1）不要随意拨弄电子数控，打开电池，以免造成伤害。

（2）当患者在手术后感到疼痛难忍时，可按压自控按键，15～30分钟以后仍很痛时，可以再按自控按键，机器会额外追加止痛药，不痛或微痛时不必按自控按键。

（3）输出完毕出现"滴滴"报警声并亮红灯时，应长按电源键关闭或及时告知护士或麻醉医生。

6. 主管镇痛的护士或医生应定时检查镇痛泵运行情况，评估患者疼痛改善的效果，将异常情况反馈给麻醉医生。

自控镇痛泵操作流程图

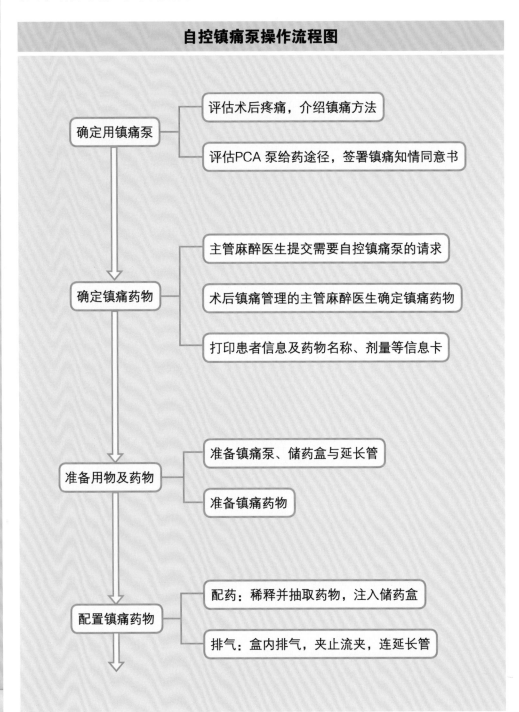

确定用镇痛泵
- 评估术后疼痛，介绍镇痛方法
- 评估PCA泵给药途径，签署镇痛知情同意书

确定镇痛药物
- 主管麻醉医生提交需要自控镇痛泵的请求
- 术后镇痛管理的主管麻醉医生确定镇痛药物
- 打印患者信息及药物名称、剂量等信息卡

准备用物及药物
- 准备镇痛泵、储药盒与延长管
- 准备镇痛药物

配置镇痛药物
- 配药：稀释并抽取药物，注入储药盒
- 排气：盒内排气，夹止流夹，连延长管

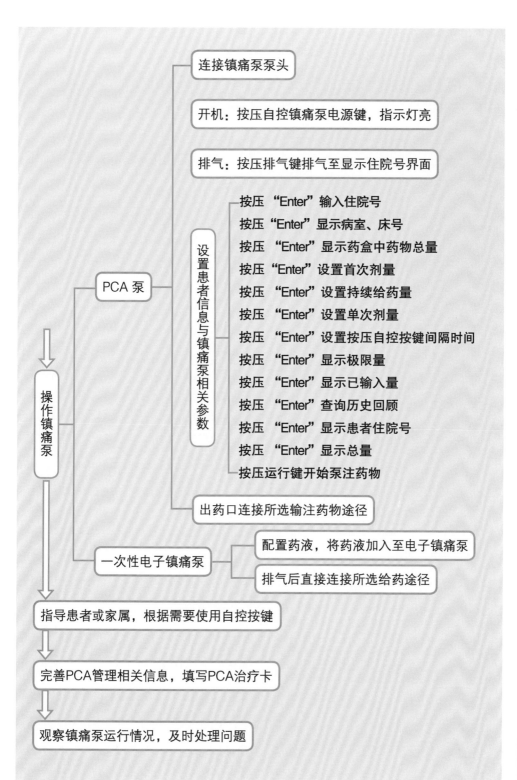

连接镇痛泵泵头

开机：按压自控镇痛泵电源键，指示灯亮

排气：按压排气键排气至显示住院号界面

按压 "Enter" 输入住院号
按压 "Enter" 显示病室、床号
按压 "Enter" 显示药盒中药物总量
按压 "Enter" 设置首次剂量
按压 "Enter" 设置持续给药量
按压 "Enter" 设置单次剂量
按压 "Enter" 设置按压自控按键间隔时间
按压 "Enter" 显示极限量
按压 "Enter" 显示已输入量
按压 "Enter" 查询历史回顾
按压 "Enter" 显示患者住院号
按压 "Enter" 显示总量
按压运行键开始泵注药物

设置患者信息与镇痛泵相关参数

PCA 泵

操作镇痛泵

出药口连接所选输注药物途径

配置药液，将药液加入至电子镇痛泵

一次性电子镇痛泵

排气后直接连接所选给药途径

指导患者或家属，根据需要使用自控按键

完善PCA管理相关信息，填写PCA治疗卡

观察镇痛泵运行情况，及时处理问题

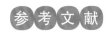

[1] 郭曲练，姚尚龙.临床麻醉学[M].4版.北京：人民卫生出版社，2016.

[2] 刘保江，晁储璋.麻醉护理学[M].北京：人民卫生出版社，2013.

[3] 刘进，于布为.麻醉学[M].北京：人民卫生出版社，2018.

[4] 马洪涛，韩文军.麻醉护理工作手册[M].北京：人民卫生出版社，2017.

[5] Sheri M, Berg Edward A, Bittner.麻省总医院术后监护管理手册[M].北京：人民卫生出版社，2020.

[6] 湖南省卫生和计划生育委员会.湖南省常用护理操作技术规范[M].长沙：湖南科学技术出版社，2018.

[7] 中华人民共和国国家卫生健康委员会.呼吸机安全管理：WS/T 655—2019[S].北京：中国标准出版社，2019：10.

[8] 中华护理学会手术室护理专业委员会.手术室护理实践指南[M].北京：人民卫生出版社，2022.

[9] 杨启文，吴安华，胡必杰，等.临床重要耐药菌感染传播防控策略专家共识[J].中国感染控制杂志，2021，20（01）：1‐14.

[10] 中华人民共和国卫生部.呼吸机临床应用:WS392—2012[S].北京：中华人民共和国卫生部，2012.

[11] 中华人民共和国国家卫生健康委员会.多参数监护仪安全管理：WS/T659—2019[S].北京：中华人民共和国国家卫生健康委员会，2012.

[12] 中华人民共和国国家卫生健康委员会.心脏除颤仪安全管理：WS/T655—2018[S].北京：中华人民共和国国家卫生健康委员会，2018.

[13] 中华人民共和国国家卫生健康委员会.医务人员手卫生规范：2012.WS313—2019[S].北京：中华人民共和国国家卫生健康委员会，2019.

[14] 中华人民共和国国家质量监督检验检疫总局，中国国家标准化管理委员

会. 医院消毒卫生标准：GB15982—2012 [S]. 北京：中华人民共和国国家质量监督检验检疫总局，中国国家标准化管理委员会，2012.

[15] 中华人民共和国卫生部. 医疗机构消毒技术规范：WS/T367—2012 [S]. 北京：中华人民共和国卫生部，2012.

[16] 中华人民共和国国家卫生和计划生育委员会. 病区医院感染管理规范：WS/T510—2016[S]. 北京：中华人民共和国国家卫生和计划生育委员会，2016.

[17] 中华人民共和国国家卫生和计划生育委员会. 医疗机构环境表面清洁与消毒管理规范：WS/T512—2016 [S]. 北京：中华人民共和国国家卫生和计划生育委员会，2016.

[18] 中华人民共和国国家卫生和计划生育委员会. 软式内镜清洗消毒技术规范：WS507—2016[S]. 北京：中华人民共和国国家卫生和计划生育委员会，2016.

[19] 中华人民共和国卫生部. 麻醉记录单：WS329—2011 [S]. 北京：中华人民共和国卫生部，2011.

[20] 中华人民共和国国家卫生健康生态环境部. 医疗废物分类目录：2021国卫医函238号[S]. 北京：中华人民共和国国家卫生健康生态环境部，2021.

[21] 中华人民共和国卫生部. 医疗机构麻醉药品、第一类精神药品管理规定：国卫医发〔2005〕438号[S]. 北京：中华人民共和国卫生部，2005.

[22] 中华人民共和国国家卫生健康委员会. 三级综合医院评审标准实施细则：国卫医发19号[S]. 北京：中华护理学会手术室护理专业委员会，2018.

[23] 中华人民共和国国家卫生健康委员会. 医院隔离技术标准：WS/T 311—2013 [S]. 北京：中华人民共和国国家卫生健康委员会，2023.